김오곤 원장의 동의비책(東醫祕策)

당뇨병에 기적을 일으키는 산야초

알기 쉽게 풀이한 당뇨병 치료법

대한교육문화원

동의보감 民間療法

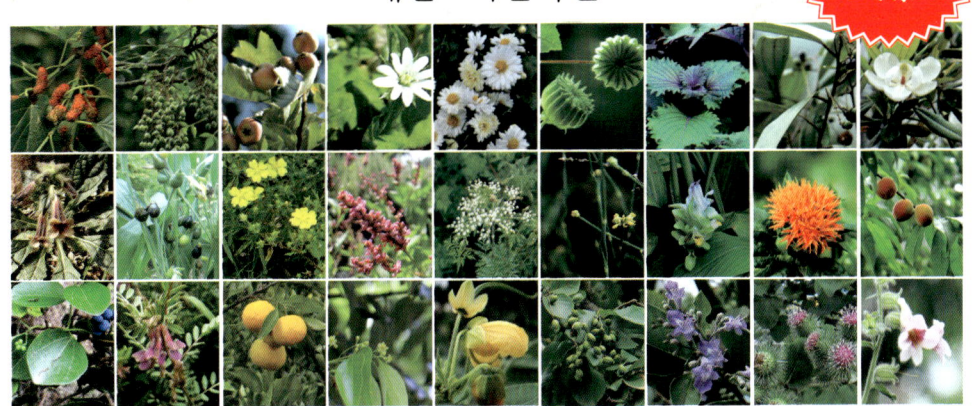

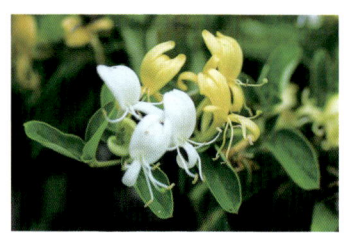

김오곤 원장의 동의비책(東醫祕策)
당뇨병에 기적을 일으키는 산야초

초 판 : 2023년 02월 15일 발행
저 자 : 김 오 곤
감 수 : 장 철 민
발행인 : 김 미 경
디자인 : 강 택 동
편 집 : 김오곤 동의비책(東醫祕策) 편찬위원회
발행처 : 대한교육문화원
주 소 : 서울시 서초구 방배로 9길5(방배동)
인 쇄 : 광명프린팅(등록번호 : 제 2021- 000159호)
전 화 : 1800-0876(代)
팩 스 : 02)536-0616
정 가 : 29,800원

※ 잘못된 책은 교환해 드립니다.
※ 본 도서는 무단복제 및 전재를 법으로 금합니다.

김오곤 원장의 동의비책(東醫祕策)

당뇨병에 기적을 일으키는 산야초

알기 쉽게 풀이한 당뇨병 치료법

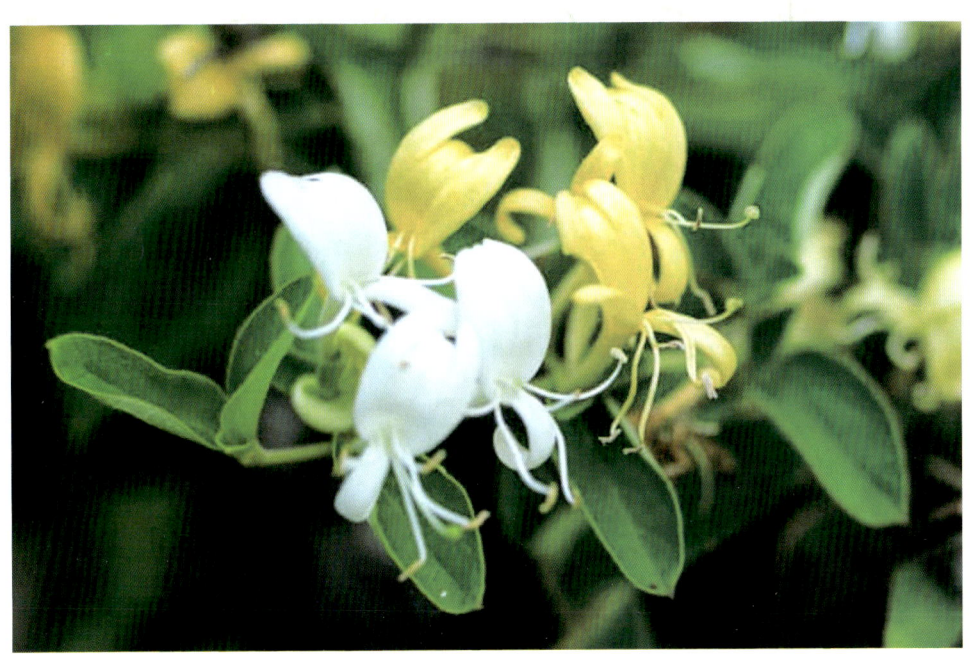

| 책머리에

  과학이 발달되기 이전부터 인간은 자연을 이용한 질병의 치료와 예방법을 터득하여 건강을 유지하고 장수를 누려왔던 것이다. 더구나 첨단 의학기술이 발달된 현실에서조차 민간요법이 사라지지 않고 도리어 그 관심사가 한층 더 높아지고 있다. 그것은 오랜 경험으로 통한 치료법과 예방법으로 인하여 부작용이 거의 없기 때문이라고 생각한다.
  고대의학서에는 약물로써 질병의 원인이 되는 몸의 나쁜 기운을 공격하며, 다섯 가지 곡식 쌀, 보리, 콩, 조, 기장으로 오장육부를 영양하고, 다섯 가지 과일 복숭아, 자두, 살구, 밤, 대추로써 이를 돕고, 다섯 가지 나물로써 그 작용을 보하고 다섯 가지 가축으로 그 힘을 더 하는 것만 보아도 인간들이 자연을 완벽하게 이용했음을 알 수가 있다.
  전 세계를 통틀어 민간요법이 없는 곳이 없으며 그것으로부터 의학발전의 기초가 되었다고 말할 수 있다. 의학기술의 발달과 함께 민간요법 또한 그 역사와 전통을 함께 했다고 단언할 수가 있다.
  민간요법은 구전으로나 생활의 경험으로부터 비롯되어 사용 되어온 그 민족만의 독특한 질병치료법으로 과학이 발전하지 않은 때의 치료방법을 말한다.
  누가 그 어떤 질병을 낫게 하는 치료와 예방차원의 민간요법을 개발했는지는 모르겠지만 그 효험에 대해선 현대의학에서조차 풀지 못하는 숙제들이 있다. 더구나 오랜 세월동안 체험으로 축적된 민간요법들이 예로부터 의사나 자연과학자들에게 많은 호기심을 자아냈던 것도 사실이다.
  동의보감에는 지역마다 발생되는 질병들이 있는데 그 지역엔 분명하게 그 질병을 치료하는 약초가 있다고 적혀있다고 하며 음양이 함께 존재한다는 것으로 지역마다 환경과 질병에 관련된 특수한 치료법이 있다는 것이다. 예를 들어 생강을 먹으면 구역질이 멎고,

땀띠에는 복숭아 나뭇잎이 효과가 있는 것 등을 말한다. 또한 외국의 경우 말라리아가 만연했던 지역에선 키니네나무를 말라리아치료제로 이용했고, 열대성기후의 지중해 연안에선 피부를 보호하기 위해서 올리브나무 기름을 개발했던 것이다.

 그러나 질병의 고통에서 하루빨리 벗어나고자 주변사람들의 권유로 민간요법을 무조건 받아들였다가 그 질병이 도리어 악화되는 경우도 흔히 있다. 따라서 민간요법을 받아들인 땐 철저하게 자신의 질병과 관계된 것을 찾아 정확하게 실시해야 하는 지혜가 필요하다.

 특히 약초의 채취시기를 정확하게 지켜서 유효성을 최대한 높이는 것이 중요하다. 예를 들면 칡뿌리는 새싹이 돋기 전인 이른 봄에, 패랭이꽃과 약용 쑥은 여름에, 구기자는 가을이 좋다.

 약초를 채취할 때 가장 중요한 것은 독성으로 인해 부작용을 유발할 수 있기 때문에 잘 판단해야 한다. 둘째 정확한 치료의 체험을 확인한 후에 사용해야 한다. 셋째 채취시기에 따라 효과가 달라질 수 있기 때문에 시기를 꼭 지켜야 한다. 넷째 독성분이 함유되어 있는 약재는 전문가의 조언을 받아서 독을 제거한 후에 사용해야 한다.

차례

Part 1
당뇨병의 기초상식을 알아야 고칠 수 있다.

34 • 당뇨병이란?
당뇨병은 현대인에게 가장 많이 발생되는 비전염성 만성질환으로 오줌 속에 당이 섞여 나오는 것을 말한다.

35 • 당뇨병의 원인은 무엇인가?
혈당을 적절히 조절해 주는 것은 췌장에서 생산되는 인슐린이라는 호르몬인데 이것이 부족하거나 작용에 이상이 있게 되면 당뇨병의 원인이 된다.

36 • 당뇨병의 증세는 어떻게 나타나는가?
당뇨병의 일반적인 증세는 갈증, 다뇨, 피로, 다식 등이다.

35 • 당뇨병의 초기에는 자각증세가 나타나지 않는 경우가 많다.
그렇기 때문에 건강진단 후에야 자신이 당뇨병이란 사실을 알게 되는 경우가 흔하다.

Part 2
쉽게 알 수 있는 당뇨병 증상은?

40 • 당뇨병의 증세는 어떻게 나타나는가?
당뇨병은 성인병중의 하나로 소변 중에 당이 나오는 것을 말하는 것이지만,

Part 3
당뇨병의 진단 방법

44 • 당뇨병의 진단은?
건강한 사람은 식후 30~60분 사이에 혈중 포도당의 농도가 최고에 달해서 130mg/dl이다.

45 • 당뇨병의 자가 진단법은 혈당량을 확인하면 된다.
당뇨병이란 많은 양의 포도당이 소변을 통해 배출되는 현상을 말한다.

47 • 당뇨병은 정확한 진단과 증세 파악이 관건이다.
당뇨병은 다른 질환과는 달리 지속적으로 천천히 나타나는 질환이다.

Part 4
체질과 당뇨병은 관계가 있는 것일까?

50 · 당뇨병은 유전일까?
유전과 당뇨병에 관계에 대해 외국에서 조사된 통계는 다음과 같다.

51 · 당뇨병의 유전은 어떤 유형이 되는가?
대부분의 유전학자들은 당뇨병의 유전양식을 멘델성 열성유전의 형식이라고 입을 모은다.

52 · 환경이 당뇨병에 미치는 요인은 무엇일까?
유전병은 환자와 똑같은 인자형을 가지고 있다면 모두 발병된다는 이야기다.

54 · 체질과 기질의 연관성을 알아야 한다.
당뇨병은 체질과 기질에 따라 각기 다른데, 나름대로 특유한 유형이 있다.

Part 5
당뇨병으로 인한 무서운 합병증의 증세는 무엇일까?

58 · 당뇨병으로 오는 혼수(의식이 없고 인사불성이 되는 현상)
인슐린 의존형의 경우는 혈중의 인슐린이 부족하여 오는 것이다.

58 · 당뇨 합병증으로 오는 망막증
눈은 중년이후에 노화현상이 가장 빨리 오는 곳이다.

59 · 당뇨 합병증으로 오는 신증
혈중에 당이 있으면 사구체, 신동맥 등에 경화가 생긴다.

60 · 합병증으로 오는 동맥경화증
순환장애가 발생해서, 흉골 아래와 왼쪽 어깨 또는 상박에 통증을 호소하는 예도 있다.

60 · 당뇨 합병증으로 오는 신경증
당뇨병성 신경증에는 말초신경증과 자율신경장애가 있다.

61 · 당뇨합병증으로 오는 발
신경증, 감염, 혈관장애가 복합하여 나타나는 것으로 압력을 많이 받는 곳이다.

62・저혈당으로 일어나는 혼수(의식이 없고 인사불성이 되는 현상)
인슐린주사, 경구혈당강하제의 작용이 강하거나 알코올이 간의 당 생성에 관련된 효소를...

62・당뇨 합병증으로 오는 심,혈관진환 증상
혈당 이용이 제대로 안되면 지방의 동원이 많아지면서 혈중에 지방이 증가되어
혈관에 침착하게 된다.

63・당뇨가 동맥경화, 고혈압, 심질환 등으로 합병증이 왔을 때
당뇨병이 심해지면서 동맥경화, 고혈압, 심질환 등의 합병증이 발병했을 경우

65・당뇨가 신장 질환으로 합병증이 왔을 때
당뇨병으로 인해 신 질환으로 합병증이 발생했을 경우에는 대부분 예후가 좋지 못하다.

70・당뇨가 눈으로 합병증이 왔을 때
당뇨병으로 인한 합병증으로 나타나는 안질환은 여러가지가 있다. 질환들은
당뇨병성 망막증, 당뇨병성 백내장, 당뇨병성 홍채염 등이다.

72・당뇨가 피부로 합병증이 왔을 때
당뇨병이 오래되면 합병증이 유발되어 피부질환을 일으킬 확률이 많다.

74・당뇨가 패결핵으로 합병증이 왔을 때
패결핵이 당뇨합병증으로 나타났을 때 유익한 치료방법을 소개한다.

75・당뇨 합병증이 외과적 질환으로 왔을 때
당뇨병의 합병증으로 나타나기 쉬운 외과적인 질병은 옴, 정 등을 비롯해 고령자들의
당뇨병에 많이 나타나는 탈저 골절 등이 있다.

78・소아당뇨병은 무엇일까?
성인 당뇨병과는 달리 소아당뇨병은 증세의 경과가 매우 빠르게 진행되기 때문에 치료할
때 주의해야 한다.

81・노인 당뇨병은 무엇일까?
이 당뇨병은 40대부터 고령자까지 나타나는 질환이기 때문에 소아당뇨병에 비해 병세가
급격하게 악화되는 경우가 거의 없다.

86・임신 때의 당뇨병 치료방법은?
당뇨병을 앓고 있는 여성들의 임신율은 정상인보다 매우 낮으며, 임신을 했더라도 유산이
되는 경우가 흔하다.

88・당뇨병으로 혼수에 빠졌을때
무엇보다 당뇨병에서 가장 위험한 것은 혼수에 빠지는 증세이다.

Part 6
당뇨병을 고치는 동의보감 한방처방

92 • 한방의 당뇨치료제 대시호탕
비교적 가벼운 당뇨병인데 명치로부터 늑골 아래에 걸쳐 압통과 저항(흉협고만)이 있고, 변비와 기미인 사람에게 사용합니다.

93 • 가벼운 당뇨인 열과 목이 마른 사람에게 좋은 백호 인삼탕
특별히 물을 많이 마시거나 많은 땀을 흘리며, 소변이 잘 나오는 사람에게 사용하는 처방

94 • 당뇨병의 대표적인 치료약인 팔미환
하복부에 무력감이 있지만 위장이 튼튼하여 설사가 없는 사람에게 사용합니다.

95 • 배가 많이 나온 사람이 당뇨병에 걸렸을 때 사용하는 방풍통성산
배가 많이 나온 사람으로서 어깨가 결리거나, 변비가 있거나, 맥과 복력이 강한 사람에게 사용합니다.

96 • 당뇨가 진행될 때 좋은 사군자탕
당뇨병이 진행되어 몸이 쇠약하고 자주 피로하며, 안색이 나쁘면서 식욕이 없거나 하지가 붓는 사람에게 사용합니다.

97 • 당뇨의 상태에 따라 치료하는 시호계지건강탕
숨이 가쁜 증상이 있는 사람에게 사용하는 치료제입니다.

98 • 가벼운 당뇨에 좋은 오령산
자주 땀을 흘리는 사람에게 사용됩니다.

Part 7
당뇨병을 고치는 동의보감 민간요법

100 • 당뇨의 혈당을 낮추는데 좋은 마늘
마늘의 알리신은 체내의 비타민B6와 결합, 췌장의 세포를 활성화시킵니다.

103 • 소갈증으로 물이 몹시 당길 때 좋은 하눌타리 뿌리
당뇨병 치료제고 효능이 뛰어나서 갈증이 심하고 혈당이 높으며 수척한 증사에 긴요하게 쓰입니다.

105 • 오줌 속의 당을 완화하는데 좋은 두릅나무 뿌리
두릅의 사포닌 성분은 혈당을 떨어뜨리는 효능이 있어 당뇨병 환자에게 좋으며, 변비나 신경통, 간장질환 등이 있는 사람에게도 좋습니다.

106 • 당뇨의 당분을 줄여주는 무화과 열매
끓인 물은 달콜하여 먹기에도 편하고 당분 또한 차츰 오줌으로 섞여 나오면서 당분이 적어집니다.

109 • 당뇨병의 명약중의 명약 **주목나무 껍질과 잎**
  택솔(Taxsol)이라는 성분이 항암제로 효과가 뛰어나다는 사실이 알려지면서 기적의 항암제로도 알려져 있습니다.

110 • 당뇨병으로 허약해진 몸에 좋은 **생마와 산마**
  장기복용하면 당뇨병으로 약해진 몸을 튼튼히 하며, 남성의 경우 성생활도 가능케 합니다.

113 • 당뇨로 인해 이뇨작용이 안되는 증상에 좋은 **아욱 뿌리**
  갈증이 심하여 물을 많이 마시지만 오줌은 안 나오는 증세에 아욱의 뿌리가 좋습니다.

114 • 당뇨로 인해 오줌이 잦은 사람의 갈증에 좋은 **동아**
  특히 오줌이 잦은 사람과 갈증을 느끼는 사람에게 효과가 있습니다.

117 • 중증 당뇨환자에게 좋은 **고련나무 뿌리**
  물에 넣어 끓여서 그 물을 공복에 마시면 효과를 볼 수 있습니다.

118 • 당뇨로 인하여 허약 체질의 사람에게 좋은 **산약(참마)**
  여기에 황저 30g을 가미해서 복용하면 더욱 큰 효과를 기대할 수 있습니다.

119 • 당뇨병의 목갈증에 효과가 뛰어난 **시금치**
  시금치는 비타민 E와 철분이 많은 식품으로 당뇨병 환자에게 매우 좋습니다.

120 • 당뇨로 인한 심한 갈증해소에 좋은 **현미**
  당뇨병 치료제고 효능이 뛰어나서 갈증이 심하고 혈당이 높으며 수척한

121 • 당뇨환자의 수분보충과 혈액순환을 좋게하는 **수박**
  물과 함께 달여 보리차 대신 마시면 갈증을 타는 당뇨환자에게 좋습니다.

123 • 극단적인 냉증을 가진 당뇨병에 효과가 큰 **율무**
  당뇨병 치료제고 효능이 뛰어나서 갈증이 심하고 혈당이 높으며 수척한

125 • 당 조절에 큰 효과가 있는 **복분자(산딸기)**
  당뇨병 치료제고 효능이 뛰어나서 갈증이 심하고 혈당이 높으며 수척한

126 • 혈당을 낮추는 작용과 인슐린 분비를 늘리는 작용을 하는 **화살나무**
  당뇨병 환자 18명이 40~45일 동안 치료한 결과 자각증상이 16명이 없어졌고 혈당도 뚜렷하게 내렸으며, 유효율이 86.1%였다는 임상보고가 있습니다.

129 • 당뇨의 혈당을 낮추는 작용을 하는 **칡뿌리**
  칡뿌리에는 녹말, 다이드진, 다이제인 등이 들어 있는데 이것이 혈당량을 낮추는 작용을...

130 • 당뇨병의 혈당을 낮추는 작용을 하는 **생지황**
  지황에 있는 테흐마닌, 당, 골라본은 혈당량을 낮추는 작용을 합니다.

133 • 당뇨의 혈당을 낮추거나 조절하는데 탁월한 효능을 가진 **인삼**
  인삼성분 가운데는 사포닌, 파나센, 파낙스산 등이 있는데 이것은 혈당량을 낮추거나 조절을 합니다.

134 • 당뇨의 이뇨작용을 활발하게 해주는 **우엉**
　　뿌리에는 물질대사를 자극하며 오줌을 잘 나가게 하는 성분이 들어 있습니다.

137 • 당뇨로 인한 심한 갈증에 좋은 **상지(뽕나무가지)**
　　하루 4~6번에 나누어 목이 심하게 마를 때마다 마시면 해소됩니다.

139 • 당뇨의 마른기침을 멎게 하고 피부가 건조할 때에 좋은 **맥문동**
　　갈증이 심하여 물을 많이 마시지만 오줌은 안 나오는 증세에 아욱의 뿌리가 좋습니다.

140 • 당뇨의 소갈증을 없어지게 하는 **생 연뿌리(우절)**
　　소갈로 목이 마르고 심하게 배가 고픈데 쓴다.

143 • 당뇨의 소갈증과 목이 마르거나 빈혈, 배고플 때에 좋은 **노근(생 갈뿌리)**
　　소갈로 심하게 목이 마르거나 배고프고 번열이 나는데 쓰면 좋습니다. 지모는 혈당을 낮추는 작용을 합니다.

144 • 당뇨로 인하여 극심한 허기를 채울 때 좋은 **콩**
　　콩의 풍부한 식이섬유가 급격한 혈당 상승을 억제하여 당뇨병 예방에 도움이 됩니다.

147 • 당뇨의 혈당을 낮추는데 좋은 **누에 똥**

150 • 당뇨가 완전히 없어지고 혈중 콜레스테롤도 낮아지고 혈압까지 내리는 **초란(유정란)**

151 • 당뇨를 완화시키는데 좋은 **팥과 호박, 다시마**

153 • 당뇨병에 가장 좋아 3~4일 만에 고치는 **호박**
　　매일 복용하면 3~4주 지나면 당뇨병이 낫는 수가 있습니다. 호박을 자주 먹어도 건강에 좋습니다.

154 • 당뇨로 인하여 원기가 떨어졌을 때 좋은 **붕어**

156 • 당뇨의 혈당을 낮추는데 좋은 **석고**

157 • 당뇨와 혈당을 낮추는데 좋은 **머루**
　　15~20일간 계속해서 복용하면 효과가 있습니다.

158 • 심한 당뇨환자가 완화되는 효과를 볼 수 있는 **팔도부미**

159 • 당뇨병으로 몸이 쇠약해졌을 때 효과가 있는 **토끼**

160 • 10일만에 당이 멈추는 **삼백초와 황련**
　　황련은 위를 보호하기 위한 것인데, 이 방법을 사용하면 10일만에 당이 그친 사례가 있습니다.

162 • 당뇨병의 특효약인 **으름덩굴과 감초**
　　하루 분으로 정해서 몇 번을 나누어 복용하면 당뇨에 특효입니다.

164 • 오래된 당뇨병 치료에 좋은 백작약과 감초
　　이것은 예로부터 10년 묵은 고질일지라도 완쾌한다는 방법입니다.

167 • 당뇨병에 잘 듣는 향등골나물과 연전초
　　제조방법은 물 3홉에 향등골나물과 연전초를 각각 한 줌씩 섞어 물이 반쯤 줄어들게
　　달여서 차대신 마시면 당뇨병에 잘 듣습니다.

168 • 당뇨로 인한 갈증에 큰 효과를 볼 수 있는 볏짚

169 • 수시로 복용하면 당뇨병 환자가 큰 효과가 있는 배와 꿀조청

171 • 갈증과 오줌이 잦은 증세 완화에 좋은 우렁

172 • 당뇨로 인하여 혈액이 알칼리화 였을 때 좋은 흑소분

173 • 당뇨병으로 인한 부종에 효과가 좋은 소자와 당근씨

174 • 당뇨환자의 혈당강하에 좋은 지모, 인삼, 석고

175 • 당뇨환자의 심한 갈증해소에 좋은 석고

176 • 당뇨의 심한 갈증해소와 혈당을 낮춰주는 하눌타리와 까치콩

177 • 당뇨의 혈당과 갈증해소에 좋은 하눌타리

178 • 같이 쓰면 혈당을 낮추는 작용이 강화되는 생지황과 황련
　　생지황과 황련을 같이 쓰면 혈당을 낮추는 작용이 강화됩니다.

180 • 당뇨로 약해진 몸을 건강하게 해주는 팥과 돼지 지레

181 • 당뇨의 상소로 목이 마르고 가슴이 답답할 때에 좋은 찹쌀과 뽕나무껍질
　　상소로 목이 마르고 가슴이 답답한 데 사용되는데 일명 매화탕이라고도 합니다.

183 • 소갈로 번열감이 심할 때 좋은 부평초(개구리밥)와 하늘타리 뿌리
　　소갈로 번열감이 심하고 찬물이 당기는 데 사용됩니다.

184 • 데이와 박사가 고친 당뇨병의 재료인 호박가루
　　일본의 하도야마수사의 주치의인 데이와 의학박사가 수상의 당뇨병을 고친데서 나온 방법입니다.

185 • 당뇨로 인하여 몸이 나른하고 목이 마를 때에 좋은 칡뿌리와 인삼
　　칡뿌리와 인삼은 혈당을 낮추는 작용을 합니다. 특히 소갈로 인해 목이 마르거나
　　온몸이 나른할 때 사용됩니다.

186 • 당뇨 소갈증으로 찬물이 당기고 가슴이 매우 답답할 때에 좋은 지골피, 석고, 밀
　　당뇨의 소갈로 찬물이 당기고 속이 답답한 데 사용됩니다.

188 • 당뇨로 인하여 온몸이 나른하고 소갈증에 좋은 하눌타리와 인삼
　　　소갈로 찬물이 당기며 온몸이 아른한 데 사용하는 옥호환이라고도 합니다.

189 • 당뇨환자의 원기회복에 좋은 조개와 굴

191 • 당뇨로 인한 원활한 소변과 갈증에 좋은 생띠뿌리
　　　오줌이 잘 나가게 하며 갈증을 멈춰줍니다.

192 • 당뇨에서 오는 관절, 지혈에 좋은 건지황과 지모
　　　지모는 골증노열과 신기가 허손된 데 주로 쓰며 소갈을 멎게하고 오랜 학질과 항달을 낫게 합니다.

195 • 당뇨로 인하여 극심한 허기를 채울 때 좋은 녹두즙과 녹두죽
　　　물에 녹두를 넣고 삶아서 그 물을 먹거나 또는 즙을 짜서 복용합니다.

196 • 당뇨로 인하여 극심한 허기를 채울 때 좋은 돼지 췌장

197 • 오랜 당뇨로 고생한 환자의 영양에 좋은 소의 젖

199 • 당뇨환자의 소갈증 치료에 생강가루와 담즙
　　　소갈병을 치료합니다.

200 • 당뇨환자의 위장을 보호해주는 시금치 뿌리와 계내금(닭의 위속껍질)
　　　갈증을 멎게하고 조를 윤택하게 하며 위장을 보하면서 당뇨병을 치료합니다.

201 • 당뇨환자에게 많은 나트륨(소금)을 체내 배출작용에 감자생즙

202 • 당뇨환자의 나뇨증에 좋은 목이버섯과 편두
　　　기를 도우면서 열을 내리고 습을 몰아내며 당뇨병과 다뇨다음증을 치료합니다.

204 • 당뇨의 합병증인 고혈압에 좋은 누에 번데기

205 • 당뇨로 인하여 변비로 고생할 때에 좋은 호박껍질과 수박껍질
　　　갈증이 나고 물을 많이 마시며 대변이 딱딱한 당뇨병을 치료합니다.

206 • 당뇨에 좋은 누른 암탉

207 • 당뇨로 인하여 가슴이 답답할 때에 좋은 참대잎(죽엽)
　　　가슴이 답답하고 찬물이 당기는 상소에 씁니다.

208 • 동의보감 당뇨병에 좋은 약초

Part 8
당뇨병에는 꼭 식이요법을 해야 하는 이유는?

212 • 당뇨와 식이요법
당뇨에서의 식이요법은 한마디로 끈기와 노력을 필요로 하는 치료의 근본이다.

215 • 당뇨병을 치료하는 식이요법의 3대 요점
식이의 실제에 대해 가장 중요한 3가지만 열거해 본다

219 • 당뇨의 식이요법 - 순서가 중요하다.
식이요법은 당뇨병을 치료함에 있어서 보조작업이 아니라 근본적인 치료방법이다.

223 • 계획표를 철저하게 지켜야 한다.
식이요법은 계획표에 따라 철저하게 지켜져야만 당뇨병 치료에 효과를 거둘 수 있다.

226 • 당뇨병인 사람의 탄수화물식품의 선택방법?
탄수화물은 인체 내에서 없어서는 안 될 에너지원이다.

229 • 당뇨병인 사람의 단백질식품의 선택방법은?
당뇨병환자들에게 단백질식품의 절대 필요량은 몸무게 1kg에 1~1.5g이다

231 • 당뇨병인 사람의 지방의 섭취방법은?
앞에서도 언급했지만 당뇨병환자들에겐 탄수화물의 섭취가 극히 제한되어 있다.

233 • 당뇨병인 사람의 비타민과 무기질의 섭취방법은?
수많은 비타민 종류에서 비타민 B1은 인체 내에서의 탄수화물대사에 절대적으로 필요한 영양소이다.

234 • 당뇨병인 사람의 조미료와 기호식품의 섭취방법은?
인간이 탄생되면서 사용되어온 조미료는 간장, 소금, 식초, 토마토소스, 마요네즈 등이다.

특별 부록

김오곤 원장의 동의비책(東醫祕策)
당뇨병에 기적을 일으키는 산야초 Ⅱ

240 • 건칠(옻나무진)
242 • 고련나무
244 • 과루인(하눌타리)
246 • 구기자
248 • 금은화
250 • 긴병풀꽃(금전초)
252 • 꿀풀
254 • 녹두
256 • 다래
258 • 담쟁이 덩쿨
260 • 대산(마늘)
262 • 독활(땃두릅)
264 • 두릅나무(오가피)
266 • 둥글레
268 • 땅빈대(비단풀)
270 • 뚱딴지(돼지감자)
270 • 맥문동
274 • 머루
276 • 무화과
278 • 산딸기(복분자)
280 • 산수국(팔선화)

282 • 삽주(창출)
284 • 상백피(뽕나무껍질)
286 • 생띠뿌리(백모근)
288 • 산마(산약)
290 • 생지황
292 • 선학초(짚신나물)
294 • 쇠뜨기(문형)
296 • 쇠무릎
298 • 압척초(닭의장풀)
300 • 연
302 • 우엉
304 • 의이인(율무)
306 • 인진쑥
308 • 자소엽(차조기)
310 • 주목나무
312 • 영실(찔레꽃)
314 • 칡뿌리(갈근)
316 • 콩(담두시)
318 • 향등골나물(패란)
320 • 헛개나무
322 • 화살나무

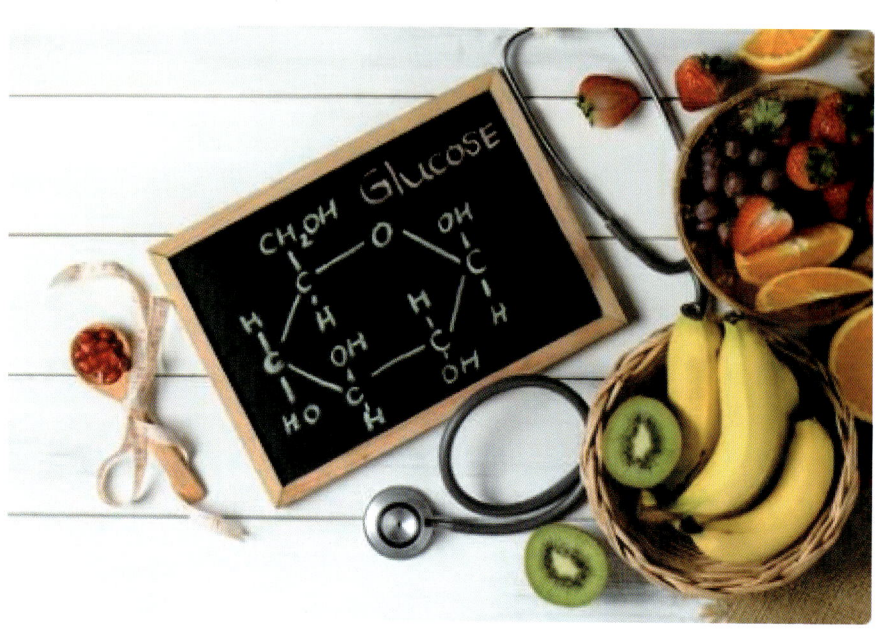
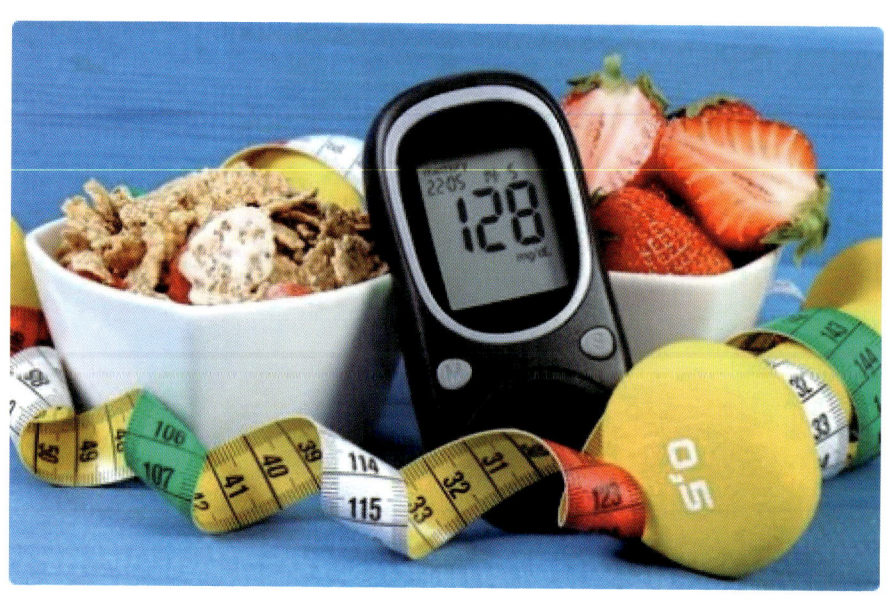

Part 1

당뇨병의 기초지식을 알아야 고칠 수가 있다

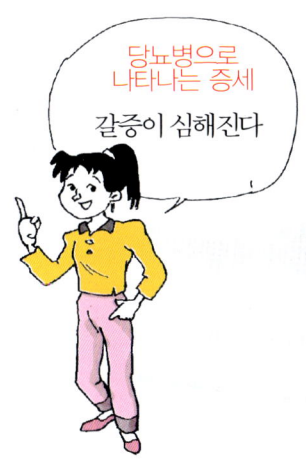

당뇨병으로 나타나는 증세
갈증이 심해진다

Question

당뇨병이란?

answer the question 당뇨병은 현대인에게 가장 많이 발생되는 비전염성 만성질환으로 오줌 속에 당이 섞여 나오는 것을 말한다. 혈액 속에 당이 섞여 있는데 이것을 우리는 혈당이라 하고, 당뇨병은 이 혈당이 너무 많이 넘쳐서 소변으로 흘러나오 것을 말한다.

 보통 건강한 사람은 적절하게 신진대사가 이뤄지기 때문에 포도당이 오줌 속에 배설되는 일이 거의 없다.

 당뇨병 환자는 식사를 통하여 섭취된 당분(포도당)이 간장이나 근육 또는 지방세포 등에 적절히 저장되지 못하고 혈액 중에 축적된다. 그렇기 때문에 당뇨병 환자의 경우 정상인보다 훨씬 높은 혈당이 유지되기 때문에, 과다한 양의 혈당이 신사구체를 손상시켜 당분이 그대로 통과하여 오줌으로 배설되는 것이다. 그래서 당뇨병 환자의 보편적인 특징은 비정상적인 기아 상태에 놓이게 되는 것이다. 또한 아무리 많은 양의 식사를 먹어도 충분한 영양을 얻을 수가 없는 것도 특징 중의 하나이다.

Question

당뇨병의 원인은 무엇인가?

answer the question   혈당을 적절히 조절해주는 것은 췌장에서 생산되는 인슐린이라는 호르몬인데 이것이 부족하거나 작용에 이상이 있게 되면 당뇨병의 원인이 된다. 인슐린은 몸속의 영양소가 원활히 움직이는데 필요한 호르몬이기 때문에 이 호르몬이 부족하면 모처럼 섭취한 영양소가 원활하게 이용되지 못하게 된다. 이로 인해 혈당이 높아져서 오줌으로 배설이 되든가 혈액중의 콜레스테롤 혹은 중성지방으로 변하게 된다. 후천적이 당뇨도 있지만 유전적인 요인도 있는데 발병에는 발병인자가 관계되어 있다.

발병소질이 있는 사람에게 발병인자의 예고가 생기는 시기가 30세 이후의 뚱뚱한 사람에게 많으며, 그밖에 세균의 감염이 있었다든가 임신을 했다든가 정신적인 스트레스를 강하게 받았을 경우 등에서도 발병될 위험이 높다. 이러한 것들을 발병인자라고 하는데 그 소질을 갖고 있어도 발병인자가 발동하지 않으면 당뇨병엔 쉽게 걸리지는 않는다.

Question

일반적 당뇨 증세는 어떻게 나타나는가?

answer the question   당뇨병의 일반적인 증세는 갈증, 다뇨, 피로, 다식 등이다. 하지만 합병증을 동반할 경우에는 당뇨병 자체 증세보다 합병증에 의한 증세가 더 크다.

당뇨병 증세는 천천히 나타나기 때문에 초기발견이 어려워 자신이 병증이 있다는 것을 모른다. 당뇨병 환자 중 25%가 1개월 안에 증세가 나타나고 40%가 2~3개월이나 지나서야 알게 된다. 이것 역시 다른 질환으로 병원을 찾았다가 발견되는 것이다.

특히 당뇨병 환자의 25%가 당뇨병의 정형적인 증세를 호소하지 않는다. 즉 당뇨병에 걸려 있으면서도 증세를 느끼지 못하는 사람이 5%이고 급격한 갈증이나 당뇨 등이 나타나는 것도 5%이다.

후자처럼 급격한 갈증이나 다뇨가 발생하는 당뇨병은 중년의 경우 화농균에 의한 염증과 함께 가려움, 무월경, 신경염, 치은염 등의 증세가 흔히 발생한다.

Question

당뇨병의 초기에는
자각증세가 나타나지 않는 경우가 많다

answer the question 그렇기 때문에 건강진단 후에야 자신이 당뇨병이란 사실을 알게 되는 경우가 흔하다. 당뇨병의 일반적인 주요 증상은 갈증, 다뇨, 피로, 체중감소 등이다.

 이와 같은 증세는 과혈당 및 다량의 포도당이 오줌 중으로 배출되는 것이다. 다시 말해 하수체후엽의 항이뇨성 물질의 분비감소가 발생하기 때문에 다뇨의 원인이 되는 것이다. 오줌은 하루에 2~4 l 인데, 가끔 10 l 이상이 될 수도 있다.

 또한 야뇨로 인해 당뇨병이라는 것을 알게 되는 경우도 많다. 포도당이 말초조직에서 이용되는 확률이 현저하게 떨어지기 때문에 지방 및 단백질의 분해가 생기면서 심해지면 체중의 감소가 나타난다. 이와 함께 나타나는 것은 당대사 이상, 다량의 당 배설로 탈수현상이 더더욱 심해져 증세를 악화시킨다.

 특히 다식을 하고 있지만 이와 반대로 체중이 감소되는 것 역시 당뇨병 특징 중의 하나이다. 이와 함께 전신이나 하지가 나른하고 피곤을 호소하거나, 식후가 되면 졸음을 이기지 못해 호소하는 경우가 많다.

 이밖에 피부의 가려움도 당뇨병 환자들에게 나타나는 중요한 증세

중의 하나이다. 피부 대신 음부가 가렵다고 호소하는 환자들도 있는데, 이것은 일부표피사상균의 감염에 의한 것이다. 또 음위나 성욕감퇴도 당뇨병 증세 중의 하나이다. 젊은 여성인 경우에는 초경이 빠르기도 하고 이와 반대로 늦어지기도 한다. 중년의 여성은 폐경이 일찍 나타나는 것으로 알려져 있다

Part 2

쉽게 알 수 있는 당뇨병 증상은?

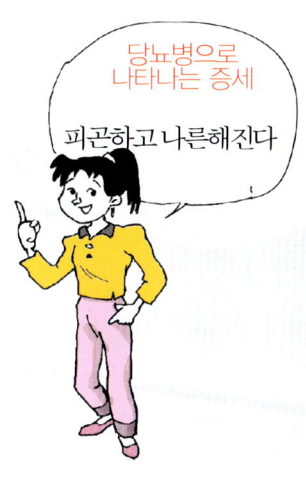

당뇨병으로 나타나는 증세
피곤하고 나른해진다

Question

쉽게 알 수 있는 당뇨병 증상은?

answer the question 당뇨병은 성인병중의 하나로 소변 중에 당이 나오는 것을 말하는 것이지만, 임상적으로는 핏속의 당성분이 흡수가 잘 안 되고 혈중에 돌아다니는 것을 말한다.

한의학에서는 소갈증이라고 하여 상소 · 중소 · 하소로 나누고 있으며, 서양의학에서는 췌장의 랑게르한스섬(Langerhans' islands)의 베타세포에서 만들어지는 인슐린이 부족하거나 세포조직에 작용되지 않아 나타나는 것을 말하고 있다.

췌장은 길이가 약 15㎝의 가느다란 기관으로 위의 배부에서 복막 밖을 횡주하는 두부, 체부, 미부로 구성되어 있다. 소화선으로는 트립신, 디아스타제, 스테압신 등을 함유하는 췌액을 십이지장내로 분비하고 있으며, 또 내분비선으로서 랑게르한스섬에서 인슐린과 글루카곤을 내어 길항작용에 의하여 혈당량을 조절하는 것으로 생체 내 에너지대사의 중요한 조절인자인 것이다.

당뇨병을 스스로 느끼는 최초의 증상은 다음, 다식, 다뇨이 3대현상이다. 예를 들면 많은 양의 소변이 배출되면 자연적으로 갈증이 심해지고 물을 많이 마시게 되는 것이다. 더구나 항상 허기가 져서 아무리 먹어도 포만감 대신 공복감이 생기면서 자꾸만 먹고 싶어지는 현상이 나타난다. 그래서 당뇨병 환자에게 가장 고통스러운 것이 음식

조절이다.

- 다음과 다뇨

 혈중포도당의 농도가 높으면 포도당을 몸 밖으로 배설하기 위하여 수분과 함께 배설해야 하기 때문에 소변의 양이 많아지며, 탈수가 되면 체내의 수분의 양이 적어지기 때문에 입에서 갈증이 생겨 물을 많이 마시게 된다.

- 다식

 아무리 음식을 많이 먹어도 배가 고프고 살이 찌지 않는 것은 혈중의 포도당의 농도는 포화되어 있지만 세포내의 포도당의 부족이 나타나기 때문에 생리적으로 영양분을 요구하는 현상이다.

- 체중감소

 처음에는 살이 찌는 듯 하지만 점차적으로 살이 빠지고 몸이 여위게 되는 현상이 나타난다.
 혈중포도당이 세포 내에서 원활하게 이용되지 않고 몸 밖으로 배설되면 체내에 에너지를 공급하기 위하여 몸에 저장된 글루코겐, 지방, 단백질 등이 이용되기 때문에 체중이 감소하게 된다.

- 전신권태

 피로와 권태가 쉽게 나타난다. 별로 한일도 없는데 나른하고 매사가 귀찮을 때는 당뇨병의 초기증상으로 의심해 볼 필요가 있다.
 혈중에 포도당은 있지만 세포내의 포도당이 부족하기 때문에 전이 피곤하고 나른하게 된다.

- **피부소양감**

피부에 부스럼이 잘 생기고 습진이나 무좀 같은 것이 잘 걸리는데, 이것은 감염증에 대한 저항력이 약해져서 곪아도 잘 낫지 않는다.

피부에 쌓인 당분이 말초신경을 자극하거나, 감염증에 대한 저항력의 저하로 인하여 피부에 나타나는 것으로 음부나 항문부위에 많이 나타난다. 그 외에도 농피증, 괴저, 옹저, 무좀, 습진 등도 많이 나타난다.

- **시력장애**

시력장애가 생기며 망막증, 백내장, 눈의 조절장애 등이 나타나는 경우도 있다.

- **치주 질환**

말초혈액순환이 나빠짐에 따라 잇몸에 염증이 잘 생기고 출혈이 있으며, 치아가 갑자기 빠지는 경우도 있다.

(8)기타증상으로는 신경증상이 나타나는데 자율신경장애로 인해 손바닥이 붉어지기도 하고 변비나 설사가 일어나기도 한다. 잇몸에서 피의순환이 나빠져서 잇몸에 염증이 일어나고 피가 잘나며 빠지기도 쉽습니다. 이밖에 당뇨병의 증상에서 가장 무서운 것은 무증상인데 아무런 증세가 없다가 병이 상당히 진행된 뒤 발견되는 것이다

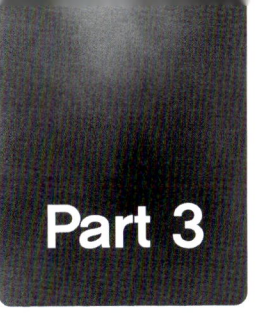

당뇨병의 진단방법

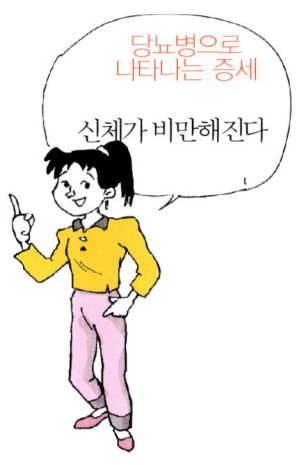

당뇨병으로 나타나는 증세

신체가 비만해진다

Question

당뇨병의 진단은?

answer the question   건강한 사람은 식후 30~60분 사이에 혈중포도당의 농도가 최고에 달해서 130mg/dl이고, 2시간~2시간 30분이 되면 70~90mg/dl이 유지된다. 혈중에 160~180mg/dl이상의 포도당농도가 유지되면 소변 중에 당이 검출된다.

당뇨병이라고 진단하는 것은 공복 시의 혈당이 140mg/dl이거나 식후 2시간의 혈당이 200mg/dl이상 일 때이다.

소변검사는 스틱을 이용하여 간단히 측정할 수 있는 장점이 있지만 혈당치의 신속한 변화를 반영하지는 못한다. 당뇨병 환자이면서 소변에 당이 없는 경우도 있고, 당뇨병이 아닌데도 소변에 당이 나오는 경우도 있기 때문에 소변검사로 당뇨병을 확진하기는 어렵다.

Question

당뇨병의
자가 진단법은 혈당량을 확인하면 된다

answer the question 당뇨병이란 많은 양의 포도당이 소변을 통해 배출되는 현상을 말한다. 건강한 사람의 혈액 속에 들어있는 혈당량(당분의 양)은 공복 때엔 보통 0.1%이지만, 식후 30분~1시간이 지나면 0.12%~1.15%로 증가된다. 하지만 이것이 지속적으로 유지되는 것이 아니라 2시간이 지나면 또다시 0.1%로 원위치 된다.

그렇지만 당뇨병 환자의 소변 속에 포함되어 있는 혈당량은 측정하는 시간에 따라 다소 차이가 있겠지만 보편적으로 0.17%~0.17%인데, 종종 정상인보다 2배나 더 많은 0.26%의 혈당량을 함유하고 있는 환자들도 있다.

그렇기 때문에 당뇨병 환자들에게 있어서 지속적인 운동은 당뇨치료에 매우 중요한 것이라 할 수 있다. 보편적으로 과격한 운동을 하면 당분이 에너지로 전환되어 몸속에서 소비되기 때문에 혈당이 자연적으로 내려간다. 하지만 일시적으로 운동을 멈춘다면 곧바로 혈당량이 원위치로 되돌아간다. 그렇기 때문에 당뇨병 환자들은 일시적인 운동보다 지속적인 운동을 해야만 효과를 거둘 수가 있다.

또 칼로리를 조절한 음식을 먹거나 줄이거나 단식을 하면 당분의 보급을 줄어들거나 차단되기 때문에 자연적으로 혈당이 줄어든다.

당뇨병 환자가 아닌 건강한 사람들의 혈당량은 인체 내에서 자연적으로 이뤄지는 신진대사에 따라 혈당량이 항상 일정하게 지속된다. 하지만 이런 신진대사에 약하거나 강한 기능장해가 나타나는 순간 혈당조절작용이 원활하게 이뤄지지 않아 높은 혈당량과 함께 포도당이 소변을 통해 배출된다. 이것을 당뇨병이라고 한다.

하지만 신진대사에 장해가 발생하지 않아도 뇌나 신경의 흥분 등으로 혈당이 높아지면서 포도당이 배출되기도 한다. 또한 다량의 당분이 함유되어 있는 음식을 많이 섭취해도 포도당이 배출되는 경우도 종종 있다. 이처럼 일시적으로 나타나는 현상을 가지고 당뇨병으로 진단하지는 않는다.

그렇지만 예외도 있다. 즉 사람의 체질에 따라 혈당량이 높게 나타나고 이와 반대로 당뇨가 적게 배출되는 경우가 있다. 다시 말해 당뇨가 적기 때문에 당뇨병으로 의심하지 않는다면 위험에 빠질 수가 있다. 이럴 때 일수록 전문의를 찾아가 정밀진단을 받는 것이 무엇보다 중요하다는 것을 잊지 말아야 한다

Question

당뇨병은
정확한 진단과 증세 파악이 관건이다

answer the question 당뇨병은 다른 질환과는 달리 지속적으로 천천히 나타나는 질환이다. 이것으로 인해 당뇨질환에 노출된 사람들은 보편적으로 초기 증상을 느끼지 못하고 그에 따른 고통조차 느끼지 못한다. 이에 따라 대다수의 당뇨병 환자들은 자신이 당뇨에 걸려있다는 사실을 모른 채 생활하고 있다가 다른 질환이나 혹은 다른 요인으로 인해 검사를 하다가 발견되는 경우가 대부분이다.

예를 들면 심신이 너무 피곤해서 병원을 찾거나, 보험에 가입하기 위한 절차로 받는 건강진단이나, 여성들은 임신중독 검사 등등을 받다가 당뇨병이 발견되는 경우가 흔하다. 또한 눈의 이상으로 찾아간 안과 의사나, 치아의 이상으로 찾아간 치과 의사가 당뇨병 증세가 있다며 전문의를 찾아가라는 권유로 알게 되는 경우도 종종 있다. 다시 말해 눈의 이상이나 치아의 이상은 당뇨병과 밀접한 관계가 있기 때문이다.

이것 외에 당뇨병 환자인지를 자신이 모르고 있다고 해도 병중이 점차적으로 심해지면 스스로가 '심한 업무나 운동을 하지 않았을 때도 종종 컨디션이 좋지 않다.' '퇴근 후에 피곤에 휩싸여 곯아떨어지는 횟수가 많은 것이 이상하다.' 등을 느낄 수가 있는데, 이럴 경우 당뇨병으로 의심해 볼 필요가 있다. 이에 당뇨병으로 의심해볼 수 있는 증세를 나열하면 다음과 같다.

1. 자주 입 안이 건조해지면서 마른다.
2. 자신도 모르게 많은 양의 물을 자주 마신다.
3. 어느 날부터인가 소변의 양이 많아졌다.
4. 아무리 먹어도 허기를 벗어날 수가 없다.
5. 무조건 단 것을 찾게 된다.
6. 영양분을 골고루 섭취하지만 몸이 자꾸 마른다.
7. 시도 때도 없이 피곤해서 쉽게 지친다.
8. 업무나 일을 할 때 피곤해서 견디기 힘들다.

위와 같은 증세는 당뇨병이 심하지 않았을 때 나타나는 것이지만, 병증이 심해졌을 경우에는 피부에 발진이나 회저가 나타나고, 머리가 빠지면서 시력까지 나빠진다. 만약 치료를 하지 않고 방치해두면 저혈당 증세가 나타나면서 결국 혼수상태에 빠져 생명까지도 잃게 되는 경우가 초래된다

Part 4

체질과 당뇨병은 관계가 있는 것일까?

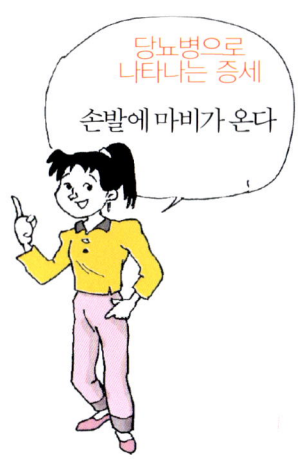

Question

당뇨병의 유전일까?

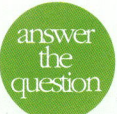 유전과 당뇨병의 관계에 대해 외국에서 조사된 통계는 다음과 같다.

253명의 당뇨병환자 가족 2,241명에 대해 문진으로 조사했는데, 무려 22.9%가 당뇨병 발생률로 나타났다. 이것은 비 당뇨병환자 가족의 발생률보다 2배나 많다.

다른 통계를 보면 당뇨병환자 부모와 친척 중에서의 환자 발생률이 6.7%인데, 이것은 비 당뇨병 가족의 출생률 1.2%와 비교하면 약 5배나 된다.

이것은 성인 당뇨병 환자를 대상으로 조사한 것인데, 소아당뇨병의 발생과 유전과의 관계가 매우 밀접하다는 결론이다. 물론 소아당뇨병 자체로 성인 당뇨병과 비교하면 극히 소수이지만, 유전적인 증명으로는 30.8%~52%까지로 성인보다 2배나 많다.

이처럼 소아당뇨병에서 유전관계가 높은 것은 유전의 조발현상에 의한 것이라고 주장하는 사람들도 있다. 다시 말해 당뇨병이 부모로부터 자식, 자식으로부터 손자로 내려가 발병연령이 젊어지면서 결국 소아당뇨병을 발생시키는 것이다.

Question

당뇨병의 유전은 어떤 유형이 되는가?

answer the question 　대부분의 유전학자들은 당뇨병의 유전양식을 멘델성 열성유전의 형식이라고 입을 모은다. 이런 형식의 당뇨병환자들은 다음과 같은 경향을 가지고 있다.

- 비교적 중증인 환자가 많다.
- 비만형보다 세장형이 많다.
- 대체적으로 혈압이 낮다.
- 인슐린 감수성이 높다.

이와 반대로 임상적으로 흔히 취급되고 있는 당뇨병은 보편적으로 40세 이상인데,

- 비교적 경증이다.
- 세장형보다 비만형이 많다.
- 고혈압을 함께 나타난다.
- 인슐린 감수성이 낮다.

　최근 연구에 따르면 열성유전만으로는 설명이 불가능한 것이 나타났다. 예를 들면 췌장의 장해 외에 뇌하수체의 장해이다. 이것은 열성형식을 취하지 않고 오히려 우성 유전하는 것으로 판단된다. 그렇지만 반드시 우성 유전을 말하는 것은 아니다.

Question

환경이
당뇨병에 미치는 요인은 무엇일까?

answer the question 유전병은 환자와 똑같은 인자형을 가지고 있다면 모두 발병된다는 이야기다. 그렇지만 예외적으로 복잡한 생활환경에 처해있는 인간이지만 죽을 때까지 유전병이 나타나지 않거나 나타나더라도 일부분은 발병되지 않을 수도 있다.

이런 발병률을 의학적 용어로 표현 율이라고 한다. 표현 율은 내외적 영향을 받기 쉬운 유년 이후에 많이 발병되는 것이 보편적이다. 다시 말해 태어나면서부터 이미 유전이 나타나는 기형과는 달리 성장하면서 발병하기까지의 기간 동안에 환경의 영향을 받을 수 있는 기회가 너무나 많다. 앞에서 말한 것처럼 일란성 쌍생아의 경우에 미발병이 28.3%라는 것은 환경의 영향으로 판단할 수가 있는 것이다. 다음은 당뇨병의 유전자에 영향을 수는 환경인자의 종목이다.

내적 환경으로는 첫째, 연령에 따른 신체 내의 각종의 변화, 특히 성

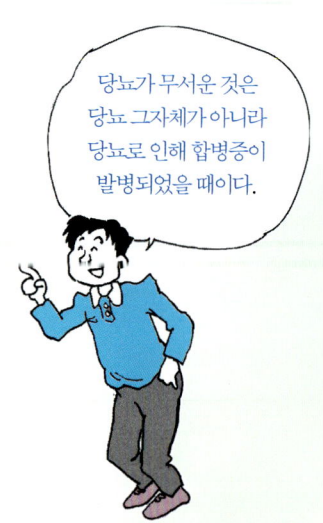

당뇨가 무서운 것은 당뇨 그자체가 아니라 당뇨로 인해 합병증이 발병되었을 때이다.

호르몬의 분비이상(갱년기)에 기인하는 대사이상이고 둘째, 췌장동맥경화에 의한 랑게르한스섬 기능의 감퇴이다.

 외적 환경으로는 많은 지방섭취로 비만, 음주, 급성전염병, 간 장해, 뇌하수체 이상, 갑상선 이상, 정신질환 등이 나타난다.

 예로부터 비만이 당뇨병의 원인이라는 것은 모두 잘 알고 있다. 다시 말해 당뇨병 환자의 40% 이상이 비만형이라는 통계가 있다. 또한 외국 통계의 경우 80~90%까지 보고되고 있다

Question
체질과 기질의 연관성을 알아야 한다

_{answer the question} 당뇨병은 체질과 기질에 따라 각기 다른데, 나름대로 특유한 유형이 있다. 먼저 장년층에서 흔히 나타나는 순수한 형인 도성 당뇨병이고, 그 다음은 도외성 당뇨병으로 뇌하수체인자가 췌장인자보다 거 우세하다. 이것들의 변형은 체질적으로 다양한 차이가 있다.

체형으로 보는 당뇨병 약년성 당뇨병

① 키가 중년성보다 약간 낮다. ② 몸이 말랐다. ③ 가슴의 폭이 좁고 얇다. ④ 허리나 볼기 둘레가 얇다. ⑤ 허리가 가냘프다. ⑥ 피하지방과 근육의 발육이 부실하다.

중년성 당뇨병은

① 키가 장년성보다 다소 크다. ② 목이 굵다. ③ 어깨와 가슴이 넓고 두껍다. ④ 배나 볼기 둘레가 장년성보다 훨씬 두껍다. ⑤ 가슴둘레와 목둘레가 크다.(짧은 목의 비만형)

골격으로 보는 당뇨병 약년성 당뇨병

① 인상이 연약하다. ② 키에 비해 가로로 퍼지지 않은 협장형이다. ③ 피하지방조직과 근육발육이 좋지 않고 피부에 윤기가 없다. ④

심장과 위 등의 내장이 하수가 되기 쉽다.

 중년성 당뇨병은

 ① 목이 굵고 비만하기 때문에 둥글둥글한 인상이다. ② 배 둘레와 허리둘레가 굵고 피부에 윤기가 있다. ③ 근육발달은 나쁘지 않지만, 지방조직에 묻혀서 외관상으로 알 수 없다.

순환기에 보는 당뇨병 약년성 당뇨병

 ① 인슐린 결핍 당뇨병은 절반이 정상혈압이지만, 심근 및 동맥계의 발육이 나쁘고 긴장이 저하되기 때문에 저혈압일 경우가 비교적 많다. ② 동맥경화성 심혈관질환의 발생, 즉 뇌일혈, 뇌연화, 관부전 등이 적다.

 중년성 당뇨병은

 ① 고혈압을 동반하는 경우가 많다.(30~50%) ② 고혈압 체질과 흡사하다. 다시 말해 비만의 원인이 되는 혈액지방의 증가로 동맥계에 경화현상이 나타나기 쉽고, 관상경화로 협심증, 심부전, 뇌동맥경화 등에 의한 뇌연화 등이 나타난다. ③ 세동맥계에는 경련소질이 있는데, 이것으로 편두통, 사지의 마비, 회저, 신경통 등이 나타난다.

자율신경계로 보는 당뇨병 장년성(세장형) 당뇨병

 ① 자율신경이 불안정해 과민해지지만, 미주신경은 긴장상태를 띠는 경우가 많다 ② 전자율신경 긴장저하도 중증일 때는 발생한다

중년성 당뇨병

① 자율신경이 긴장상태이지만 일반적으론 혈관수축신경의 긴장이 높은 경우가 많다. ② 가끔 두통이 일어난다.(21%) ③ 현기증이 일어난다.(30%) ④ 소아기 땐 고집을 부리고 신경질적이며, 성인 때는 불면증을 호소한다. 또한 신경통이 78%, 목?어깨?허리 등이 굳는 확률이 87%나 된다. 이밖에 피로감은 당뇨병환자가 호소하는 자각증상이 있다. 이것은 증세가 악화되어 당뇨의 배설이 많을 때 장년성과 중년성을 막론하고 피로감이 동반된다. 그렇지만 비만형 당뇨병은 치료에 의해서 피로감을 극복하여 왕성한 활동력을 나타내는 경우도 많다.

기질로 보는 당뇨병

중년성 환자의 기질은 고혈압환자의 기질과 유사한 점이 많은데, 다음은 공통된 기질을 나열했다.

① 비만형이든 세장형이든 모두 신경질이다. ② 근심과 걱정을 잘한다. ③ 감정이 흥분하기 쉽다. ④ 성미가 급하다. ⑤ 외관으로는 호사스럽고 냉랭하지만 내면적으로는 소심한 내성적이다. ⑥ 업무는 질서 있게 능률적으로 처리한다. ⑦ 활동적이다.

이것의 일반적인 경향인데, 부분적으론 반대되는 면을 가지는 경우도 있다. 또한 기질을 스스로 억제하고 있을 경우엔 다른 사람이 느끼지 못한다

Part 5

당뇨병으로 인한 무서운 합병증의 증세는 무엇일까?

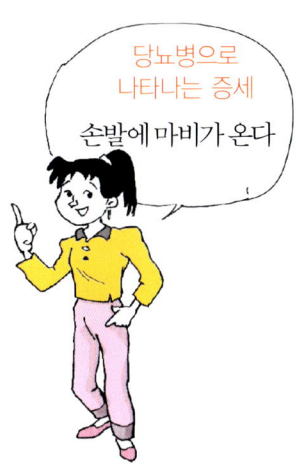

⚜ 당뇨병으로 오는 혼수

 인슐린 의존형의 경우는 혈중의 인슐린이 부족하여 당이 세포조직 내에서 감소되면 간에서 포도당을 계속 공급하여야 하는데, 결국 간에서 당성분이 없어지게 되면 다시 호르몬의 작용에 의하여 몸속의 지방산을 동원하여 당을 보충하게 된다. 체내의 지방이 간으로 몰려오게 되면 대사과정에서 케톤산이 증가하여 혼수가 나타나게 되며 심하면 생명까지 잃을 수도 있다.
 처치방법으로는 원인에 따라 빨리 인슐린을 투여하여야 한다. 인슐린 비의존형인 경우는 감염이나, 이뇨제, 스테로이드제, 베타차단제 등을 잘못 투여하여 심한 고혈당, 고나트륨혈당, 고요소, 질소혈당으로 인해 탈수나 의식불명이나 혼수 등을 초래하게 된다.

⚜ 당뇨 합병증으로 오는 망막증

 눈은 중년이후에 노화현상이 가장 빨리 오는 곳인데, 당뇨가 있으면 눈 주위에 있는 모세혈관이 순환이 잘되지 않아 눈에 관련된 결막염, 백내장, 녹내장, 망막출혈, 망막증 등이 더욱 빨리 나타난다.
 당뇨병의 합병증 중에서 자각증세로서 가장 많이 나타나는 증세가 바로 시력장해와 지각이상이라고 할 수가 있다. 예를 들면 시력장로서는 당뇨병성 망막염과 백내장이 있고, 지각이상으로는 다발신경염이 있다.

 백내장이 당뇨병환자들에게 나타나는 확률은 16%인데, 이것이 약년병성 당뇨병일 경우에는 종종 매우 급속하게 백내장으로 진행되는 경우도 있다. 당뇨병성 망막증은 23% 정도가 환자들에게서 발병된다.

 당뇨병성 백내장과 망막증 모두가 당뇨병이 점차적으로 발전되어 중증일 때 가장 많이 나타나고, 특히 만성보다 여성들에게 많이 나타난다. 이밖에 시력장해로 나타나는 증세는 굴절 이상과 비타민 결핍으로 발병하는 야맹증 등이다.

✤ 당뇨 합병증으로 오는 신증

 혈중에 당이 있으면 사구체, 신동맥 등에 경화가 생겨서 사구체 기저막의 증식, 사구체 투과성의 증가, fibrin침착 증가, 신조직의 섬유화 등으로 급성신염, 만성신염, 신우신염, 신성 고혈압, 뇨독증 등이 나타난다.

 당뇨병 합병증으로 신증이 발병했을 때는 부종과 단백뇨가 동시에 나타난다. 단백뇨는 당뇨병 환자 중 20~30%이며, 단백뇨를 수반할 경우엔 과혈당보다 당뇨의 배설량이 많다 이것이 고령자에서 동경화증이 나타났을 경우에도 위와 같은 증세가 반드시 나타난다.
 이에 따라 고혈압이나 망막증이 수반되는 당뇨병을 보면 말기에서 요당배설이 현저하게 감소되고 당뇨병의 상태가 개선되는 것처럼 의심이 가는 경우가 흔히 있다.

⚜ 당뇨 합병증으로 오는 동맥경화증

 순환장애가 발생해서, 흉골 아래와 왼쪽 어깨 또는 상박에 통증을 호소하는 예도 있다. 이밖에 동맥경화증에 의한 증세는 혈행 불량으로 나타나는 발가락 궤양이나 탈저가 생기고, X선으로 촬영하면 석회화된 동맥을 볼 수가 있으며, 여성들에게는 골반동맥의 경화증이 나타나면서 불임의 원인이 되는 경우도 있다.

⚜ 당뇨 합병증으로 오는 신경증

 당뇨병성 신경증에는 말초신경증과 자율신경장애가 있다. 사지말초신경에 장애가 오면 사지부에 저린증상이 나타나거나, 은근한 통증, 심하면 격심한 통증이 오며, 뇌신경에 장애가 오면서 안면마비, 청신경마비 등이 나타난다

자율신경에 장애가 오면 위, 대장, 소장, 심장, 혈관, 내분비선, 자궁, 방광 등의 기능에 영향도 끼치게 된다.

 당뇨병 합병증으로 나타나는 신경장해는 말초신경에 다발신경염이 발병하면서 이것이 점차적으로 발전되어 가성척수로 형태와 중추신경에 색성척수로 형태로 발생된다. 더구나 신경염의 증세를 보면 지각이상, 지각둔마, 야간동통, 발바닥의 격통 등이 나타난다. 이밖에 좌골 신경통, 삼차 신경통, 하지마비, 안면 신경마비 등도 발병한다.

 또한 힘줄반사가 소실되고 발 관절에 퇴행성이 나타난다. 척수에는 퇴행성변화가, 색성척수증인 경우엔 운동실조, 방광장해, 건반사의 항진, 신경의 흥분 등이 나타난다. 예외로 신경염에 의해 밤마다 설사가 나타나는 경우가 있고 아침 식사시간에 탄수화물을 다량 섭취하면 설사가 나타날 가증성도 있다.

⚜ 당뇨 합병증으로 오는 발

 신경증, 감염, 혈관장애가 복합하여 나타나는 것으로 압력을 많이 받는 곳이나, 경한상처에 의해 발생한다. 예방법으로는 매일 살펴보고, 맨발로 걷지 않고, 뜨거운 물을 피하고, 알맞은 구두를 신고, 조이는 양말은 피하고, 발톱은 주의하여서 깎도록 한다

✣ 저혈당으로 일어나는 혼수

인슐린주사, 경구혈당강하제의 작용이 강하거나 알코올이 간의 당 생성에 관련된 효소를 억제하거나 간이나 췌장부위의 종양 등에 의하여 나타난다.

혈중포도당의 농도가 공복 시에 $60mg/dl$ 이하 또는 식후 $50mg/dl$ 이하로 감소하여 중추신경계와 적혈구에 영향을 주면서 쇠약감, 손가락과 입주위의 저림, 발한, 삭맥, 심계항진, 불안, 초조, 오심, 구역 등의 증상이 나타난다. 처치방법으로는 혈당검사를 하여 저혈당임을 확인한 후 설탕, 사탕, 포도당 등을 바로 공급해 주어야 한다.

✣ 당뇨 합병증으로 오는 심, 혈관질환 증상

혈당이용이 제대로 안되면 지방의 동원이 많아지면서 혈중에 지방이 증가되어 혈관에 침착하게 된다. 따라서 혈관의 내막이 상하고 혈소판이 붙어서 동맥경화가 나타나데 된다.

특히 심장의 관상동맥에서 동맥경화현상이 나타나면 관상동맥이 굳어져 탄력성이 없어지고, 혈관내강이 좁아져 혈액의 유통이 곤란해져서 가슴이 두근거리고 숨이 찬 관상동맥경화증이 나타나고, 심하면 격심한 통증이 있는 협심증, 심근경색증으로 진행된다

✤ 당뇨가 동맥경화, 고혈압, 심질환 등으로 합병증이 왔을 때

당뇨병이 심해지면서 동맥경화, 고혈압, 심질환 등의 합병증이 발병했을 경우에는 먼저 당뇨병 자체치료에 중점을 두면서 합병된 질환을 치료해야 된다는 것을 모르는 사람이 없을 것이다.

이때 치료에 필요한 방법은 인슐린주사요법과 식이요법을 병행해야만 효과를 거둘 수가 있다. 다시 말해 이것은 체내에 부족한 호르몬을 공급해 신진대사의 장애를 제거하면서 과혈당의 억제와 당의 배출을 막기 위한 치료방법인 것이다.

당뇨병 치료방법 중 하나인 식이요법은 병증에 따라서 제한식과 자유식으로 구분할 수가 있다. 하지만 두 가지 방법에서 공통된 점은 음식섭취를 억제하여 혈압을 낮추는 것이다. 다시 말해 심장의 확대를 제한해 혈압을 낮추고, 심장의 확대를 축소해서 당뇨병 합병증인 동맥경화나 고혈압을 치료하는 방법이다. 이런 방법은 미국이나 서구에서 오래전부터 널리 싸여온 치료방법이다.

다음은 당뇨병 합병증인 관부전이나 심근장애가 발병했을 때 치료상 특별하게 주의

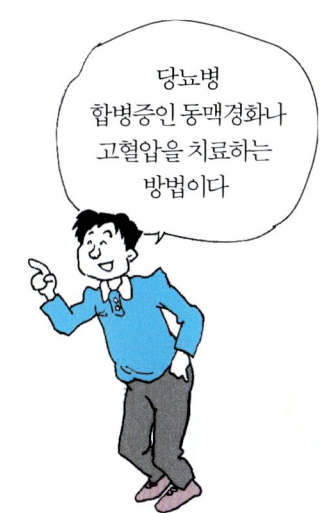

당뇨병 합병증인 동맥경화나 고혈압을 치료하는 방법이다

가 필요한 사항들에 대해서 나열했다.

① 급격한 혈당의 변동은 관부전을 멈출 수 있기 때문에 저혈당을 초래할 만큼 많은 양의 인슐린 사용을 삼가야 한다. 즉 과혈당이나 당뇨가 있어도 지장이 없기 때문에 천천히 정상화한다는 마음으로 인슐린을 사용하면 된다.

② 과다한 콜레스테린혈증이나 지방혈증은 관부전에 매우 나쁜 영향을 끼친다. 그렇기 때문에 이것을 당연히 억제해야만 한다. 이것을 억제하기 위해서는 적당한 양의 인슐린주사요법과 식이요법이 매우 중요하다. 즉 지방일 경우엔 1일 양을 60g 이하로 제한하고 탄수화물의 1일 섭취량은 150~300g이면 충분하다.

③ 부종이나 혈관확장제로서 수은이뇨제, 데오필린류, 소금의 감소 등을 위해서는 양이온교환수지를 사용하면 된다.

④ 흡연을 삼가야 한다.

만약 당뇨병 자에게 급성 관폐색이 나타났을 때는 절대적인 안정을 취하게 하면서 곧바로 소량의 유동식을 섭취하게 한 다음에 필요에 따라 모르핀 종류를 사용한다. 그리고 항응혈제인 헤파린, 다이큐마로 등을 사용하면 된다.

다른 방법으로는 완하제를 사용하여 응급처치를 취한 다음에 심도로 심장블록의 상태를 조사하고 혈당을 측정해 소량의 인슐린을 사용하면 된다.

 심관계의 합병증은 당뇨병이 원인이 되어 사망하는 경우가 대부분이기 때문에 사전에 심관계의 합병증을 방지하는 것이 중요하다. 하지만 무엇보다 중요한 것은 조기에 장애를 발견해서 치료하는 것이다.

⚜ 당뇨가 신장 질환으로 합병증이 왔을 때

 당뇨병으로 인해 신 질환으로 합병증이 발생했을 경우에는 대부분 예후가 좋지 못하다. 당뇨병으로 인해 신장의 요세관상피에 변화나 이상이 발생하면서 단백뇨가 배출될 경우가 있는데, 이것을 네프로제증이라고 한다.

 이럴 경우 먼저 당뇨치료를 해야 하는데, 그 방법으로 식이요법이 사용된다. 식이요법으로 당을 제거하면 신장장애까지 자동적으로 회복되고 단백뇨 역시 배출되지 않는다.

 만약 당뇨병이 기승을 부려 이것으로 인해 신장에 염증이 발생했을 경우에는 증세의 경중에 따라 치료방법을 다르게 해야만 한다.

 예를 들면 만성 신장염이지만 가벼울 경우에는 당뇨병식단으로 이행하면서 수육을 첨가한다거나 단백을 약간 첨가하는 식단을 짜

된다. 만약 부종이 나타났다면 소금의 섭취량을 줄이면 된다.

 그러나 급성 신장염이거나 상당한 중증일 경우에는 당뇨병의 치료보다 먼저 신염에 대한 식이요법을 선택해야 한다. 이럴 경우에는 당이 소변으로 배출되는 경우가 있기 때문에 인슐린주사요법을 병행하면 된다.

 이밖에 고혈압이나 동맥경화가 합병증으로 나타났을 경우에는 일반적인 배려가 반드시 필요하다. 그것은 신기능부전이 다양하게 나타나기 때문에 다음과 같은 조치가 필요하다.

 ①안정과 몸을 따뜻하게 해준다.
 ②소금의 섭취를 제한한다.
 ③저 칼로리 음식을 섭취한다.
 ④단백질과 지방의 과식을 삼간다.
 하지만 필요에 따라서 탄수화물을 비교적 많이 섭취해야만 한다.

 또한 인슐린주사요법을 시행함에 있어서 갑자기 많은 양을 한꺼번에 투여해서는 좋지 않다. 그 이유는 심장과 신 등의 기능부전을 초래할 수 있기 때문이다. 그렇기 때문에 인슐린주사는 처음엔 소량으로 시작하여 점차적으로 적당량으로 근접시키는 것이 훨씬 효과적이다. 이때 가장 중요한 것은 몸무게는 표준체중 이하로 유지해야만 한다

더구나 여러 가지 이뇨제나 강심제가 필요할 경우가 있다. 즉 당뇨병 말기에는 약제로 인한 이뇨효과가 매우 나빠지게 되는데, 이때 네오필린을 사용하면 효력을 볼 수 있다. 이것이 여의치 않을 때 양이온교환수지를 사용하면 일시적인 효과를 거둘 수도 있다. 그렇지만 이것으로는 언제까지 효과를 거둘 수가 없다.

 의학이 최첨단으로 발달된 현대사회임에도 불구하고 아직까지 당뇨병성신질환의 병리에 대한 확실한 원인을 밝혀내지 못하고 있기 때문에 치료가 대중요법의 영역에 멈춰 있는 것이다. 그렇기 때문에 우선적으로는 당뇨병의 컨트롤에 최선을 기울이는 것만이 신염의 예방과 치료에 유리해진다.

 다시 말해 당뇨병의 합병증인 신염은 당배출역이 높아져 있다는 사실을 간과해서는 안 된다. 그 까닭은 혈당이 높게 측정되지만 소변으로 당뇨의 배출이 나오지 않는다. 그래서 사람들은 당뇨병이 완치되었다는 착각 속에 빠져 있는데, 이런 생각은 도리어 병증을 키우기 때문에 검사를 소홀히 해서는 안 된다. 다시 말해 신염이 완치되면 당배출역은 또다시 이전의 높이로 되돌아가 당뇨가 배출된다.

✤ 당뇨가 신경으로 합병증이 왔을 때

이 질환 역시 다른 합병증과 마찬가지로 당뇨병의 적절한 컨트롤

제외하고는 당뇨병성노일로파티의 예후가 좋지 못하다. 당뇨병의 혈당수치를 적정선으로 다스리면서 이와 동시에 신경이 완전한 변화에 들어서기 전, 즉 신경증세가 나타나면 곧바로 치료를 시작하는 것이 무엇보다 중요하다. 무엇이든지 마찬가지겠지만 먼저 시작하느냐 아니면 병증이 진행된 후에 시작하느냐는 결과에서 많은 차이가 따른다.

 보편적으로 어떤 대응요법을 사용하지 않은 상태에서 그저 당뇨병의 혈당수치를 컨트롤하여 적정선을 유지할 경우에도 신경증세가 어느 정도 호전된다.

 어떤 전문의의 말을 빌리면 "합병증으로 발병하는 신경증세는 과거에 환자가가 혈당치를 순조롭게 다스리지 못한 것인데, 이것은 전적으로 환자의 책임이다"라고 지적하고 있다.

 이 말을 풀이해보면 당뇨병이 발병되면서 다양한 신경증상이 나타나는데도 불구하고 당뇨병치료를 방치하기 때문이다. 즉 병증에 완전하게 빠진 연후에야 허둥거리는 환자들이 적지 않다.

 당뇨합병증인 신경증을 앓고 있는 당뇨병환자들은 식이요법만으로 치료의 개선이 무척 어렵기 때문에 다량의 인슐린이 필요하다.

 이 질환에 필요한 인슐린주사요법을 시작하면 비교적 가벼운 증세였던 신경증이 갑자기 악화되거나 지금까지 없었던 다양하고 새로운 신경증이 일어나는 확률이 드물지만 가끔 나타나는 경우도 있다이렇게 나타나는 증상을 인슐린신경증이라고 부르기도 한다. 그렇지만 이런 증상이 꼭 인슐린으로 나타나는 것만은 절대로 아니다. 예를 들면 식이요법을 하고 있던 와중에서도 나타는 경우가 있다.

 이와 같은 신경증이 나타나는 발생기전은 아직까지 분명하게 밝혀진 것은 없다. 그렇다고 해서 인슐린을 중지할 필요가 없고 지속적으로 당뇨병을 다스려나간다면 마침내 자연적으로 사라지는 것이 보편적이다.
 특히 당뇨병의 합병증인 신경증에는 비타민 B1, B2 등을 지속적으로 섭취해주면 단기간에 신경증이 완화되는 것을 느낄 수가 있을 것이다. 하지만 비타민 B의 치료는 어디까지나 다른 처방과 함께 병행요법으로 행하는 것이기 때문에 지나친 효과를 기대하지 말아야 한다.
 또한 임신 중인 동물간장에서 추출한 '비오헤프란' 이 당뇨병성 신염에 탁월한 효과가 있다고 하지만, 당뇨병을 다스리는 다른 처방을 사용하지 않은 단독요법으로 효과를 기대하기란 어렵다. 이밖에 당뇨병 신경증치료에 효과가 있는 것으로 '동통에 대해 온욕, 온열요법, 마사지요법' 과 '운동마비에 대한 마사지' 등 두 가지 물리요법이 있다.
 특히 방광에 마비가 나타난다는 것은 당뇨병환자들의 자각증세 중

가장 큰 고통이라고 할 수 있다. 그렇기 때문에 치료보다는 처음부터 이와 같은 장애가 나타나지 않도록 예방하는 것이 최우선인 것이다. 그러나 예방차원을 넘어서 이런 마비증세가 나타났을 때는 가능한 한 감염을 막고 카테테르나 부교감신경자극제 등을 사용해서 규칙적으로 방광을 공허하게 만들어주는 것이 매우 중요하다.

이밖에 당뇨병 합병증으로 나타나는 뇌동신경마비의 원인은 당뇨병에서 혈당을 다스리지 못해 발생하는 것이 대부분이기 때문에, 당뇨병 자체의 컨트롤에 의해 거의 완전히 마비상태에 해당된다.

✣ 당뇨가 눈으로 합병증이 왔을 때

당뇨병으로 인한 합병증으로 나타나는 안질환은 여러 가지가 있다. 질환들은 당뇨병성 망막증, 당뇨병성 백내장, 당뇨병성 홍채염 등이다.

당뇨병성 망막증

당뇨병성 망막증은 고령자의 당뇨병에서 나타나는 합병증이기 때문에 고혈압이나 동맥경화가 나타나는 경우가 매우 많다. 이것은 필요 이상으로 예후가 걱정되기도 하지만 대부분 예후가 양호한 편이다

경증의 당뇨병이라도 장기간이 지나면 합병증으로 망막증이 나타나는 경우가 많기 때문에 당뇨병의 치료에 게으름을 피우지 말고 가능한 한 빨리 당뇨병부터 치료하는 것이 최우선이다.

이 질환은 현대 의학으로서는 안타깝게도 약물이 아닌 수술에 의한 치료법 밖에 없는 실정이다. 다시 말해 전 세계적으로 수술에 의존하지 않고 약물이나 전신요법으로 당뇨병성 백내장을 치료했다는 보고가 없지는 않지만 이것은 극히 드문 경우이다.

안과에서 시술하는 백내장 수술은 간단하고 수술 후에는 어느 정도 시력이 회복되어 안경을 착용하면 신문이나 잡지를 읽을 수가 있을 정도로 호전된다.

수술에 들어갈 경우 환자가 유의해야할 점은 먼저 편안한 마음가짐을 가져야 한다. 그 다음으로 음식이나 인슐린으로 뇨중에 들어 있는 당을 감소시키고 혈당치를 일정수치로 떨어트려 전신증세를 안전하게 해야만 한다. 이런 절차를 거친 후 수술을 받으면 대부분의 경우 예후는 매우 좋다.

당뇨병성 홍채염

홍채란 안구의 각막과 수정체 사이에 있는 원반상의 얇은 막을 말하는데, 이곳에 염증이 생기는 것을 홍채염이라고 한다. 이 질환에 노출되면 먼저 시력장애가 나타나고, 심한 경우에는 눈이 저리거나 통증이 나타나며 빛이 눈부시기 때문에 눈을 제대로 뜰 수가 없는 자각 증상을 느낀다. 이와 반대로 타각적으로는 눈동자 둘레의 흰자위가 붉게 충혈이 된다.

 질환이 가벼운 증상일 때는 시력장애만으로 그치겠지만, 심한 경우나 오랫동안 지속되었을 때는 백내장이나 녹내장을 일으키는 원인으로 발전된다. 그렇기 때문에 전문의의 진료와 치료를 받는 것이 좋다.

 보편적인 치료방법은 눈을 뜬 채 홍채를 쉬게 하는 약을 눈 안에 넣든가 코오티조운을 눈 안에 넣거나 내복하면 된다. 이중에서 코오티조운의 사용으로 인해 당뇨병성 홍채염을 악화시켰다고 예가 있다.

 따라서 당뇨병을 완화하거나 치료하는데 게으름이나 실수가 없도록 하는 것이 합병증인 홍채염 예방할 수가 있다. 이것은 홍채염 수술 후에 좋은 결과를 기대하는데 있어서도 매우 중요한 행위이다.

✤ 당뇨가 피부로 합병증이 왔을 때

 당뇨병이 오래되면 합병증이 유발되어 피부질환을 일으킬 확률이 많으며 이에 따른 증세도 다양하게 나타나겠지만, 이중에서 비교적 신중하게 생각되는 질환이 바로 농피증과 회사 등이다.

 당뇨병으로 인해 유발되는 합병증에서 고유의 피부질환 증세로 알려진 단 하나가 있는데, 이것이 바로 긴 이름을 가진 당뇨병성류지방성 가사화사증이다. 이 외에는 합병증으로 인해 나타나는 피부질환은 전혀 없다. 만약 당뇨병을 앓고 있을 때 발병되는 피부질환이라도 뇌병성류지방성 가사화사증이 아니면 당뇨병과 전혀 관계가 없는 피부질환인 것이다.

 그렇지만 당뇨병환자가 피부질환에 걸리면, 치료가 되더라도 재발되는 경향이 많기 때문에 당뇨병을 먼저 치료해야 한다. 한마디로 일단 신체에 상처가 나면 당뇨가 원인이 되어 잘 아물지 않고 도리어 다른 피부질환까지 나타날 수도 있다.

 하지만 먼저 당뇨병을 완화시키거나 치료가 되면 자연적으로 피부질환이 없어지는 경우가 많다. 그래서 당뇨병으로 인한 합병증으로 나타나는 피부질환을 먼저 치료하는 것이 아니라 먼저 당뇨병 자체를 다스려야만 된다.

 보편적으로 화농성 피부질환을 치료하기 위해서는 증세에 적절한 약효를 가진 크림식의 바르는 연고를 사용하면 된다. 예를 들어 리바놀연고, 페니실린연고, 피크씨 연고 등을 바르면 효과를 볼 수 있다.

 이밖에 설파제가 화농성질환에 효과가 있다는 것으로 잘 알려져 있으며, 페니실린주사도 효과가 있다고 한다.

 당뇨병 합병증으로 동반되는 회사는 보편적으로 중독된 정신 상태에서 나타나는 경우가 많다. 이것을 방치하면 고열과 함께 기면을 수반하기 때문에 불행한 결과를 초래하는 경우도 있다. 따라서 전문의를 찾아가 치료를 받는 것을 좋다.

✤ 당뇨가 폐결핵으로 합병증이 왔을 때

폐결핵이 당뇨병합병증으로 나타났을 때 유익한 치료방법을 소개한다. 폐결핵과 당뇨병의 추이는 밀접한 관계가 있다. 당뇨병으로 인한 합병증일 경우 우선적으로 당뇨를 먼저 치료하면서 이와 함께 폐결핵 치료를 동시에 하는 것이 좋다. 만약 당뇨병을 먼저 치료하지 않고 폐결핵을 치료한다면 좋은 효과는커녕 치료에 대한 노력이 허사로 돌아갈 것이다. 이에 따라 치료방법을 다음과 같다.

①식후 혈당치를 항상 정상화되도록 한다.
②뇨당을 음성화시키든가 아니면 적어도 1일양이 10g 이하의 배출로 억제한다.

이와 같은 목적 달성을 위해 위해서 백미의 양을 식사 때마다 200g 정도로 섭취한다. 200g 이하로 줄인다면 신체에 영양장애가 초래되기 때문에 주의해야 한다.

이것으로도 당뇨를 억제할 수 없을 경우에는 인슐린주사를 선택하면 해결된다. 이때 사용하는 약제가 메조키산, BZ55 등의 내복약이지만, 기본적으로는 인슐린주사인 것이다. 인슐린의 종류는 RI 외에 NPH와 프로타민아연 인슐린을 비롯해 렌테인슐린 등이다.

인슐린주사 양은 중증자일 경우에는 1일 평균 58단위인데. 이것으로 혈당수치가 140~170㎎이하를 유지하는 것이 매우 중요하다.

당뇨치료 외에 병행하고 있는 결핵치료는 스트렙토마이신과 파스를 사용하면 효과적이다. 이밖에 타비온도 결핵치료약으로 알려져 있는데, 이것은 혈당을 상승시키기 때문에 가급적 삼가는 것이 좋다.

⚜ 당뇨 합병증이 외과적 질환으로 왔을 때

당뇨병의 합병증으로 나타나기 쉬운 외과적 질병은 옴, 정 등을 비롯해 고령자들의 당뇨병에서 많이 나타나는 탈저나 골절 등이 있다.

보편적으로 가볍게 나타난 피부질환은 우선적으로 당뇨병을 치료해주면 자연적으로 없어진다. 하지만 외과적인 수술을 필요로 하는 심한 피부질환도 상당히 많다. 외과수술은 반드시 전문 외과의사에게 맡길 수밖에 없다. 그렇지만 수술 전이나 수술 후에는 환자나 가족의 마음가짐이 더 중요하게 작용한다. 이에 따라 환자나 가족들이 알아 두어야할 몇 가지 상식을 제시해 보겠다.

어떤 질환에 대해서 급하게 수술을 할 것인가 말 것인가는 의사가 판단하고 결정한다. 만약 급하게 서둘지 않아도 되는 수술이라면 환자나 가족들은 수술 전부터 외과적 처치에 견딜 수 있을 정도로 정신적인 조건을 갖추는 것이 좋다.

 예를 들면 소변중의 케톤체를 제거하고, 당원, 수분, 전해질 등이 적당하도록 해주는 것이다. 또한 종종 탈수상태가 나타날 가능성이 있기 때문에 정맥주사로 식염수를 준비해두는 것도 환자를 안심시키는데 효과적이다.

 만약 당뇨병환자가 인슐린을 필요로 할 정도의 불안전하다면 사전에 단백질과 탄수화물을 보급한 후에 인슐린주사를 이용해 혈당을 정상치로 조절해두는 것이 필요하다. 또한 비타민제의 복용이나 주사를 비롯해 빈혈일 경우에는 수혈 등이 필요하다.

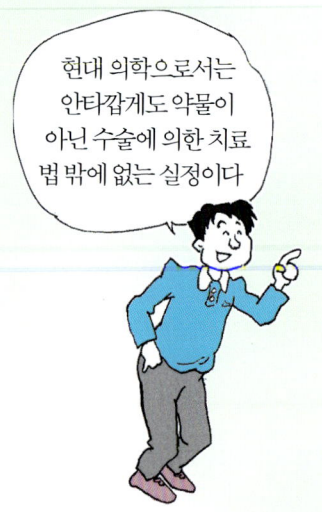

현대 의학으로서는 안타깝게도 약물이 아닌 수술에 의한 치료법 밖에 없는 실정이다

이밖에 당뇨병환자의 외과에서는 단백질의 보급이 무엇보다 시급하다. 이에 따라 육류, 밀크, 달걀, 보리, 콩 등을 섭취하면 효과를 볼 수가 있다.

수술이 끝났다고 인슐린주사를 멈추지 말고 계속 이어져야 하는데, 이것은 수술 후에 강한 아토오지스를 일으킬 가능성이 있기 때문이다. 다시 말해 탄수화물의 1일 필요량이 100g이기 때문에 식이로 도저히 섭취할 수 없는 경우엔 포도당이나 식염주사로 보급하는 것이다.

 예를 들면 급성화농성 질병이나 급성복부질환이나 회저 등이 나타났을 경우에는 수술 전 아토오지스의 유무를 반드시 검사한 다음에 미리 인슐린주사로 치료해둔다. 이밖에 탈저는 외상, 압박, 세균성혈관질병 등으로 발병되는데, 중증일 경우엔 사지를 절단해야하는 불행이 닥쳐온다. 오늘날에는 항생물질의 출현으로 조기치료가 가능하게 되었다.

 또한 피부의 화농성질병도 자주 발생되는데, 이것은 당뇨병환자가 평소 피부를 청결하게 관리하지 못한 것이 원인이다. 그렇기 때문에 항상 피부를 청결하게 해주는 것이 좋다. 이런 피부병이 당뇨병합병증으로 전환되었을 때는 가능한 한 빨리 전문의의 진단과 함께 치료를 받아야 된다.

 특히 당뇨병환자가 넘어져서 골절이 되었을 경우에도 전문의의 진단과 치료를 받으면서, 인슐린주사요법을 병행해야만 한다. 이때 적정량의 염화칼슘이나 비타민제 등의 주사를 병행한다면 골절치료에 좋은 효과를 기대할 수가 있다

⚜ 소아당뇨병은 무엇일까?

성인 단요병과는 달리 소아당뇨병은 증세의 경과가 매우 빠르게 진행되기 때문에 치료할 때 주의해야만 한다.

더구나 어린이들은 한창 성장기에 놓여있기 때문에 음식제한이 무척 어렵고, 사춘기 환자의 경우는 증세를 마음으로 증오하는 경우가 많기 때문에 가족들이 나서서 환자의 치료에 협조하는 것이야말로 매우 중요한 부분이다. 따라서 소아당뇨병의 치료에 도움이 되는 것을 나열해 보겠다. 물론 의사의 지시에 따라 치료하는 것을 기본으로 한다.

- 성장이나 운동에 방해되지 않도록 유의하며 식욕을 만족시킬 수 있는 양으로 식이 한다.
- 적당한 혈당치를 유지하기 위해서 적절한 양의 인슐린주사를 계속한다.
- 치료할 때 건강한 또래와 다름없이 생활을 할 수 있다는 것을 이해시킨다.
- 항상 합병증의 예방에 힘쓴다.

무엇보다 중요한 것은 인슐린에서 지속시간이나 작용상에 있어서 효능이 제각기 다르기 때문에 환자에게 알맞은 것을 선택해야 한다.

또한 소아당뇨병에서는 혼수를 비롯해 산혈증이 초래될 경우가 있다. 이것은 위험을 동반하는 증세이기 때문에 항상 주의가 필요하다. 만약 혼수가 일어났을 경우엔 그것이 인슐린 쇼크에 의한 것인지를 정확하게 파악한 다음, 치료에 임하는 것이 효과적이다. 혼수상태가 나타났을 경우엔 설탕물, 과일주스 등을 먹이면 호전된다. 다음은 소아당뇨병에 사용되는 인슐린의 표준 양을 소개한다.

- 1세 정도는 20단위.
- 1~5세까지는 30단위.
- 5~10세까지는 40단위

이처럼 혼수나 허탈상태에 빠져 있는 소아당뇨병환자들에게 나이에 알맞은 인슐린의 양을 정맥에 주사하면 된다.

예를 들면 2회분 주사에서 혈당이나 뇨당의 값을 참고로 하여 연령에 알맞게 10~25단위를 30분~1시간을 기준으로 정해서 실시하면 된다. 이렇게 치료하면 보편적으로 3~6시간 정도 지나면 회복이 된다.

물론 고혈당의 정도에 따라 다르겠지만, 최초 24시간에 대한 인슐린 양은 250~2,500단위가 필요할 경우도 많다. 다음날부터는 혈당이나 뇨당의 값에 따라서 인슐린의 유지량을 정하면 된다.

그러나 중요한 것은 인슐린 주사를 투여한 후 최초 2~3일간은 2~3시간을 주기로 채뇨하여 당뇨를 측정해야만 한다.

당뇨를 검사하는 방법은 여러 가지가 있는데, 그 중에서 베네딕트씨 법이 있다. 이 검사는 그때의 종말반응 색에 따라 대체적으로 인슐린의 양을 파악할 수가 있다. 다음은 색깔별 단위를 나열했다.

- 올리브색은 10단위
- 황색은 15단위
- 오렌지색은 20단위

 혈당치의 유지가 항상 150~200㎖ 정도로 되도록 배려하여 인슐린을 투여하면 된다. 탈수증을 조절하기 위해서는 알칼리제인 중조나 유산소다액을 투여한다. 다시 말해 혈장의 탄산소다액을 주고 혈장의 탄산가스 량의 재고를 비롯해 그 용량 1%를 상승시키는데, 중조수이면 프로 킬로 0.027g(보통 7%액 사용)를 유산소다 이면 우모르액을 프로킬로 18㎤의 비율로 만들어 피하나 정맥에 주사하면 된다. 보편적으로 링게르씨액이나 생식수 중에 넣어서 사용하면 된다. 이와 같은 수액량이 1일 수 ℓ 에 이르는 경우도 있다.
 혈당치가 정해지면 칼로리 원으로서 포도당액은 5~10%를 생식수에 섞어서 사용하면 효과적이다.
 따라서 포도당을 주사하기 시작하면

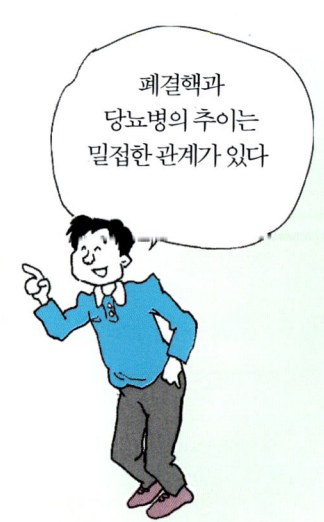

폐결핵과 당뇨병의 추이는 밀접한 관계가 있다

가능한 한 많은 횟수로 혈당치를 측정하여 인슐린의 양을 규제해야 한다. 이밖에 때에 따라서 하르트만씨액을 투여할 필요도 있다.

 이와 함께 비타민 B군도 산혈을 완화시켜 인슐린의 작용을 돕기 때문에 상당량을 주면 된다.

 이처럼 수혈이나 구역질이 끝남과 동시에 우선 과일, 주스, 탈지유 등으로 만든 아이스크림, 푸린, 푸딩 등을 2시간마다 소량으로 주면서 서서히 보통식으로 바꾸면 된다.

✤ 노인 당뇨병은 무엇일까?

 이 당뇨병은 40대부터 고령자까지 나타나는 질환이기 때문에 소아당뇨병에 비해 병세가 급격하게 악화되는 경우가 거의 없다. 이것을 보편적으로 경증당뇨병이라고 하지만 동맥경화나 고혈압이나 노화현상 등이 수반되기 때문에 조심해서 치료하지 않으면 낭패를 볼 수도 있다.

 이 질환을 앓고 있는 사람들은 대부분 노인과 비슷한 수준의 연령층이기 때문에 특수한 일상생활의 스케줄을 짜거나 식사습관 등을 참고로 하여 당뇨병을 다스리는 것이 첫 번째 조건이다.

 특히 노인성 당뇨병으로 나타나는 합병증을 예방하기 위해서는 신체가 비만이 되지 않도록 노력하면서 가능한 한 무기질이 풍부한 식물을 많이 섭취해야 건강을 유지할 수가 있는 것이다.

물론 각 개인마다 특성이 다르기 때문에 표준화된 식이요법을 철저하게 지켜나가면서 이와 함께 인슐린요법을 병행하면 효과적이다. 이에 노인성 당뇨병에 반드시 필요한 식이에 관해 유의할 점 몇 가지를 기술하겠다.

최근 들어 당뇨병에 대한 식이요법을 들여다보면 과거와는 다르게 당분의 제한이 엄격하지가 않다. 다시 말해 당뇨가 배출되는 그 자체를 중요하게 생각하지 않고, 단지 일상생활에 필요한 칼로리 섭취를 더 중요하게 반영하고 있다.

중장년층과는 달리 노인들의 경우 대부분 신체의 기초대사가 떨어져 있고, 이와 함께 육체적 활동력까지 쇠퇴하였기 때문에 칼로리의 필요량이 무관하다는 것으로 풀이 된다. 이런 상황임에도 불구하고 칼로리의 다량섭취와 지방의 과잉섭취를 비롯해 운동부족으로 인하여 신체가 비만하게 되는 경우가 많다.

따라서 노인성 당뇨병을 치료하기 위해서는 당뇨병치료를 목적으로 하는 표준체중을 지키기 위한 필요 칼로리 양이 정해져 있다. 즉 표준체중은 남녀의 성별, 연령, 신체에 따라서 다소 차이가 있겠지만, 일반적으로 신장(cm)에서 100을 뺀 체중(kg)의 수치를 말한다.

한마디로 노인성 당뇨병에 있어서의 필요한 총칼로리양은

1,500~2,000cal이면 충분하다는 논리다. 다시 말해 알기 쉽게 풀이하면 노인성당뇨병인 경우 쌀밥을 식사 때마다 1공기 정도로 1일 200g 전후면 가장 좋다는 것이다.

그렇지만 이처럼 식사를 엄격하게 제한할 필요가 없다. 다시 말해 실제로 표준량 이상의 칼로리를 취하지만 치료엔 큰 지장을 초래하지 않기 때문에 300g 전후의 칼로리를 섭취하는 것은 별로 지장이 없는 것이다.

또한 단백질을 평균체중으로 계산하면 50~80g 정도로 섭취하면 체중이 유지된다. 동물성 단백질의 섭취는 보통 우유를 먹으면 된다. 우유는 아미노산을 공급해주지만 트립신(소화효소)으로 분해되지 않기 때문에 칼슘이나 철과 결합하면 흡수가 잘 되는 것이다. 그렇기 때문에 궁합이 잘 맞는 보조식품들이 필요하다.

특히 노인들은 칼슘의 흡수가 원활하지 않기 때문에 뼈가 무르게 되는데, 이것을 예방하기 위해서는 우유가 최고 식품이다.

인체를 유지하기 위해서는 칼로리 원인 지방은 매우 중요한 영양소이다. 그렇지만 노인성당뇨병에서는 지방의 필요성이 적다. 하지만 지방은 당뇨병의 노인성 병변인 혈관경화나 고혈압의 발생을 촉진할 우려가 있기 때문에 40g이하로 제한하는 것이 좋다.

지방으로 칼로리를 풍부히 만드는 것은 비만을 초래하는 것이기 때문에 주의해서 섭취량을 조절해야 한다. 즉 비만은 인슐린작용을 약화시켜 당뇨병을 일으키는 원인이다.

더구나 유지질이 풍부한 식품의 섭취는 혈관경화증을 일으킬 가능성이 높다. 그렇기 때문에 달걀을 많이 섭취하지 말아야 한다.

따라서 노인성 당뇨병에는 비타민류를 충분하게 섭취해주는 것이 매우 바람직하며, 비타민 B1은 당뇨병의 피로를 회복시켜주는데 효과적이다. 이와 함께 비타민 B2도 효과가 있으며 비타민 C 역시 글리코겐의 생성분해에 작용한다는 설도 있다.

이와 같은 식이요법을 이행했음에도 불구하고 노인성당뇨병의 차도가 없다면 곧바로 인슐린주사 투여하여 당대사를 조절해야 한다.

인슐린주사를 투여방법은 3종류가 있는데, 먼저 식후의 뇨당의 양을 측정하고, 다음은 식사 전 결정 인슐린을 5~10단위를 주사한다. 이와 함께 하루도 빠짐없이 결정 인슐린의 요구량을 측정하고 그것이 정해지면 요구량의 2/3를 매일 PZI주사로 바꾼다.

이와 함께 PZI를 보충하기 위해서 결정 인슐린을 더해주거나 증세에 따라 전부를 PZI주사로 바꾸는 경우도 있다.

이처럼 인슐린 치료법이 지속적으로 유지되면 요당과 과혈당의 검사를 수시로 해야 한다. 이런 검사결과를 보면 당이 점차적으로 안정되어 과혈당도 떨어지고 뇨당 역시 서서히 제거된다는 사실을 알 수 있다만약 노인성 당뇨병으로 인한 합병증이 나타났을 경우, 예를 들면 동맥경화나 관부전일 경우엔 1회로 대량의 인슐린주사를 실행한다는 것은 대단히 위험하기 때문에 경계해야만 한다. 이럴 경우 40단위 이하의 인슐린주사가 가장 효과적이다. 만약 이것을 무시하고 대량으로 주사하면 협심증이 나타날 수 있으며, 특히 야간에는 저혈당증이 나타나 심한 고통에 휩싸일 가능성도 많다.

이런 위험성을 줄이기 위해서 PZI주사 대신 중간성의 인슐린인 NPH주사나 글로빈인슐린(GI) 등을 사용하면 된다.

특히 노인성 당뇨병은 소아당뇨병보다 병의 치료에 필요한 인슐린의 양이 적어도 관계가 없지만, 예외로 노인들의 췌외성 당뇨병이나 감염성이 있는 간장병 등이 합병증으로 나타났을 때는 인슐린의 감성이 둔해진다. 이에 따라 인슐린의 주사가 기대하는 만큼의 효과를 나타내지 못하는 경우가 있다.

이럴 경우는 인슐린주사보다 내복약으로 치료방법을 바꾸어 시도해보는 것이 효과가 있다. 즉 인슐린에 저항성이 나타난 당뇨병성 합병증에 내복약으로 효과를 본 경우도 많다. 배복약의 종류는 메조키산, BZ55, D860 등이다

⚜ 임신 때의 당뇨병 치료방법은?

 당뇨병을 앓고 있는 여성들의 임신율은 정상인들보다 매우 낮으며, 임신을 했더라도 유산이 되는 경우가 흔하다.

 임신을 피하는 경우는 당뇨병자로서 임신한 경험이 있거나, 당뇨병이 임신한 후에 나타난 경험이 있거나, 인공중절이나 불임수술은 하지 않은 당뇨병 환자이거나, 이밖에 다음과 같을 경우에 가능한 한 임신을 삼가야 한다.

- 양친 모두가 당뇨병에 대한 유전을 가지고 있다.
- 반복성 임신중독증과 임신 중 태아가 사망한 경험이 있다.
- 만성 고혈압, 망막염, 만성신염 등의 합병증이 있다.

 정상인의 임신부라도 유당뇨같은 일시성 당뇨병이 나타날 때가 있는데, 출산 후에는 자동적으로 소멸되기 때문에 근심하지 않아도 된다. 만약 임신 중에 당뇨병이 나타났을 때 치료방법은 다음과 같다.

- 혈당 및 뇨당을 세밀하게 검사한다.
- 에스트로겐, 프로제스테론등의 요법을 받는다.
- 식이는 규정된 것을 섭취한다.
- 인슐린주사는 전문의의 지시에 따라야 한다.

 일반적인 치료에 있어서는 효과가 느리고 약하면서 지속성이 좋은 프로타민아연 인슐린이나, 신속하고 강한 용해성의 NPI 외에 메조키산, BZ55, IBTD, D 등의 내복약을 사용하면 된다.

- 임신중독증, 양수 과다증 등을 예방하기 위해서는 소금의 섭취량을 줄이는 대신 각종 비타민의 보급과 불가결 아미노산 및 광질 등을 섭취하면 좋다.
- 비타민 B1의 대량요법도 효과적이다.

당뇨병환자가 분만할 경우의 치료방법은 다음과 같다.
- 최후 수 주간은 태아가 사망하기 쉽기 때문에 조심해야 한다.
- 태아의 사망을 방지하기 위해 분만을 너무 빨리하면 조산으로 인해 태아가 위험하다.
- 양수과다증, 거대아, 임신중독증 등이 있을 때는 임신 27주에서 36주에 조산시키는 것이 좋다.

당뇨병환자의 분만방법은 제왕절개가 있는데, 거대아일지라도 성숙되어 있지 않을 경우에는 자궁 외의 생활을 충분하게 영위할 수 없기 때문에 성숙도를 정확하게 판정하기 위해서는 경험이 많은 산부인과전문의를 찾아가야 한다.

이러한 태아의 성숙도를 판단할 수 있는 방법은 X선 촬영이 있다. 이밖에 소변 중 프레구난디올의 양이 낮아졌는가의 여부를 측정하는 방법도 있지만, 임산부를 검사하면 대부분 낮아져있는 경우가 많기 때문에 판단이 어렵다. 이밖에 마취는 태아에게 큰 영향을 끼친다. 다음은 신생아에 대한 처치를 나열했다.

- 거대아는 피부지방이 두껍고, 간장과 비장이 커져 조혈기능을 항진시킨다.
- 이것으로 황달이 나타날 가능성이 있고, 호흡곤란과 치아노제 때문에 사망하는 경우도 많다.
- 거대아인 경우 3/4이 생후 48시간 이내에 사망한다.
- 생후 직후 10%의 포도당 5cc를 2시간마다 요근에 주사한다.
- 수혈이 필요할 경우도 있다.
- 제왕절개로 태어난 신생아의 사망률이 많다.
- 수유는 입원 중 단기간이 좋고, 퇴원 후는 인공영양으로 대체한다.
- 중등증이나 중증 당뇨병환자인 산보는 수유를 삼가 한다.
- 수유를 중단한 산모는 탄수화물 섭취량을 줄이고, 지속적으로 적절한 인슐린주사로 당뇨병을 치료한다.

⚜ 당뇨병으로 혼수에 빠졌을 때

무엇보다 당뇨병에서 가장 위험한 것은 혼수에 빠지는 증세이다. 과거 인슐린이 발견되기 이전까지 당뇨병환자가 혼수에 빠지면 누구나 할 것 없이 십중팔구 목숨을 잃는 것으로 생각했다. 그러나 인슐린이 발견된 후부터 지금까지 혼수가 나타나더라도 대처할 수 있기 때문에 목숨을 잃는 경우가 극히 드물다.

그렇다고 해도 당뇨병으로 나타나는 혼수는 위험하기 때문에 먼저 예방차원에서 상태가 일어나지 않도록 하는 것이 좋다. 둘째, 혼수를 스스로 일찍 느끼는 것이고 셋째, 전문의에게 치료를 받는 것이다.

당뇨병성 혼수가 일어나는 원인과 증세에 대해 앞에서 언급했기 때문에 생략하고자 한다. 그 대신 당뇨병성 혼수가 나타난 환자의 공통 부분이 혈행 기관의 장해 때문에 이것이 쇠약해져서 의식장해를 초래하고 있는 것이다.

즉 인슐린주사 때문에 혈당이 내려가 저혈당 상태에 이르면서 혼수에 빠지는 경우를 제외한 당뇨병 혼수의 원인은 다음과 같다.

- 체내에서 분해되는 탄수화물량이 적기 때문이다.
- 이것을 대신해 지방의 분해가 높아지기 때문이다.
- 그 분해물의 이용이 불충분하기 때문이다.
- 이에 케톤체가 발생하기 때문이다.

이와 같은 혼수를 예방하기 위해서는 체내에서 활용되는 탄수화물량을 높여주는 것이 최고다. 다시 말해 케톤체의 발생을 예방하는 것이다.

그렇지만 탄수화물량을 높이기 위해서 이것을 식이로 섭취해도 당뇨로 전환되어 배출되어 버리면 아무 소용이 없다. 그래서 인슐린주사로 탄수화물대사를 정상으로 끌어올리는 방법이 사용된다.

 인슐린주사의 효과는 혼수가 시작되는 초기증세로 힘이 빠지면서 피로감이 나타나거나, 식욕부진이 나타나거나, 오심 등일 나타났을 때 확실하게 발휘된다. 이때 인슐린주사는 뇨의 케톤체검사를 실시한 후에 시행해야 한다.

 이런 증세에 적절한 인슐린의 사용량은 처음 30단위로 주사한 다음 1~2시간을 기준으로 소변에서 당과 아세톤체를 검사한다. 그것이 남아 있는 동안은 1~2시간 지난 뒤 10~20단위의 주사를 계속한다. 만약 혼수로 소변이 나오지 않을 경우는 카테테르를 넣어서 취하면 해결된다. 검사에서 당이 소실된 다음부터는 수 시간을 지준으로 주사하면 된다.

 또한 인슐린주사로 저혈당이 나타났을 때 포도당주사를 놓는데, 혼수가 사라지고 의식이 회복되면, 과즙이나 설탕물이나 미음을 먹인다. 이때 음료는 충분히 섭취해주는 것이 좋다.

 만약 당뇨병환자에게 심장쇠약이 나타나면 강심제 주사가 해결해준다. 혼수에서 회복된 환자는 다음날부터 탄수화물의 제한을 두지 말아야 하는데, 이때 인슐린주사로 탄수화물의 흡수가 잘 되도록 도와준다. 이것이 점차적으로 안정이 된 다음에는 보통의 당뇨병식이로 전환하면 된다

Part 6

당뇨병을 고치는 동의보감 한방 처방

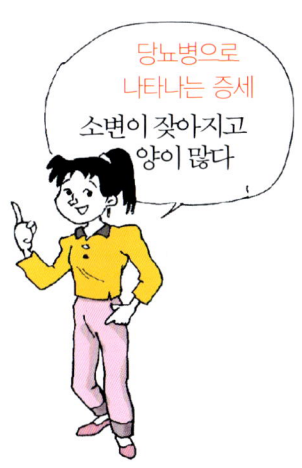

한방의 당뇨치료제
대시호탕

비교적 가벼운 당뇨병인데 명치로부터 늑골아래에 걸쳐 압통과 저항(흉협고만)이 있고, 변비와 기미인 사람에게 사용합니다. 변비가 없는 경우에는 대황을 빼고 사용하면 됩니다.

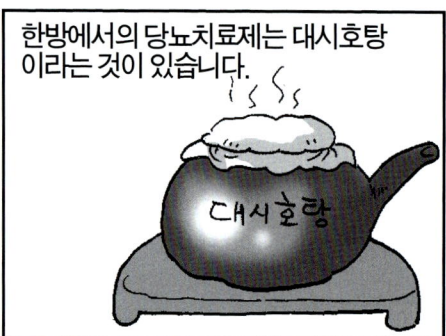

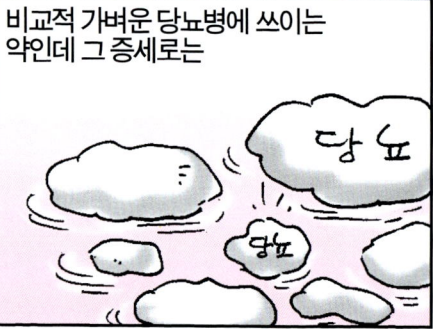

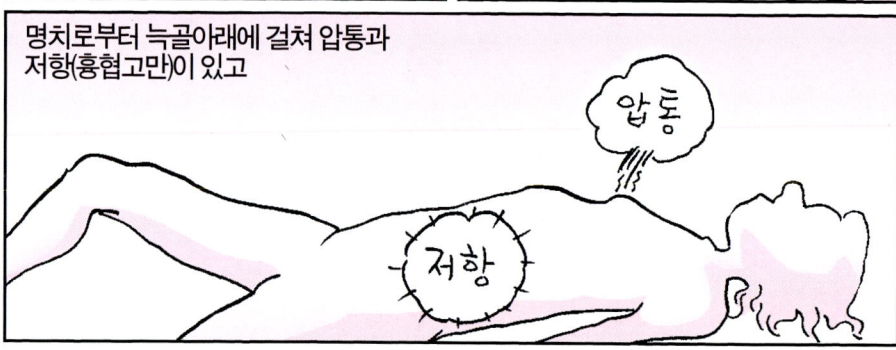

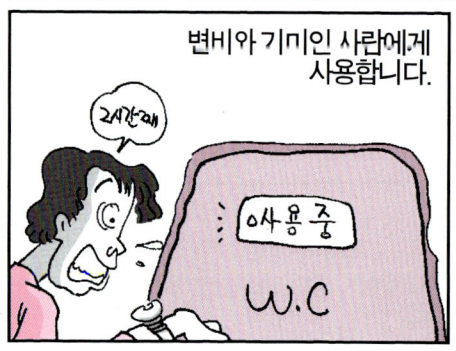

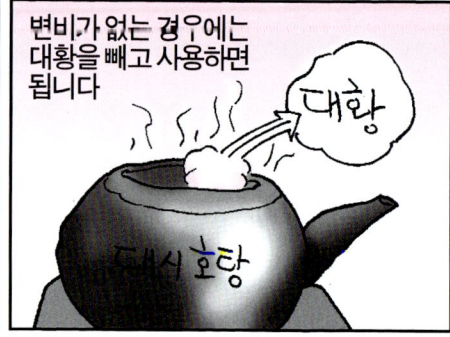

가벼운 당뇨인 열과 목이 마른 사람에게 좋은
백호 인삼탕

안색도 좋고 체력도 있는 사람이 가벼운 당뇨병으로 열이 있으면서 목이 몹시 마르거나, 특별히 물을 많이 마시거나 땀을 많이 흘리며, 소변이 잘 나오는 사람에게 사용합니다.

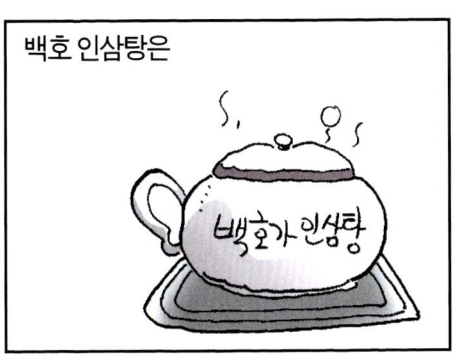

백호 인삼탕은

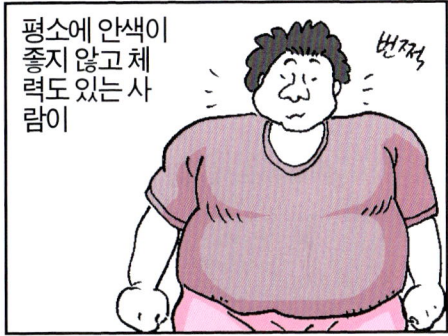

평소에 안색이 좋지 않고 체력도 있는 사람이

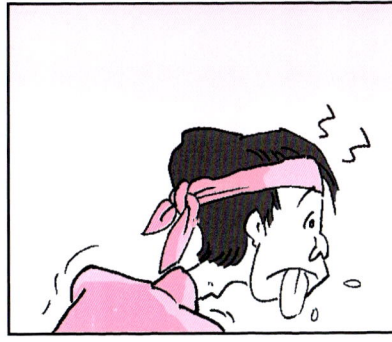

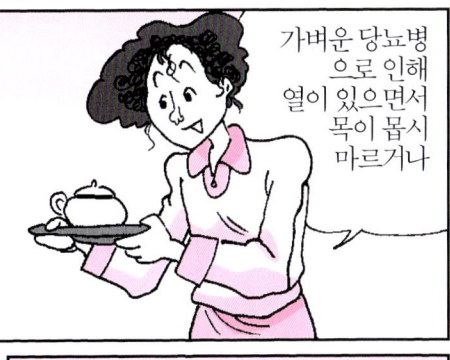

가벼운 당뇨병으로 인해 열이 있으면서 목이 몹시 마르거나

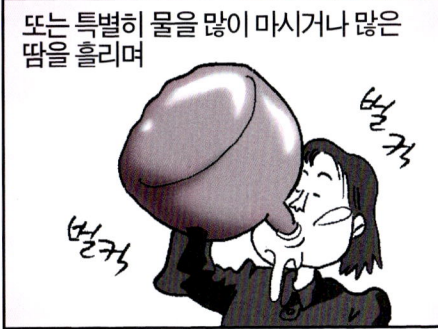

또는 특별히 물을 많이 마시거나 많은 땀을 흘리며

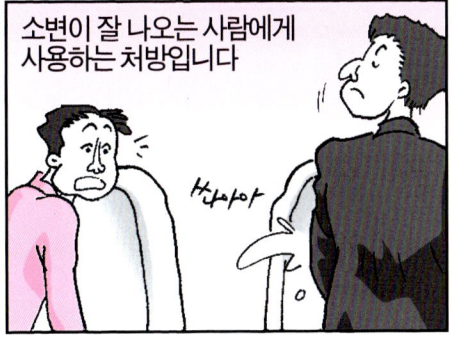

소변이 잘 나오는 사람에게 사용하는 처방입니다

당뇨병의 대표적인 치료약인
팔미환

당뇨병의 대표적인 치료약인데, 피로와 권태감이 심하거나, 특히 야간에 소변을 많이 보면서 목이 마르고 손발이 차거나, 하복부에 무력감이 있지만 위장이 튼튼하여 설사가 없는 사람에게 사용합니다. 소변이 잘 나오지 않고 변지 경향인 사람에게 사용해도 좋습니다.

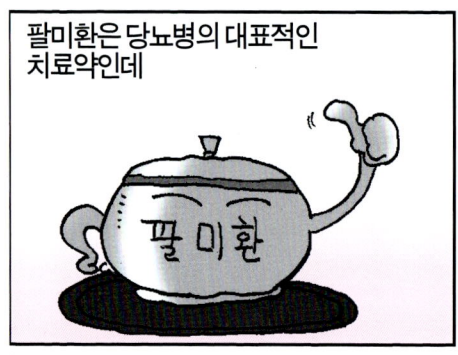

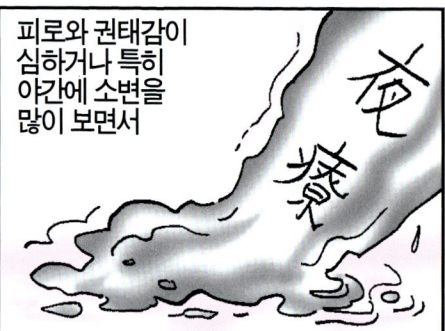

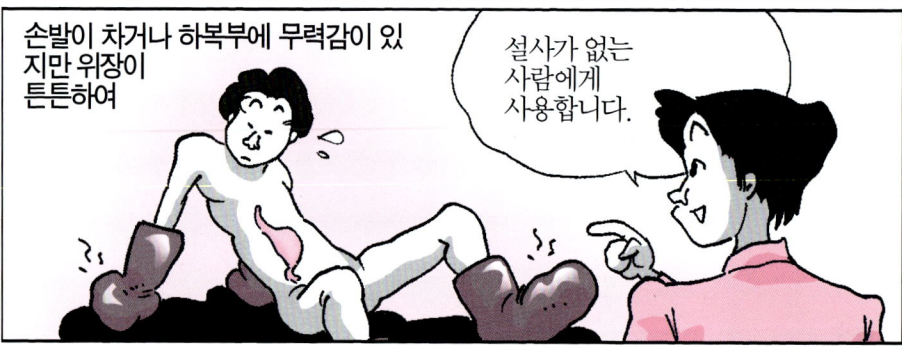

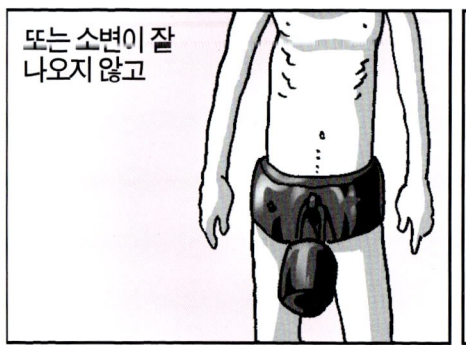

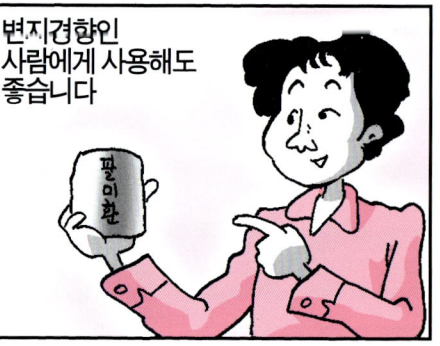

> 배가 많이 나온 사람이
> 당뇨병에 걸렸을 때 사용하는
> # 방풍통성산
>
> 배가 많이 나온 사람으로서 어깨가 결리거나, 변비가 있거나, 맥과 복력이 강한 사람에게 사용합니다.

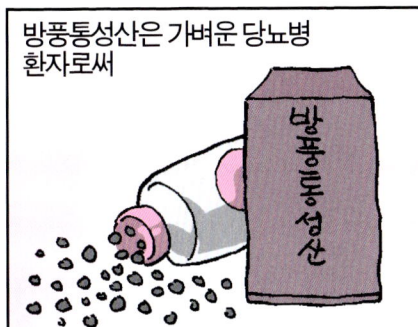

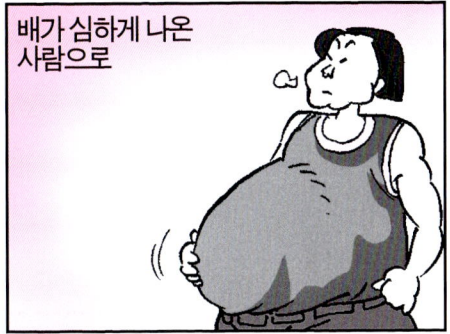

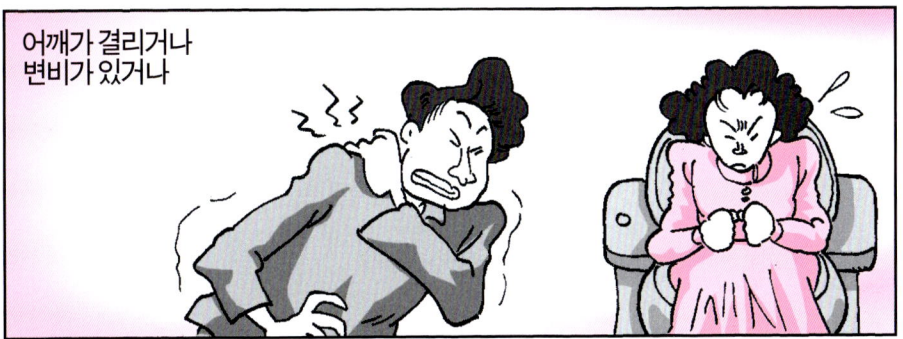

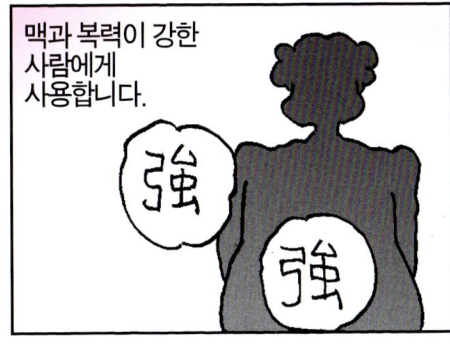

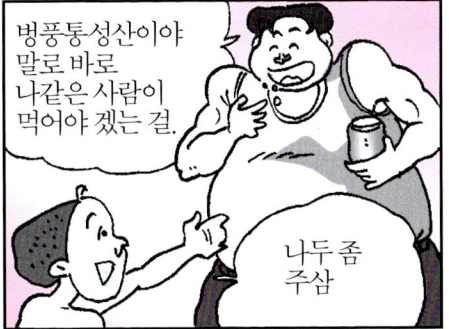

당뇨가 진행될 때에 좋은
사군자탕

당뇨병이 진행되어 몸이 쇠약하고 자주 피로하며, 안색이 나쁘면서 식욕이 없거나, 하지가 붓는 사람에게 사용합니다.

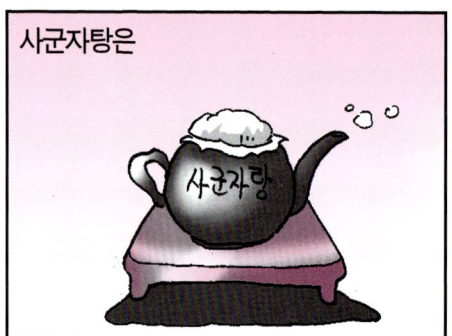

사군자탕은

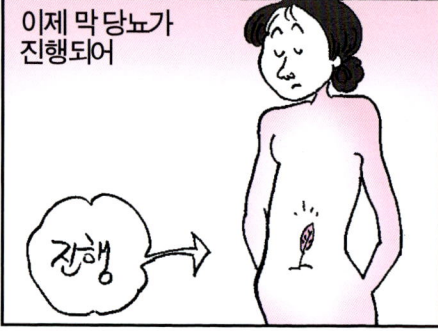

이제 막 당뇨가 진행되어

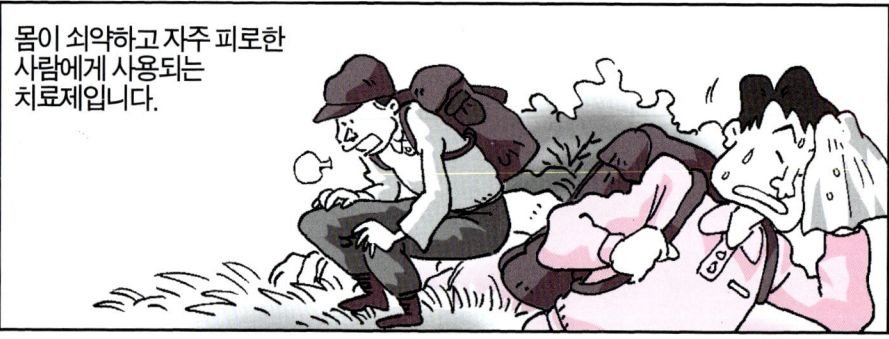

몸이 쇠약하고 자주 피로한 사람에게 사용되는 치료제입니다.

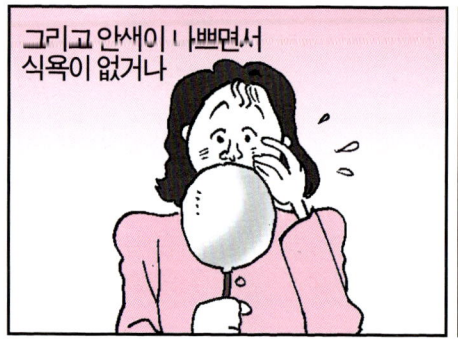

그리고 안색이 나쁘면서 식욕이 없거나

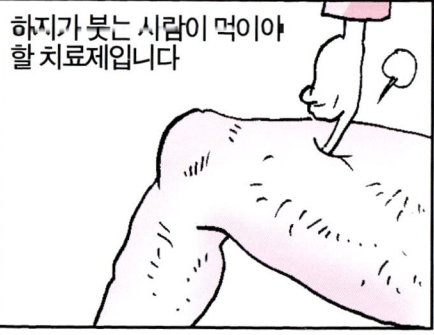

하지가 붓는 사람이 먹어야 할 치료제입니다

당뇨의 상태에 따라 치료하는
시호계지건강탕

안색이 나쁘고 체력이 약하거나, 목이 마르고 목 위로 땀을 많이 흘리거나, 구역질이 나고 오줌이 잘 나가지 않거나, 입안이 씁쓸하거나, 숨이 가쁜증상이 있는 사람에게 사용합니다.

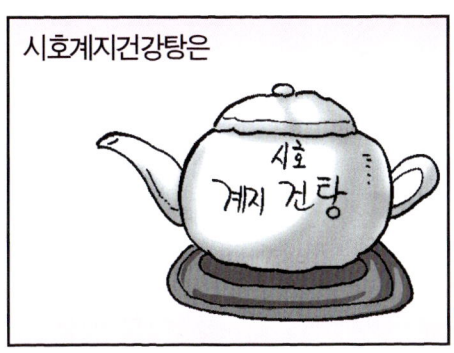
시호계지건강탕은

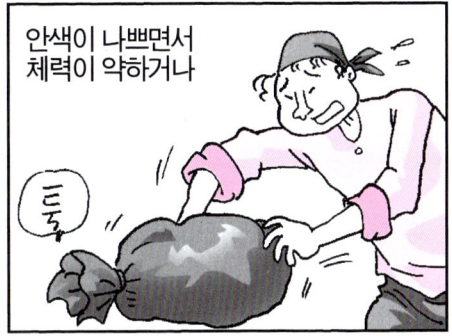
안색이 나쁘면서 체력이 약하거나

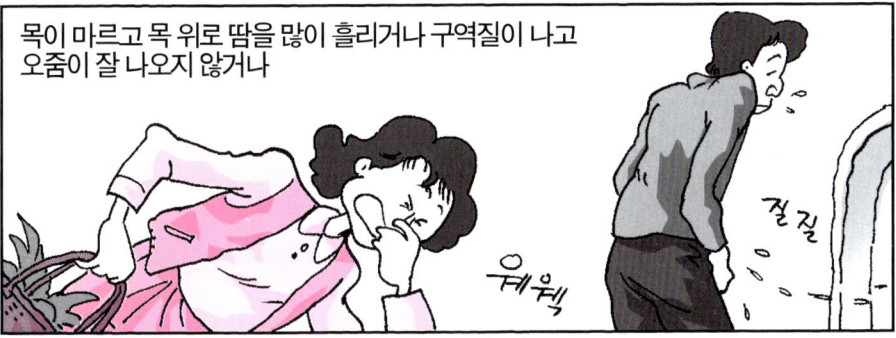
목이 마르고 목 위로 땀을 많이 흘리거나 구역질이 나고 오줌이 잘 나오지 않거나

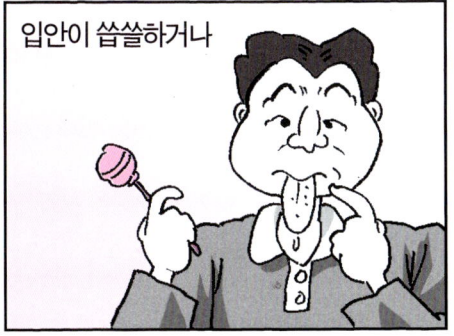
입안이 씁쓸하거나

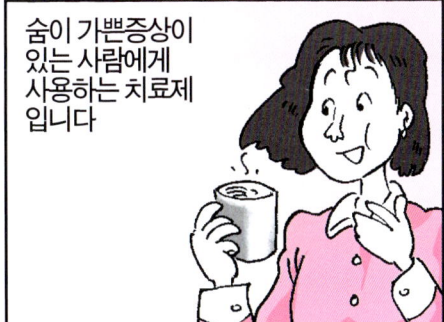
숨이 가쁜증상이 있는 사람에게 사용하는 치료제 입니다

가벼운 당뇨에 좋은
오령산

목이 말라서 물을 많이 마시지만 물을 마시면 잘 토하고, 또 소변양이 적으며 설사를 하고, 자주 땀을 흘리는 사람에게 사용합니다.

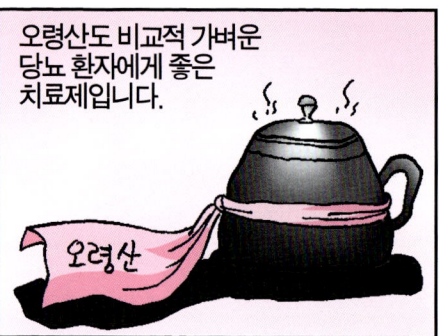

오령산도 비교적 가벼운 당뇨 환자에게 좋은 치료제입니다.

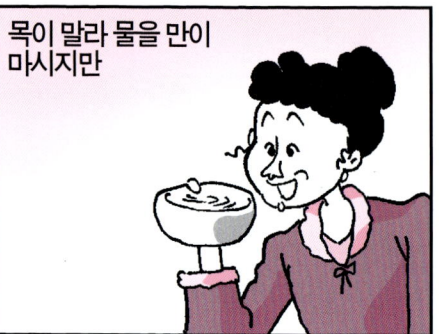

목이 말라 물을 많이 마시지만

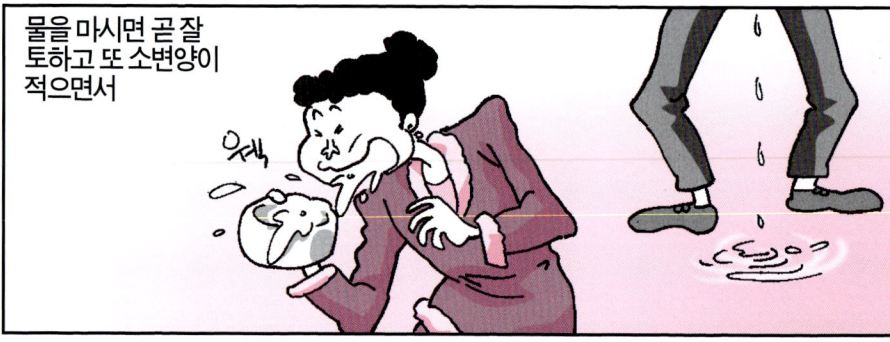

물을 마시면 곧 잘 토하고 또 소변양이 적으면서

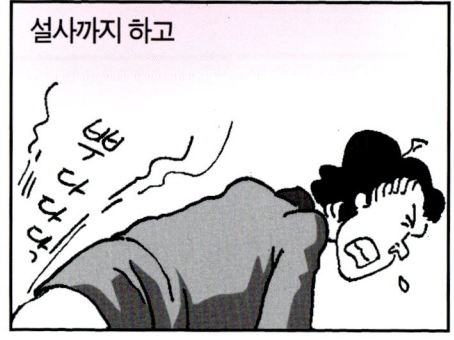

설사까지 하고

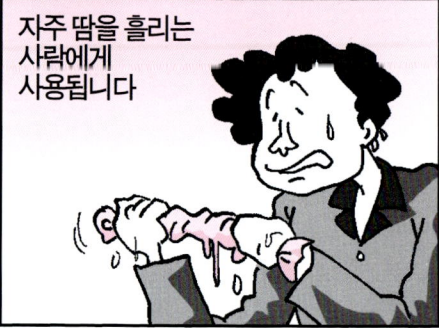

자주 땀을 흘리는 사람에게 사용됩니다

Part 7
당뇨병을 고치는 동의보감 민간요법

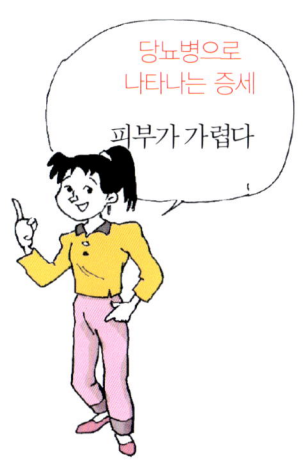

당뇨의 혈당을 낮추는데 좋은
마늘

적당한 물에 마늘 250g을 넣어 물이 완전히 증발되도록 1시간 정도 끓입니다. 마늘이 흐물흐물해지면 계란노른자 1개를 넣고 함께 으깹니다. 그런 다음에 녹말가루로 동그랗게 환을 만들어 복용하면 됩니다.

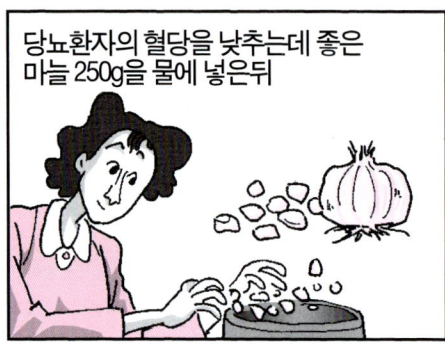

당뇨환자의 혈당을 낮추는데 좋은 마늘 250g을 물에 넣은뒤

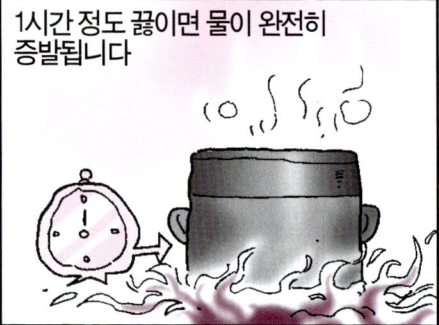

1시간 정도 끓이면 물이 완전히 증발됩니다

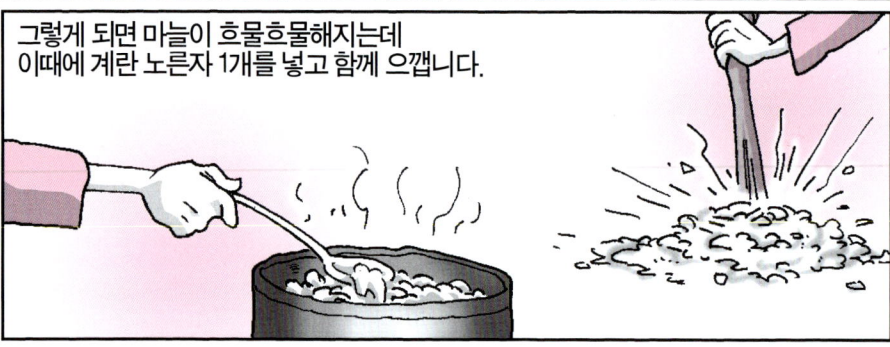

그렇게 되면 마늘이 흐물흐물해지는데 이때에 계란 노른자 1개를 넣고 함께 으깹니다.

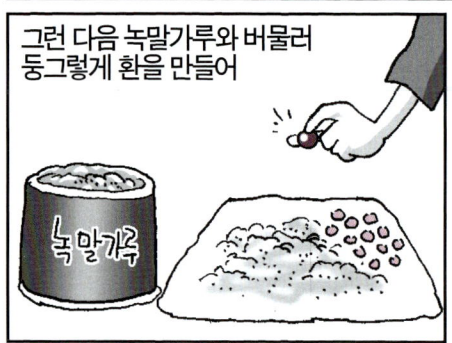

그런 다음 녹말가루와 버물러 둥그렇게 환을 만들어

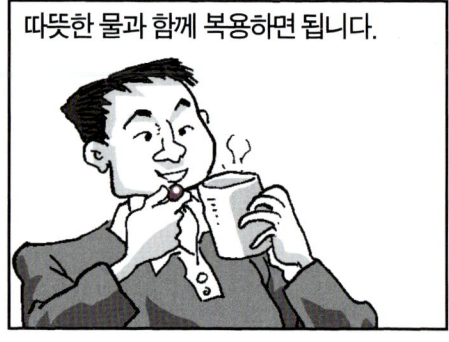

따뜻한 물과 함께 복용하면 됩니다.

대산(마늘)

1년생 혹은 2년생 본초인 마늘의 비늘줄기

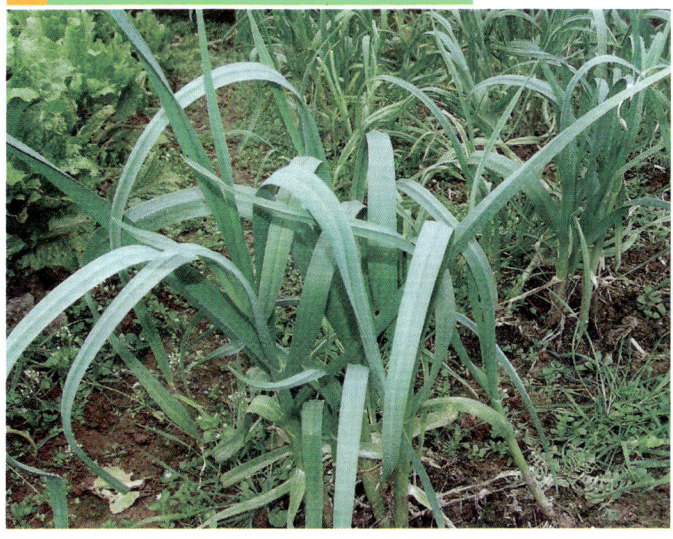
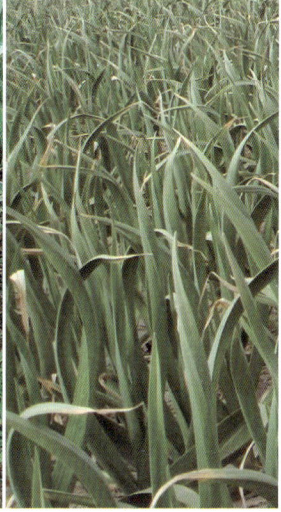

● **식물의 형태** 마늘의 비늘줄기는 둥글고 연한 갈색의 껍질 같은 잎으로 싸여있고, 안쪽에 5~6개의 작은 비늘 줄기가 들어있다.

● **주요 함유 성분과 물질** 주성분은 nicotinic acid, ascorbic acid, alliin, allicin, allithiamin, 0.2%의 정유가 있다.

● **약리 효과와 효능** 소화기능 촉진, 항균, 살기생충 효능, 뱀이나 벌레에 물린 상처, 이질, 학질, 백일해 등에도 효능이 있다.

● **채집가공과 사용법** 봄, 여름에 채취하여 햇볕에 말리거나 생용 또는 볶아서 사용한다.

● **효과적인 복용방법** 내복시에는 6~12g을 달여서 복용한다.

1. 적당한 물에 마늘 250g을 넣어 물이 완전히 증발되도록 1시간 정도 끓인 다음 마늘이 흐물흐물해지면 계란노른자 1개를 넣고 함께 으깨어 녹말가루로 동그랗게 환을 만들어 복용하면 된다.

● **주의사항**
몸에 진액이 부족하고 열이 많은 사람과 눈병, 입과 치아, 인후의 질병이나 유행병을 앓고 난 후에 써서는 안 된다.

마늘에는 에너지대사를 촉진하는 마늘비타민B1과 주성분인 마늘 알리신이 상호 결합, 알리치아민으로 전환되어 비타민B1보다 강력한 당질대사를 촉진한다. 또한 마늘 알리신은 체내의 비타민B6와 결합, 췌장의 세포를 활성화시킨다

과루인(하눌타리)

하눌타리의 성숙한 과실의 종자

보건복지부 한약처방 100가지 약초

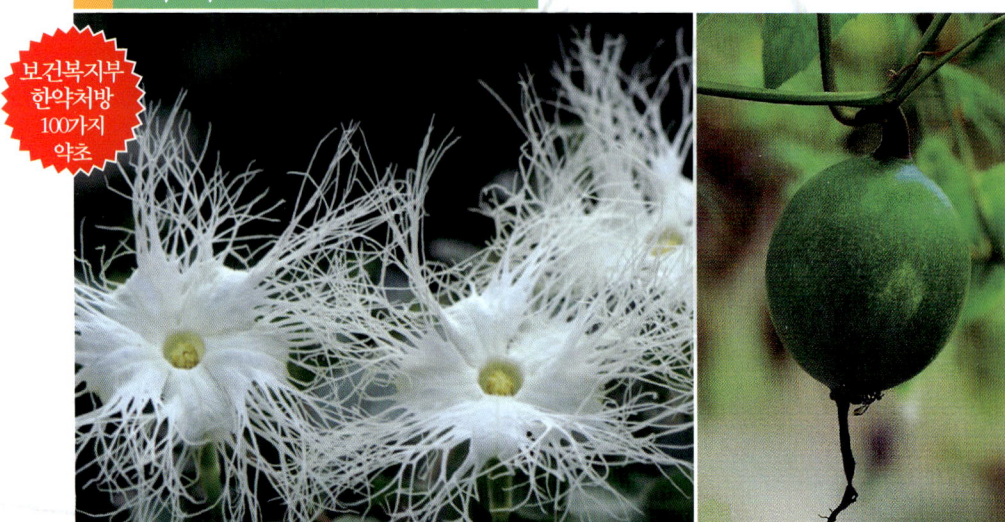

- ●**식물의 형태** 잎은 어긋나고 손바닥처럼 5~7개로 갈라지며 꽃은 암수 딴 그루로서 7~8월에 핀다.
- ●**주요 함유 성분과 물질**

씨(과루인)에는 기름 25%(불포화지방산 67%, 포화지방산 30%), 잎에 Luteolin, 열매 껍질에 붉은 색소는 Caroten과 Lycopene이 있다.

- ●**약리 효과와 효능**

거담, 진해, 변통 작용, 가슴이 답답하고 결리는데, 소갈, 황달, 변비 등에 사용한다.

- ●**채집가공과 사용법** 가을에 열매가 누렇게 익을 때 따서 말려서 사용한다. 뿌리는 괴근으로 비대한데 이를 괄루근 또는 천화분이라 하며 약재로 사용한다. 종자는 괄루인이라 한다. 당뇨병 치료제로 효능이 뛰어나서 갈증이 심하고 혈당이 높으며 수척한 증상에 긴요하게 쓰인다. 그리고 해소와 변비를 풀어주기도 한다. 종자도 역시 당뇨병에 쓰이고 변비를 치료한다.
- ●**효과적인 복용방법** 하루 12~30g을 탕약으로 먹거나 즙을 내어 복용한다.

하눌타리 뿌리는 초겨울에, 칡뿌리는 초여름에 채취하여 햇볕에 말려서 곱게 가루를 만들어 반반씩 잘 섞어서 한번에 2g씩 하루에 3번 따뜻한 물에 타서 식전에 복용하면 된다.

- ●**복용실례**

황금, 지실, 우담남성과 배합하여 끈끈한 가래와 함께 기침이 나는 것을 다스린다.

- ●**주의사항** 소화기가 약하고 대변이 묽으며 묽은 가래에는 사용하지 말아야 한다

소갈증으로 물이 몹시 당길 때 좋은 하눌타리 뿌리

하눌타리뿌리는 초겨울에, 칡뿌리는 초여름에 채취하여 햇볕에 말려서 곱게 가루를 만들어 반반씩 잘 섞어서 한번에 2g씩 하루에 3번 따뜻한 물에 타서 식전에 복용하면 됩니다.

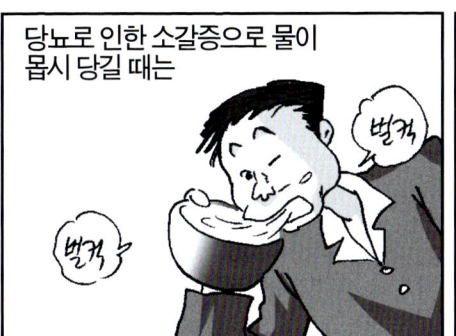

당뇨로 인한 소갈증으로 물이 몹시 당길 때는

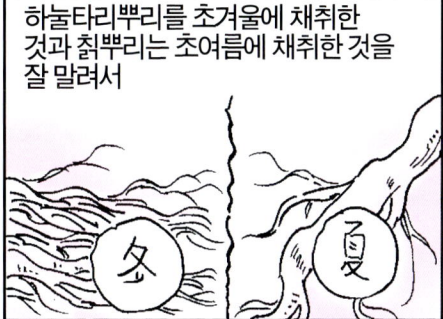

하눌타리뿌리를 초겨울에 채취한 것과 칡뿌리는 초여름에 채취한 것을 잘 말려서

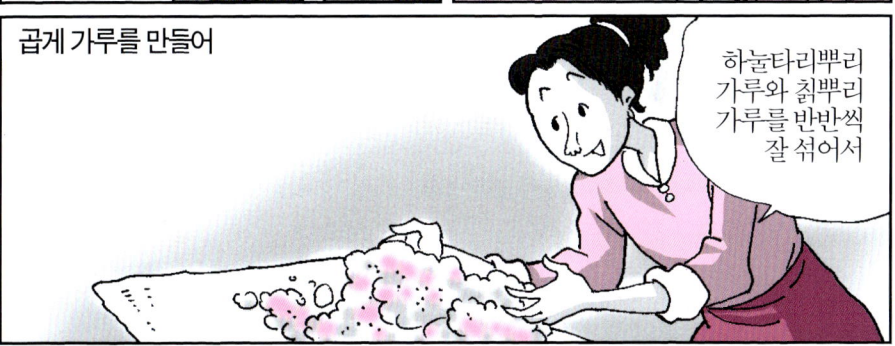

곱게 가루를 만들어

하눌타리뿌리 가루와 칡뿌리 가루를 반반씩 잘 섞어서

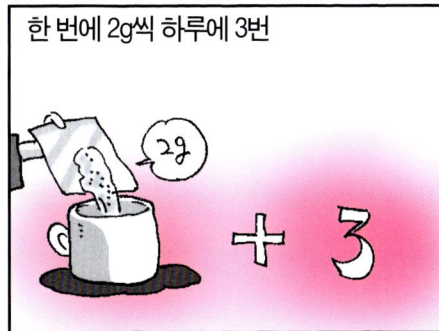

한 번에 2g씩 하루에 3번

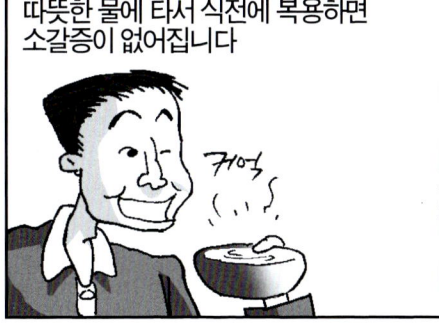

따뜻한 물에 타서 식전에 복용하면 소갈증이 없어집니다

독활(땃두릅)

오갈피나무과에 속한 다년생초본인 땃두릅의 뿌리

보건복지부 한약처방 100가지 약

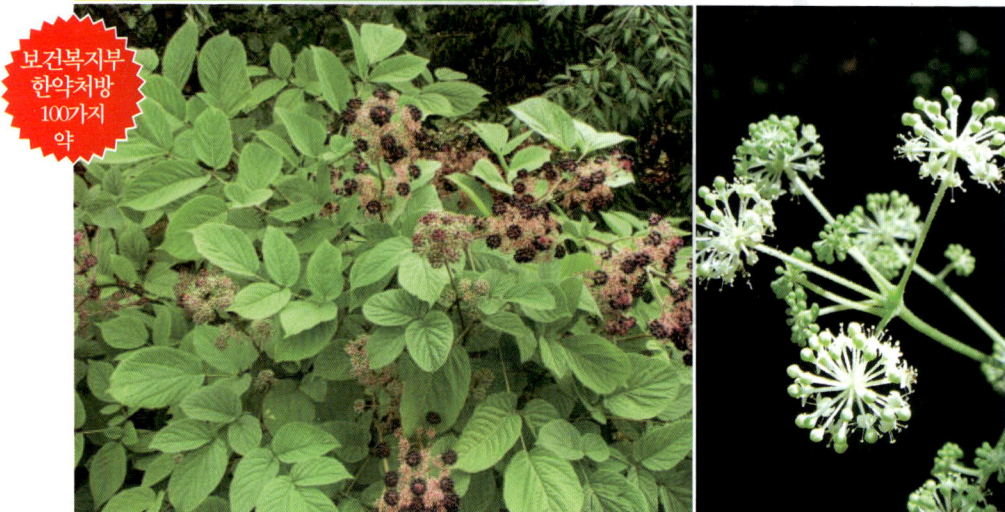

● **식물의 형태** 산기슭의 양지쪽이나 골짜기에서 자라는데, 높이가 3~4m이고 줄기는 갈라지지 않으며 억센 가시가 많다.

● **주요 함유 성분과 물질** 뿌리에는 1-Kaur-16-en-19-oic acid가 함유되어 있다.

● **약리 효과와 효능**
 인체하부의 저리고 아픈데 효과적임, 류머티즘, 관절통 등 각종 신경통, 통증과 경련 진정, 진통작용 등이 있음, 감기, 두통, 치통, 해열, 강장, 거담, 위암, 당뇨병 등 사용한다.

● **채집가공과 사용법** 봄과 가을에 채취하여 잡질을 제거하고 절편한 후 그늘에서 말려 사용한다. 두릅나무 뿌리는 가을에 캐낸 것이 가장 효력이 높다.

● **효과적인 복용방법** 3~9g을 끓여 복용한다. 물 4홉에다가 말려서 잘게 썬 두릅나무뿌리 2~3돈을 4홉의 물을 넣어서 2.5홉이 될 때까지 천천히 달인다. 이것을 하루의 양으로 정해서 쉬지 않고 복용하면 차츰 오줌 속의 당분이 적어진다.

● **복용실례** 강활, 방풍, 백지, 천궁 등과 배합하여 오한이 들면서 열나고 두통이 있고 몸이 아프면서 무거운 증상을 다스린다.

● **주의사항** 기나 혈이 부족한 이의 각기증에는 조심해서 써야 한다.

두릅의 사포닌 성분은 혈당을 떨어뜨리는 효능이 있어 당뇨병 환자에게 좋으며, 변비나 신경통, 간장 질환 등이 있는 사람에게도 좋다. 이 외에도 신경안정 효과와 머리를 맑고 혈액순환을 잘되게 하는 효과가 있다.

오줌 속의 당을 완화하는데 좋은
두릅나무 뿌리

두릅의 사포닌 성분은 혈당을 떨어뜨리는 효능이 있어 당뇨병 환자에게 좋으며, 변비나 신경통, 간장 질환 등이 있는 사람에게도 좋다. 이 외에도 신경안정 효과와 머리를 맑고 혈액순환을 잘되게 하는 효과가 있다.

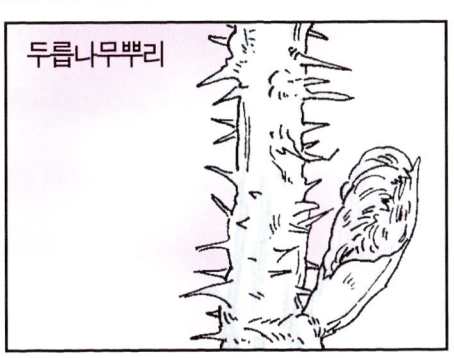

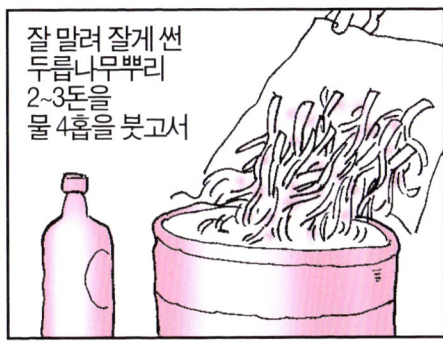

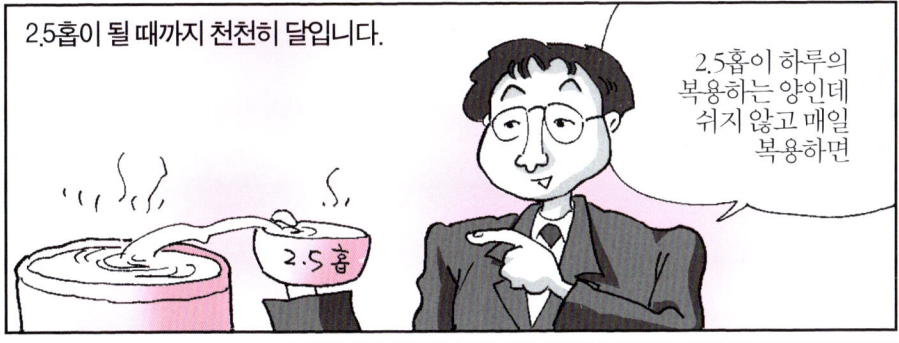

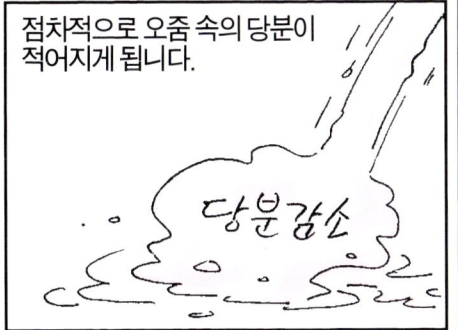

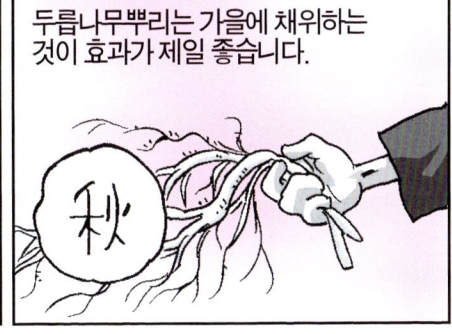

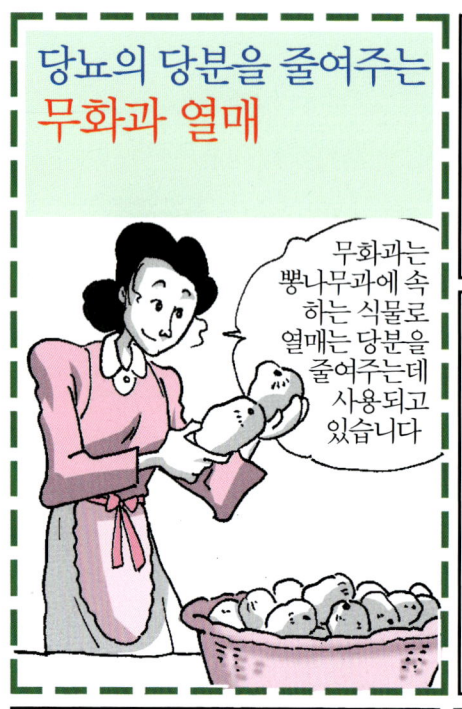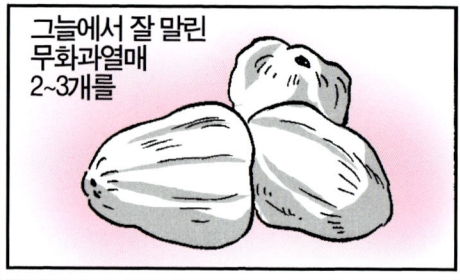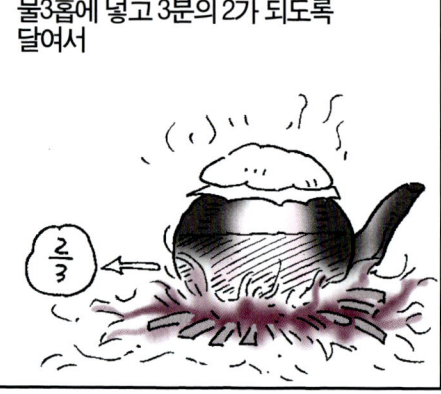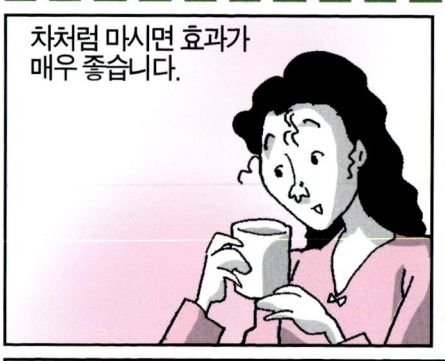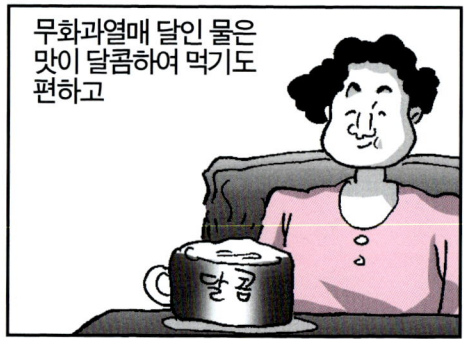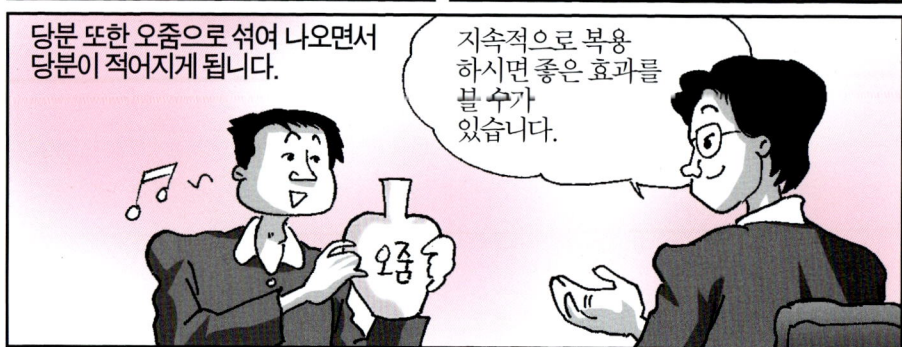

무화과

뽕나무과 무화과나무의 열매

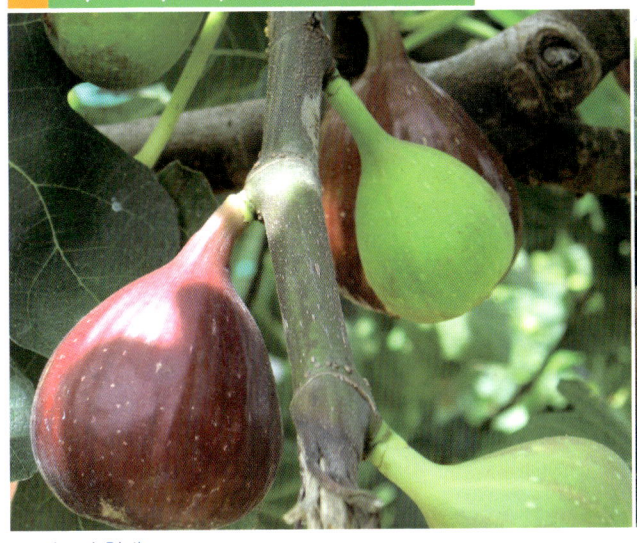
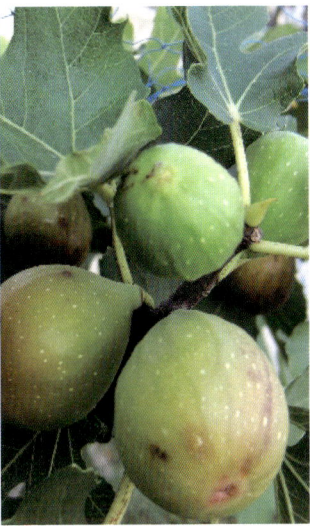

● 식물의 형태

무화과는 여름철에 고온, 강우량이 적은 기후에 적합, 무화과는 꽃의 종류, 수분의 필요 유무에 따라 원예적으로 카프리계, 스미르나계, 보통계, 산페드로계의 4종이 있다.

● 주요 함유 성분과 물질

무화과에 Ficin(단백질분해효소)와 Lipase, Amylase, Paraoxydase, Oxydase 등 및 그 외 Stigmasterol, Bergaten, Psoralen, Teraxasterol, βSistosterol, Ficusogenin, Rutin, Octacosan-Amylin, Lupeol 등이 함유되어 있다.

● 약리 효과와 효능

건위작용이 있어 설사나 변비 등의 병증, 인후종통, 치질과 피부의 버짐에 응용한다.

● 채집가공과 사용법 가을에 성숙한 과실을 채취하여 햇볕에 말려서 사용한다.

● 효과적인 복용방법

물 3홉에다가 그늘에 말린 무화과열매 2~3개를 넣어 2/3량으로 달여서 차 대신에 복용하면 된다. 끓인 물은 달콤하여 먹기에도 편하고 당분 또한 차츰 오줌으로 섞여 나오면서 당분이 적어진다.

뽕나무과 식물 무화과의 건조된 꽃턱으로, 위를 건강하게 해주고 부은 것을 가라앉히고 해독하는 효능을 가진 약재이다.

주목나무

주목과 주목나무의 가지와 잎

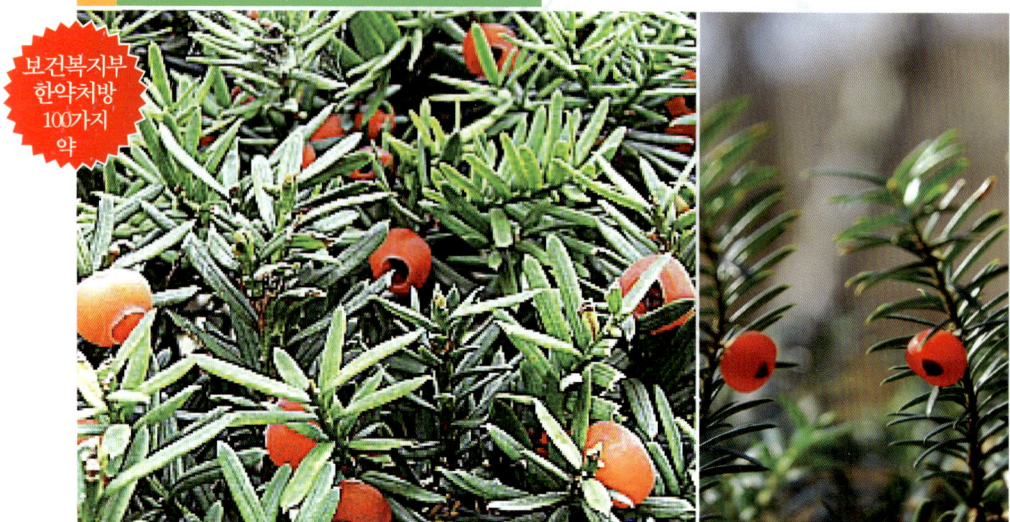

보건복지부 한약처방 100가지 약

● **식물의 형태** 크기는 20m, 줄기가 붉다. 꽃은 4~5월에 피고, 열매는 난원형 핵과로 적색이며 달고, 자갈색 종자가 있다.

● **주요 함유 성분과 물질** 잎에는 Diterpene류 화합물을 함유되어 있다. 즉 택시닌(Taxine), 택시닌 A, H 및 L, 등과 Ponasterone A, Ecdysterone, Sciadopitysin가 있다. 잔가지 함유 Taxine은 항백혈병 작용과 항종양작용이 있는 택솔(Taxol)을 함유한다.

● **약리 효과와 효능**

이뇨, 혈압강하 작용이 있고, 신장병으로 얼굴이 부은데, 특히 당뇨병자 혈당, 난소암, 자궁암, 월경통에 좋고, 함유된 Taxol 성분은 자궁암, 유방암 등에 항암제로 사용되고 있다.

● **채집가공과 사용법** 일본, 중국, 둥베이, 우수리, 러시아 동부에 분포하며 봄부터 가을사이에 채취하여 말려 약재로 사용한다.

● **효과적인 복용방법**

물 3홉에 벗긴 주목껍질 3돈을 3홉의 물을 넣는다.

물이 반이 되게 달여서 차대신 하루에 3~4번 나누어 복용하면 된다. 이때 식사는 채식위주(녹말이 많은 것은 피한다)로 하면서 과식을 피하고, 설탕을 멀리 하고, 소금도 줄여야 한다. 주목껍질을 먹기 시작한지 20일경이면 안색이 좋아지고 40일이 지나면 완쾌된다. 이처럼 나무껍질도 좋지만 가지와 잎은 더더욱 좋다. 잎은 10g을 하루 분으로 정해 달여서 복용하면 된다.

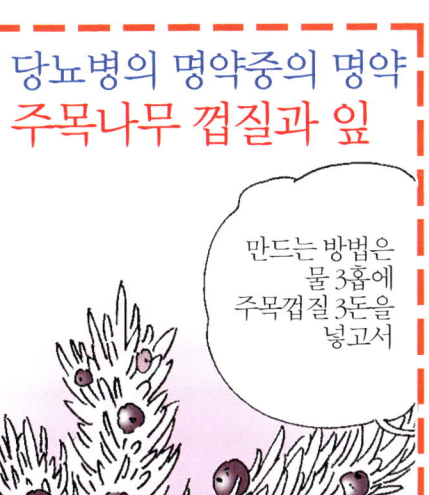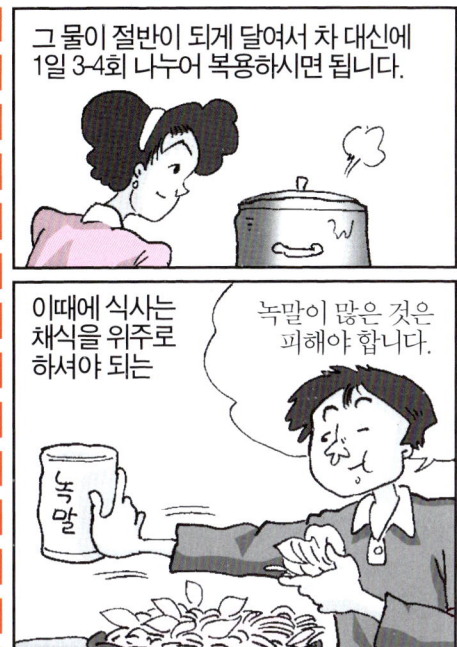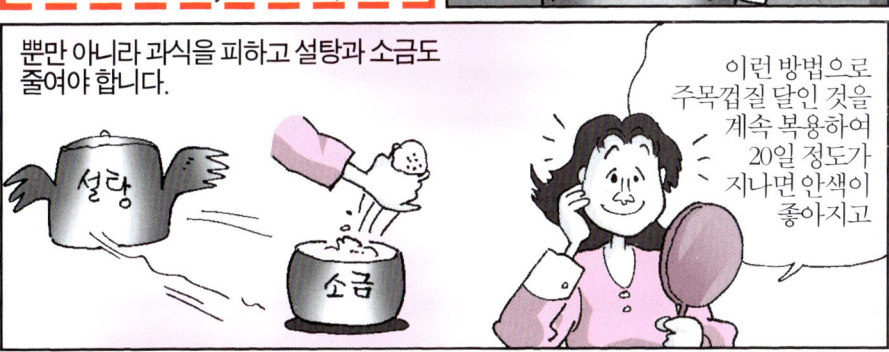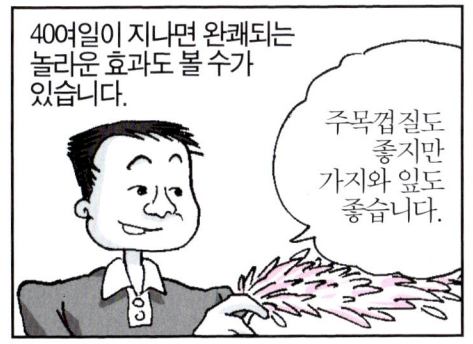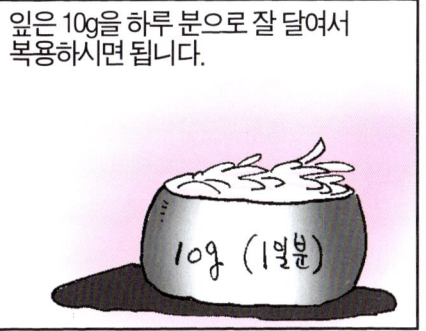

당뇨병으로 허약해진 몸에 좋은
생마와 산마

제조방법은 생마를 푹 쪄서 식사 전에 100g씩 장기복용하면 당뇨병으로 약해진 몸을 튼튼히 하며, 남성인 경우 성생활도 가능케 합니다. 생마는 시장에서 살 수도 있다. 또 산약(마) 12g, 연자육 8g, 메주콩 20g, 현미 20g을 물에 넣어 큰 대접 1대접으로 죽을 끓여 식후 1시간 후 하루 2번 복용하기도 합니다.

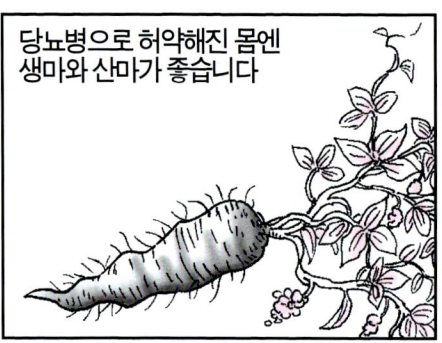

당뇨병으로 허약해진 몸엔 생마와 산마가 좋습니다

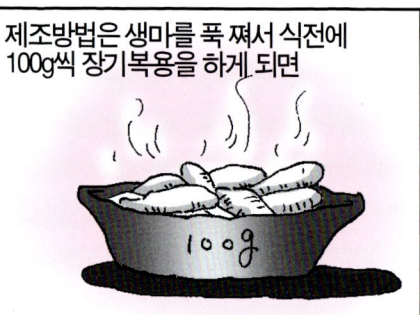

제조방법은 생마를 푹 쪄서 식전에 100g씩 장기복용을 하게 되면

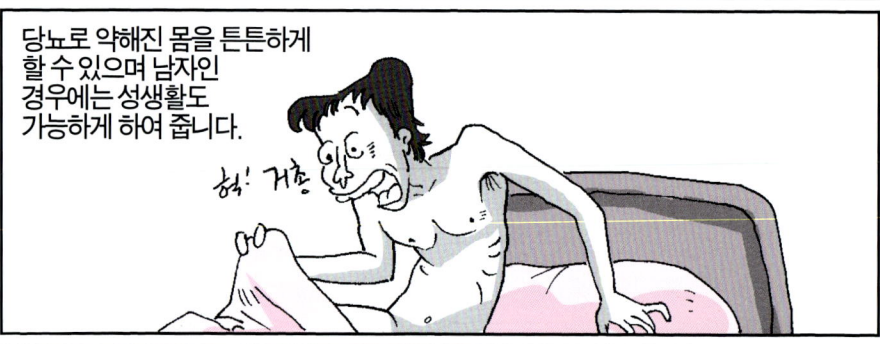

당뇨로 약해진 몸을 튼튼하게 할 수 있으며 남자인 경우에는 성생활도 가능하게 하여 줍니다.

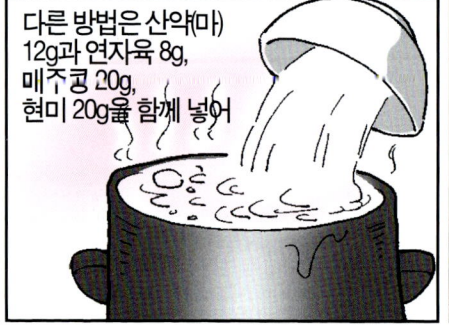

다른 방법은 산약(마) 12g과 연자육 8g, 메주콩 20g, 현미 20g을 함께 넣어

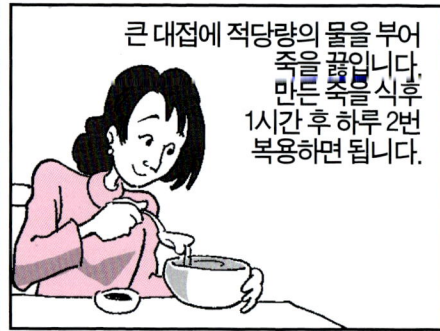

큰 대접에 적당량의 물을 부어 죽을 끓입니다. 만든 죽을 식후 1시간 후 하루 2번 복용하면 됩니다.

산마(산약)

다년생 덩굴성 초본 마의 뿌리

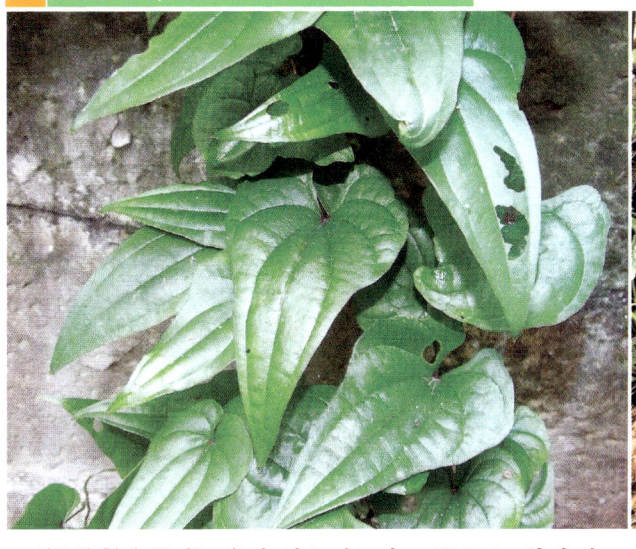
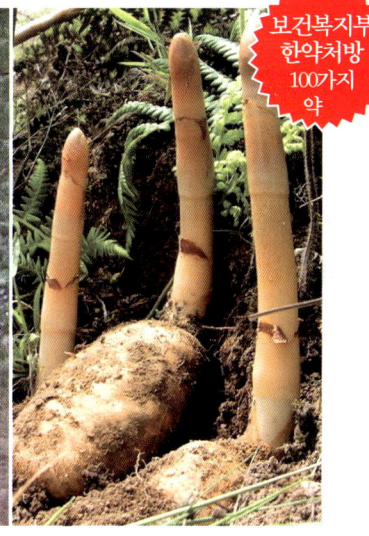

보건복지부
한약처방
100가지
약

● 식물의 형태 뿌리는 육질, 잎은 마주나고, 꽃은 6~7월에 피고, 열매는 삭과로 3개의 둥근 날개와 종자가 있다. 맛과의 여러해살이 덩굴풀로 높이가 1m정도이다.

● 주요 함유 성분과 물질 saponin, 점액, cholin, 전분, glycoprotein, amino acid가 함유되어 있고, 또한 vitamin C, abscisin II 등이 함유되어 있다.

● 약리 효과와 효능 면역력 강화, 혈중 콜레스테롤 감소, 천식, 가래를 삭이고, 소갈증, 신체허약과 빈혈, 사지마비동통 등에 사용한다.

녹말성분이 포도당으로 전환하여 인슐린 분비를 하는 과정을 돕고 촉진시키기 때문에 당뇨병 환자에게 효과가 탁월하고 동맥경화를 예방해주고, 혈관 내의 콜레스테롤 수치를 낮춰주는 마 효능이 있다.

● 채집가공과 사용법 11~12월에 뿌리를 채취하여 꼭지부분과 잡질을 제거하고 물에 잘 씻은 다음 겉껍질을 벗겨 햇볕에 말려서 이용한다.

● 효과적인 복용방법 하루에 8~24g을 복용한다.

만드는 방법은 생마를 푹 쪄서 식사 전에 100g씩 장기복용하면 당뇨병으로 약해진 몸을 튼튼히 하며, 남성인 경우 성생활도 가능하게 한다. 산약(마) 12g, 연자육 8g, 메주콩 20g, 현미 20g을 물에 넣어 큰 대접 1대접으로 죽을 끓여 식후 1시간 후 하루 2번 복용하기도 한다.

● 주의사항 평소에 몸에 습기가 많아 속이 더부룩한 사람이나 체한 사람은 복용을 피해야 한다.

아욱

생약명: 동규자

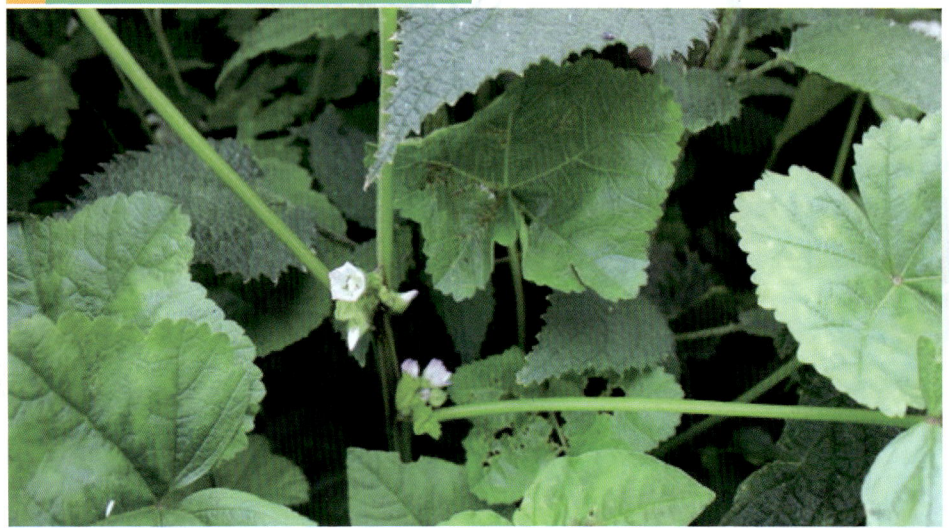

● 식물의 형태

일년생 관목 모양의 초본 식물이고 높이는 1~2m이다. 줄기에 가볍고 부드러운 털이 있다. 잎은 대생엽이다. 개화기는 7~8월이다.

● 약리 효과와 효능

열을 없애주고 습을 다스린다. 해독과 열리게 하는 작용을 한다. 주로 이질, 중이염 이명이농, 고환염, 화농성 편도체염, 종기, 종독을 치료한다.

● 약초의 성질

맛은 쓰고 약성은 평하다. 대장경, 소장경, 간경, 폐경, 위경, 방광경에 속한다.

● 채집가공과 사용법

씨앗

채취시기 여름에 채취하여 신선하게 사용하거나 햇볕에 말리다.

● 효과적인 복용방법

말린 약제 5~15g에 물 700ml를 넣고 약한 불에서 반으로 줄 때까지 달여 하루 2~3회로 나누어 마신다

당뇨로 인해 이뇨작용이 안되는 증상에 좋은
아욱 뿌리

갈증이 심하여 물을 많이 마시지만 오줌은 안나오는 증세에 아욱의 뿌리가 좋습니다. 아욱을 물에 넣어 푹 삶은 후 그 국물을 마시면 효과를 볼 수가 있습니다.

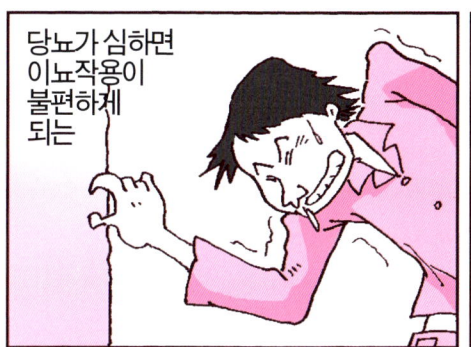
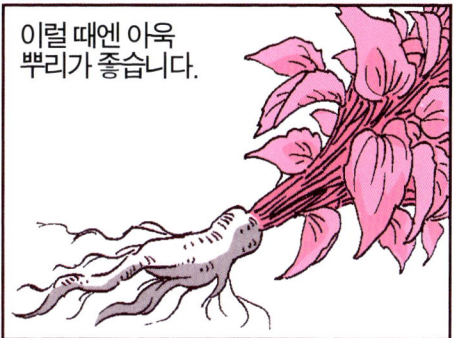
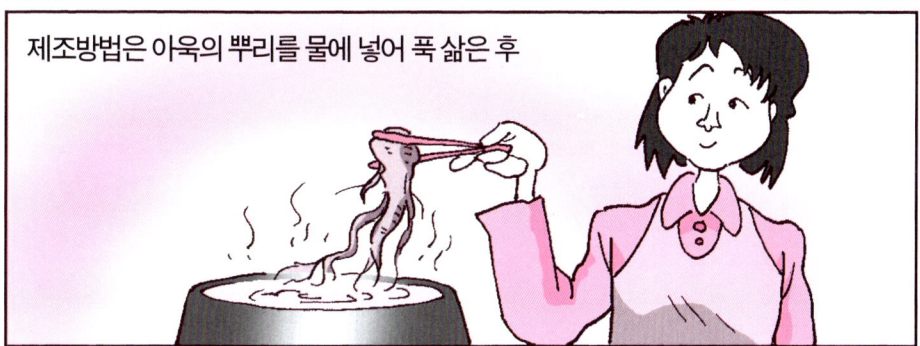
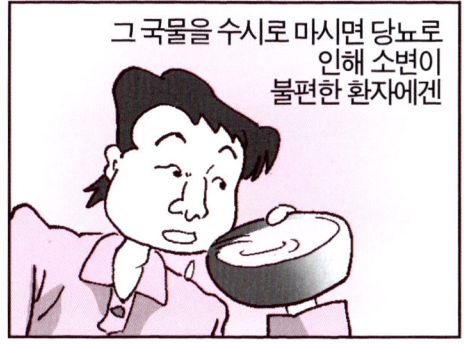
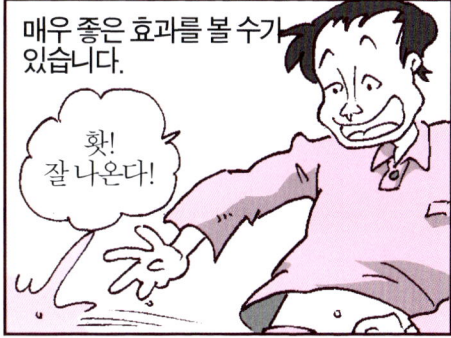

당뇨로 인해 오줌이 잦은 사람의 갈증에 좋은
동아

동아는 이뇨를 촉진해서 부종을 치유하는 작용과 열을 내리는 작용을 합니다. 제조방법은 물에다가 동아 말린 것과 맥문동을 각각 30~60g과 황련 9g을 넣어 달여서 복용하면 됩니다. 특히 오줌이 잦은 사람과 갈증을 느끼는 사람에게 효과가 있습니다.

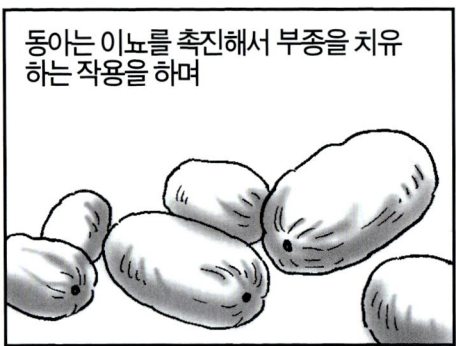

동아는 이뇨를 촉진해서 부종을 치유하는 작용을 하며

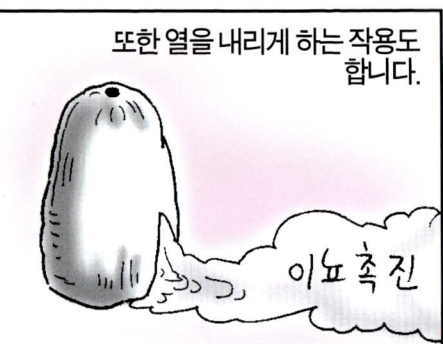

또한 열을 내리게 하는 작용도 합니다.

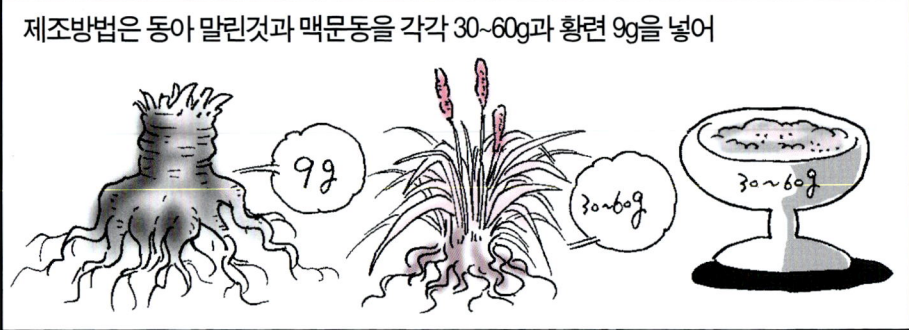

제조방법은 동아 말린것과 맥문동을 각각 30~60g과 황련 9g을 넣어

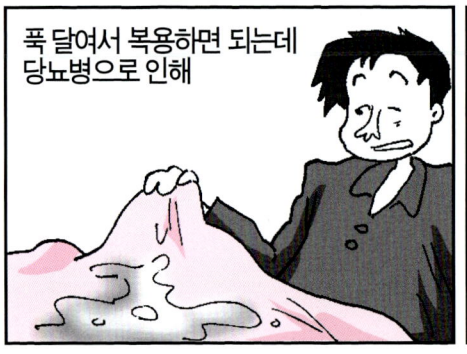

푹 달여서 복용하면 되는데 당뇨병으로 인해

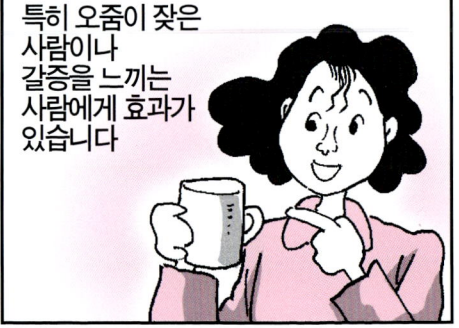

특히 오줌이 잦은 사람이나 갈증을 느끼는 사람에게 효과가 있습니다

동아

동아의 씨앗

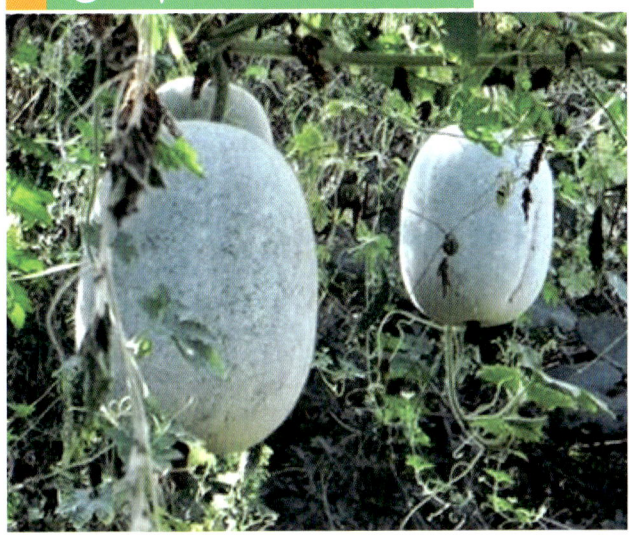
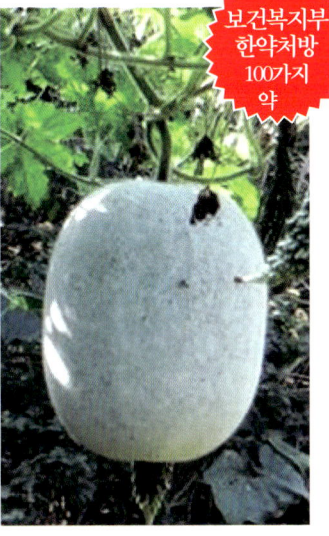

● 식물의 형태

동과피와 같음

● 약리 효과와 효능

폐열을 내려주어 가래를 제거한다. 용종을 없애고 농을 배출한다. 습을 다스린다. 주로 기침, 폐옹, 장옹종, 대하, 각기, 수종, 임증 등을 치료한다.

● 약초의 성질

맛은 달고 약간 차가운 성질이 있다. 폐경과 대장경에 속한다.

● 채집가공과 사용법

씨앗

동과를 따서 씨앗을 채취한다. 깨끗이 씻어 햇볕에 말린다.

● 효과적인 복용방법

말린 약제 10~15g에 물 800ml를 넣고 약한 불에서 반으로 줄 때까지 달여 하루 2~3회로 나누어 마신다.

고련나무

멀구슬나무의 뿌리 또는 줄기껍질을 말린 것

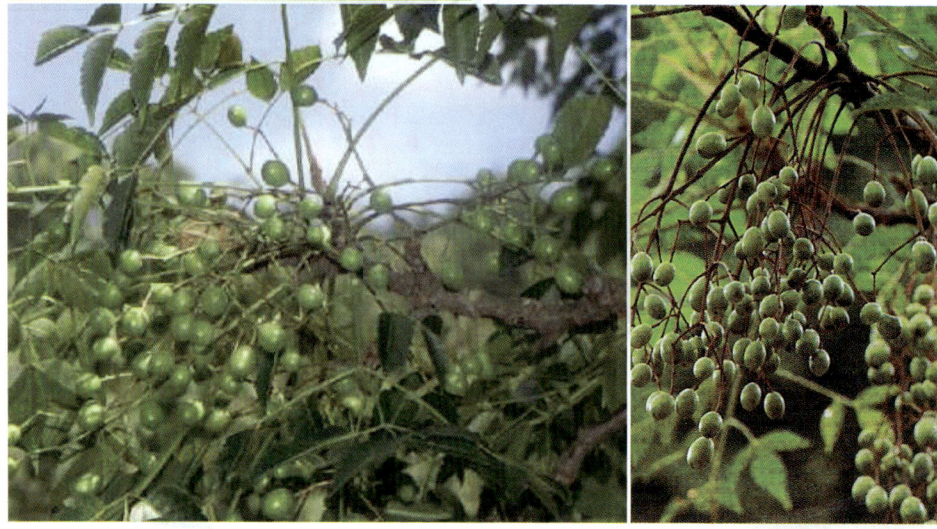

● **식물의 형태** 구부러진 반통형 또는 통형으로 길이 20-50cm, 두께 3-5mm정도 되며 표면은 회갈색이고 세로로 찢어진 무늬와 가로로 된 피목이 있다.

● **주요 함유 성분과 물질** tritepense성분이 들어 있으며 근피에는 쓴맛을 내는 mersosin, toosendanin, nimbolin 등을 함유하고 있다.

● **약리 효과와 효능** 맛은 쓰고 성질은 차며 독이 있으며 간 비장 위 대장에 작용하여 회충, 요충, 십이지장충 등을 죽이는 작용을 한다. 장에 쌓인 독을 설사시켜 없애므로 요독증이나 옴 창양 등에 사용한다.

● **채집가공과 사용법** 늦은 봄부터 이른 여름 사이에 뿌리를 캐서 물에 씻은 다음 껍질을 벗기거나 줄기껍질을 벗겨 햇볕에 말려 사용한다.

● **효과적인 복용방법** 하루 6~10g을 달임약, 알약, 가루약 형태로 복용하거나 외용약으로 쓸 때는 달인 물로 씻거나 가루내어 기초약제에 개어 바른다. 만드는 방법은 고련나무뿌리의 백피를 한줌 잘게 썰어서 불에 굽는다. 그 다음 사향 약간과 함께 물에 넣어 끓여서 그 물을 공복에 마시면 효과를 볼 수 있다.

● **주의사항** 고련피를 구충약으로 쓸 때는 설사약을 따로 쓰지 않고, 축적이 되므로 쓰는 양에 주의해야 하며 신체가 허약하고 본디 소화기가 약한 사람은 피해야 한다. 현호색 등과 배합하여 흉통, 협통을 다스린다

중증 당뇨환자에게 좋은
고련나무 뿌리

제조방법은 고련(苦楝)나무뿌리의 백피(白皮)를 한줌 잘게 썰어서 불에 굽는다. 그 다음 사향 약간과 함께 물에 넣어 끓여서 그 물을 공복에 마시면 효과를 볼 수 있습니다.

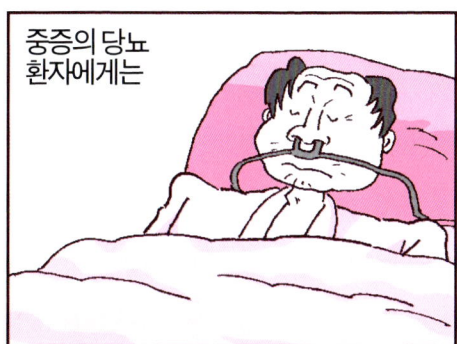

중증의 당뇨 환자에게는

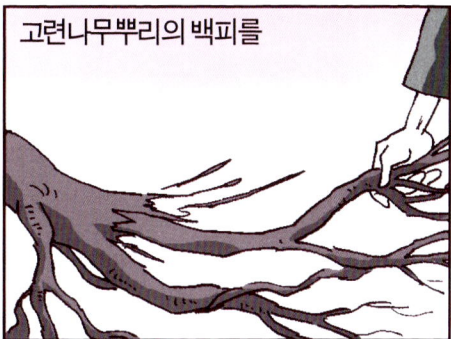

고련나무뿌리의 백피를

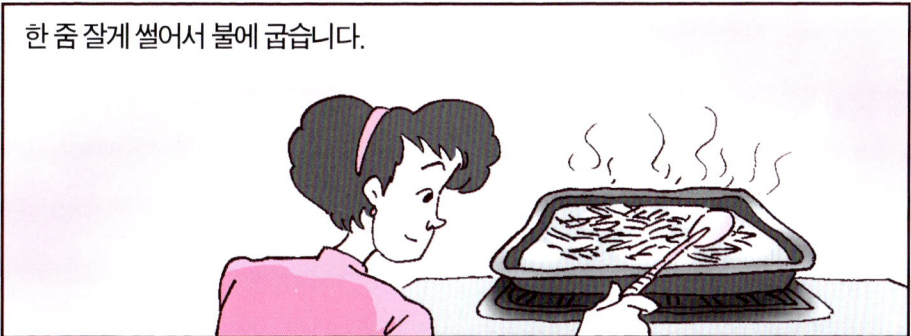

한 줌 잘게 썰어서 불에 굽습니다.

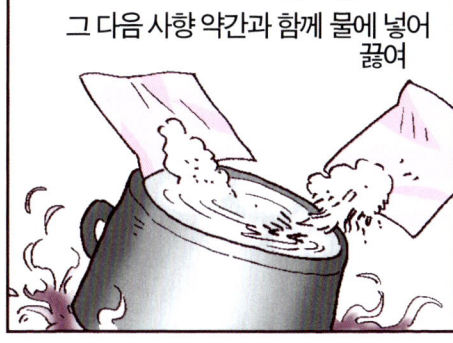

그 다음 사향 약간과 함께 물에 넣어 끓여

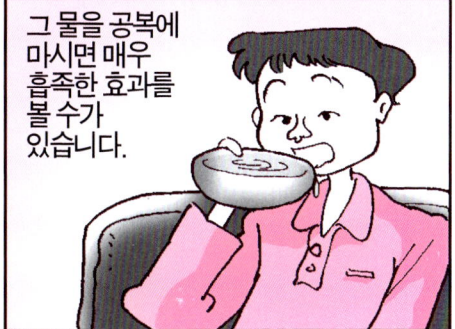

그 물을 공복에 마시면 매우 흡족한 효과를 볼 수가 있습니다.

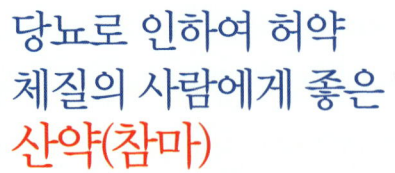
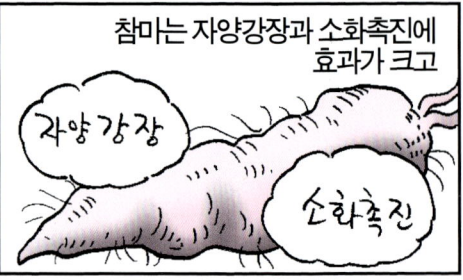
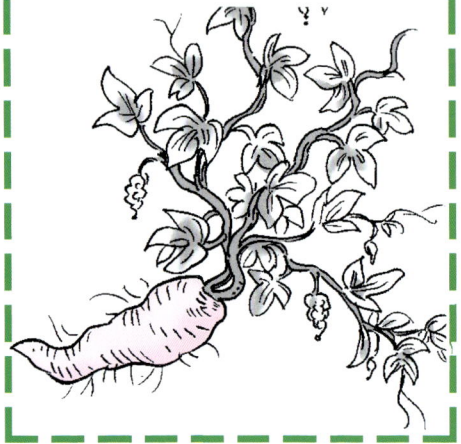
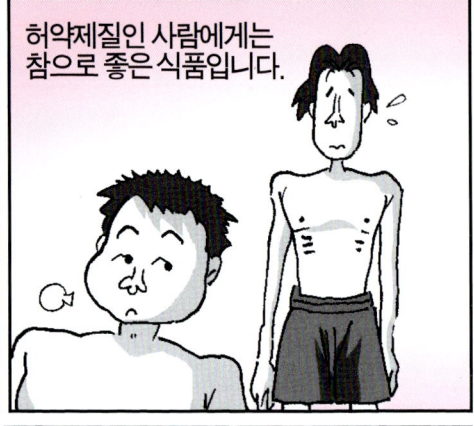
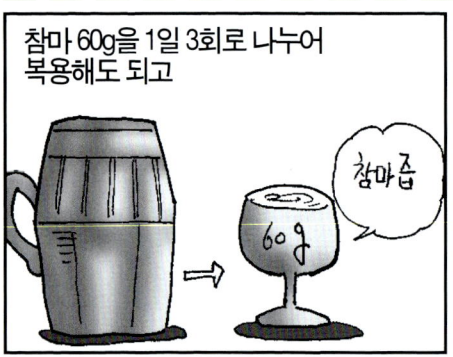
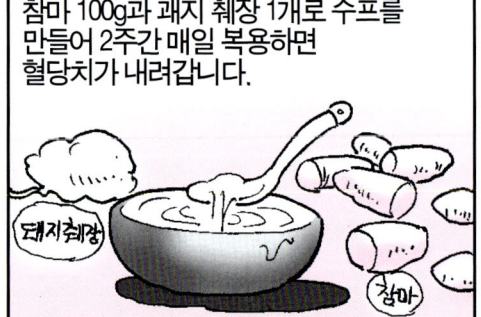
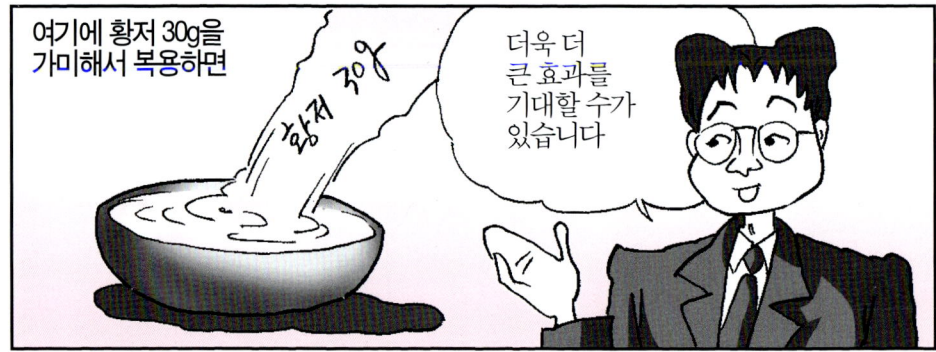

당뇨병의 목갈증에 효과가 뛰어난
시금치

시금치는 비타민 E와 철분이 많은 식품으로 당뇨병환자에게 매우 좋습니다. 제조방법은 시금치 60~120g을 새(鳥)의 위대(胃袋) 15g과 함께 섞어서 스프로 만들어 1일 2~3회 복용하면 큰 효과를 볼 수가 있습니다.

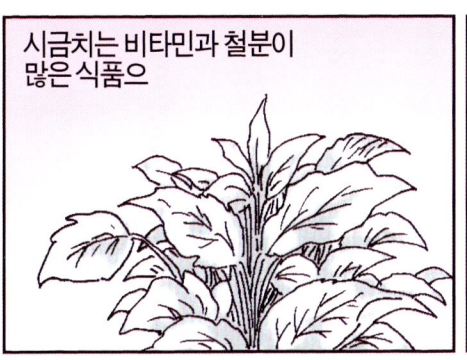

시금치는 비타민과 철분이 많은 식품으

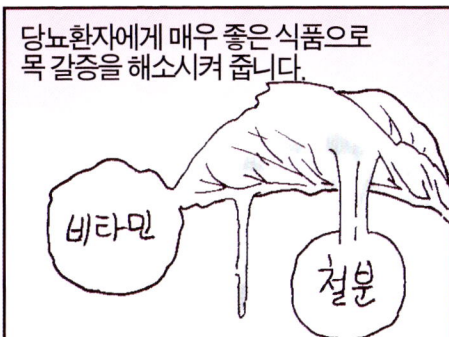

당뇨환자에게 매우 좋은 식품으로 목 갈증을 해소시켜 줍니다.

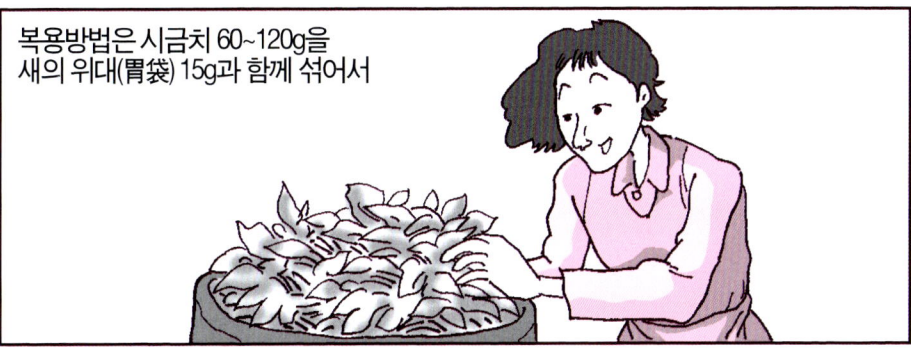

복용방법은 시금치 60~120g을 새의 위대(胃袋) 15g과 함께 섞어서

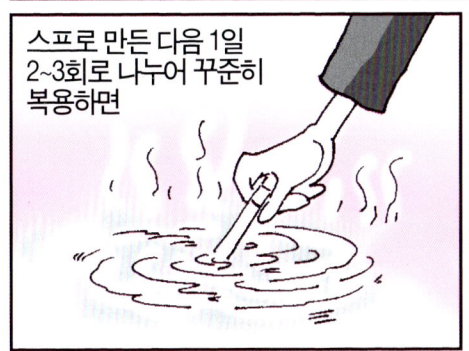

스프로 만든 다음 1일 2~3회로 나누어 꾸준히 복용하면

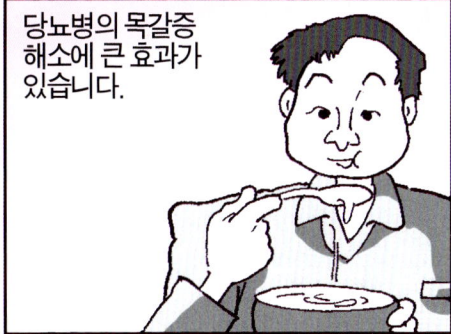

당뇨병의 목갈증 해소에 큰 효과가 있습니다.

당뇨로 인한 심한 갈증해소에 좋은
현미

현미도 동아처럼 갈증해소작용이 강합니다. 따라서 현미를 스프로 만들어 자주 복용하면 효과를 거둘 수가 있습니다.

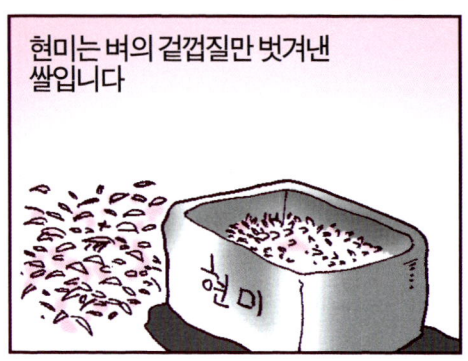

현미는 벼의 겉껍질만 벗겨낸 쌀입니다

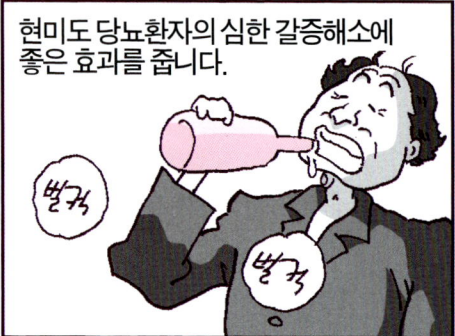

현미도 당뇨환자의 심한 갈증해소에 좋은 효과를 줍니다.

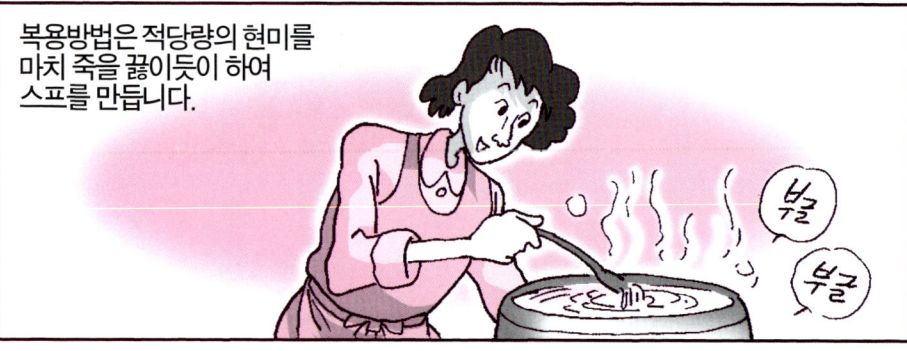

복용방법은 적당량의 현미를 마치 죽을 끓이듯이 하여 스프를 만듭니다.

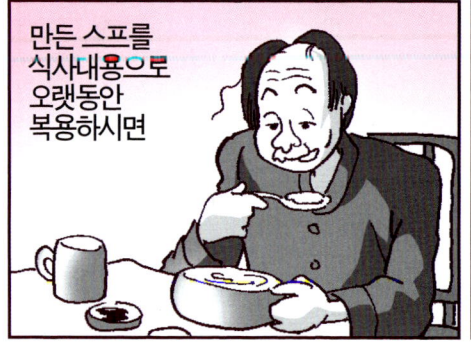

만든 스프를 식사내용으로 오랫동안 복용하시면

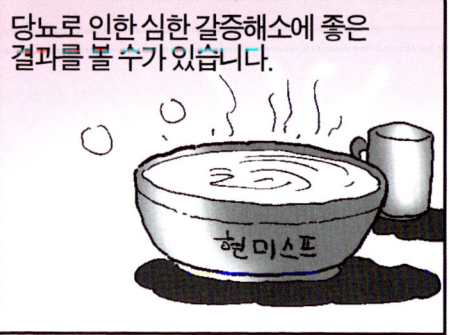

당뇨로 인한 심한 갈증해소에 좋은 결과를 볼 수가 있습니다.

당뇨환자의 수분보충과 혈액순환을 좋게 하는
수박

수박은 당뇨병이나 더위 먹은 병, 구갈병 등에 많이 사용되고 있습니다. 제조 방법은 수박껍질 15g, 동아껍질 15g, 천화분 12g을 함께 넣어 달여서 복용하면 효과가 좋습니다.

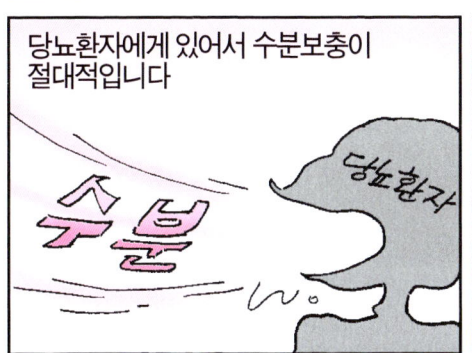
당뇨환자에게 있어서 수분보충이 절대적입니다

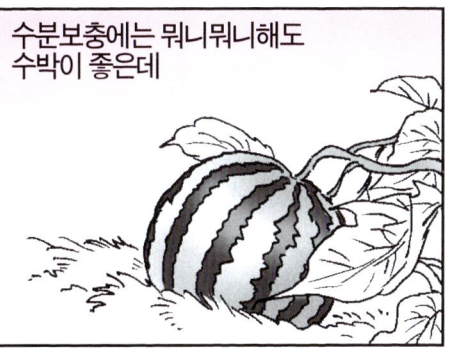
수분보충에는 뭐니뭐니해도 수박이 좋은데

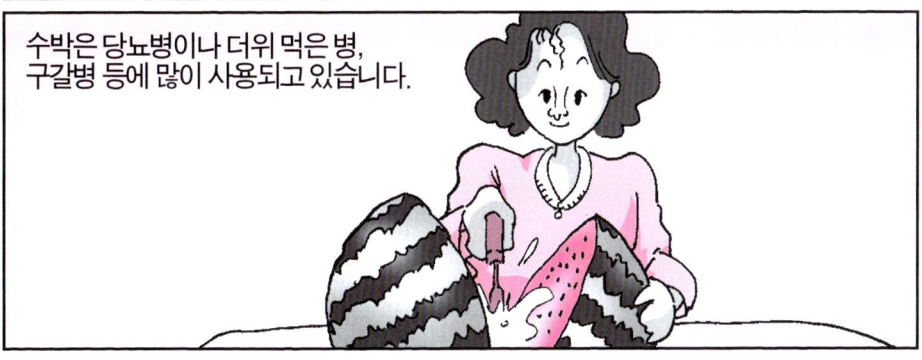
수박은 당뇨병이나 더위 먹은 병, 구갈병 등에 많이 사용되고 있습니다.

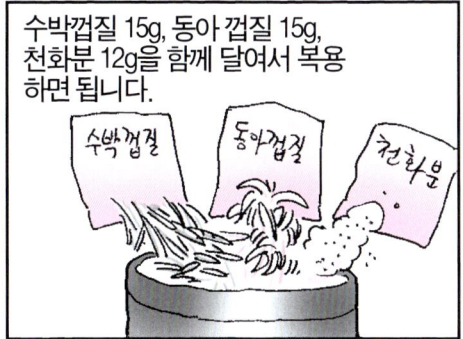
수박껍질 15g, 동아 껍질 15g, 천화분 12g을 함께 달여서 복용하면 됩니다.

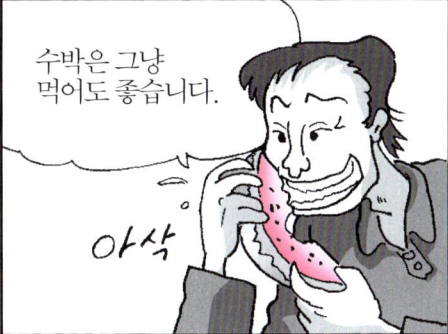
수박은 그냥 먹어도 좋습니다.

의이인(율무)

다년생 초본인 율무의 성숙한 종인

보건복지부
한약처방
100가지
약

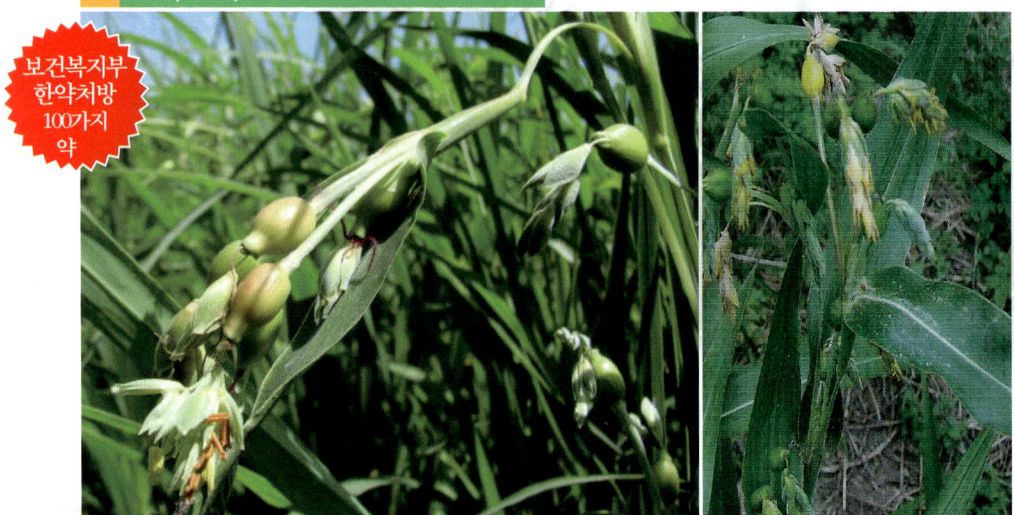

● **식물의 형태** 높이 1~1.5m, 꽃은 7월에 피고, 수꽃이삭은 암꽃이삭을 뚫고 위로 나와 3cm정도 자라며, 열매는 달걀 모양이다.

● **주요 함유 성분과 물질** 단백질, 지방, 탄수화물, 소량의 비타민 B 등이 함유되어 있다.

● **약리 효과와 효능**

항염, 콜레스테롤강하, 항암, 진통, 진정, 소염, 해열 작용이 있고, 부종 소변불리, 설사, 폐나 장의 농양 등이 있다.

● **채집가공과 사용법**

가을에 과실이 성숙하였을 때 채취하여 쪄서 말린 다음 껍질을 제거한다.

● **효과적인 복용방법**

하루에 12~40g을 복용한다.

 만드는 방법은 율무 30~60g을 쌀에 섞어서 율무죽을 만들어 1일 1회씩 복용하면 된다.

 한방에서 의이인이라 일컫는 율무는 몸을 차게 하는 성질이 있기 때문에 극단적인 냉증을 가지고 있는 당뇨병 환자는 율무에다가 생강이나 잇꽃을 가미해서 사용하는 것이 좋다.

● **복용실례** 복령, 저령, 목과 등을 배합하여 부종성 각기나 소변이 잘 안 나오는 것을 다스린다.

● **주의사항**

대변이 딱딱한 사람이나 소변 량이 적은 사람, 수분이 부족한 사람, 임신부는 피해야 한다.

극단적인 냉증을 가진 당뇨병에 효과가 큰
율무

한방에서 의이인이라 일컫는 율무는 몸을 차게 하는 성질이 있기 때문에 극단적인 냉증을 가지고 있는 당뇨병 환자는 율무에다가 생강이나 잇꽃을 가미해서 사용하는 것이 좋습니다. 제조방법은 율무 30~60g을 쌀에 섞어서 율무죽을 만들어 1일 1회씩 복용하면 됩니다.

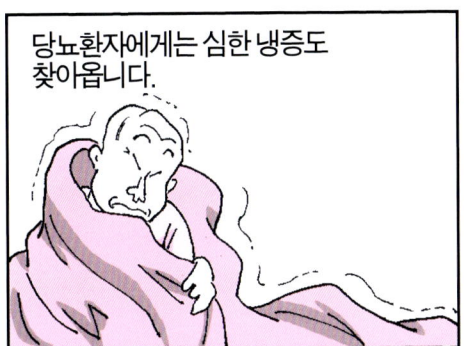

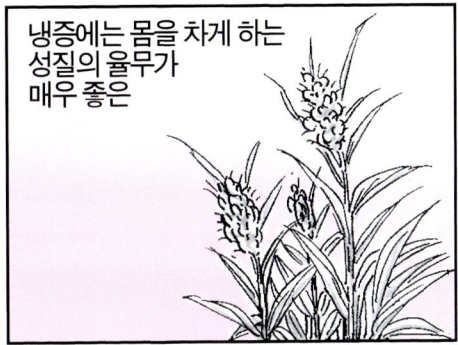

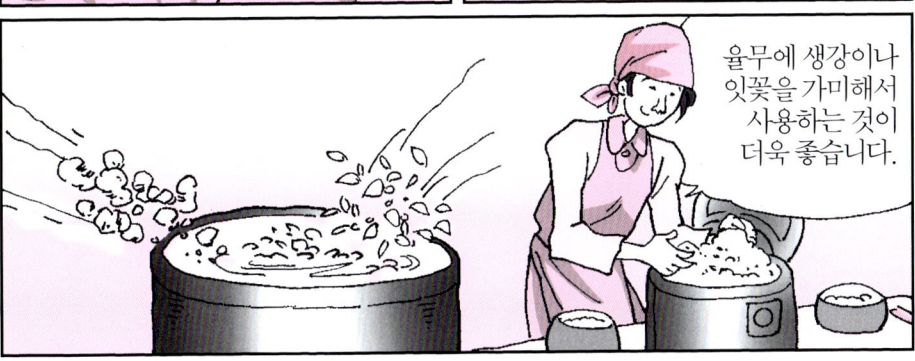

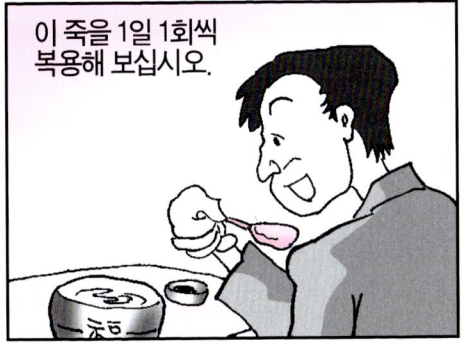

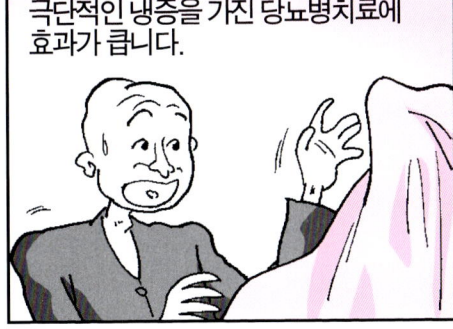

산딸기(복분자)

낙엽관목인 화동복분자와 산딸기 나무의 과실

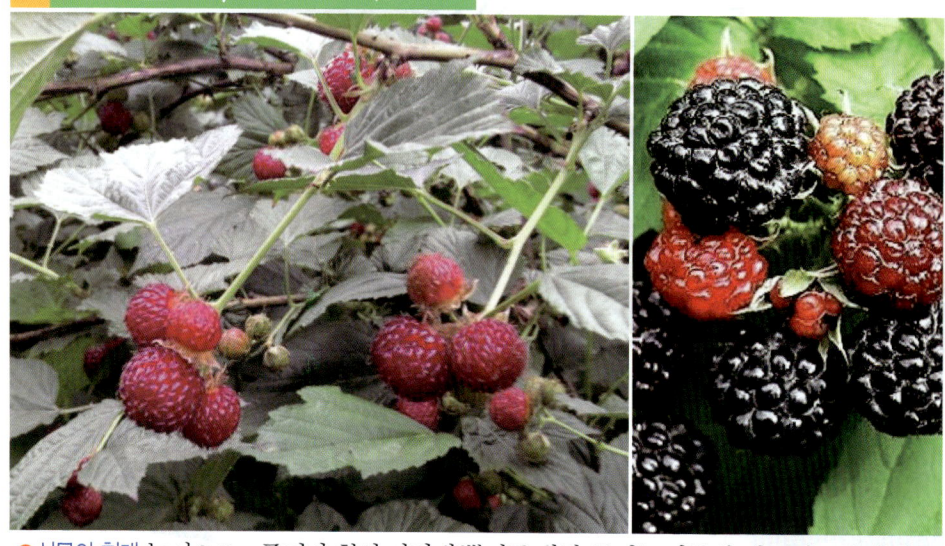

● **식물의 형태** 높이 2~3m, 줄기가 휘어 지면에 뿌리를 내림, 줄기는 자줏빛, 갈고리모양 가시, 꽃은 5~6월에 연한 붉은 색이다.

● **주요 함유 성분과 물질** 유기산, 당류, 소량의 vitamine C를 함유하고 있으며, 무기질의 인과 철 칼륨도 함유되어 있다.

● **약리 효과와 효능** 산딸기의 가지와 뿌리를 삶은 물은 당뇨에 탁월한 효과가 있다. 남성의 정력 강장제, 신장과 간의 기능 강화 등의 효능과 유정, 몽정, 유뇨증, 소변을 자주 보거나 불임증 등에 사용한다.

● **채집가공과 사용법** 이른 여름에 열매가 녹색에서 녹황색으로 변할 때 채취하여 끓는 물에 2~4분 정도 익힌 후 햇볕에 말려서 이용한다.

● **효과적인 복용방법** 하루에 8~16g을 복용한다. 만드는 방법은 물 한말에 짧게 자른 뿌리와 가지 3근을 넣어서 달이는데, 물이 반으로 줄면 건더기를 건져내고 엿기름을 약간 넣어서 다시 뭉긋한 불로 달여 조청을 만듭니다. 이것을 매일 몇 차례씩 백비탕(생수를 팔팔 끓인 물)에 타서 마시면 된다.

● **복용실례** 토사자, 오미자 등과 배합하여 신장의 기능이 약하여 발생하는 발기불능과 조루 등을 다스린다.

● **주의사항** 신장이 약하면서 열이 있어 배뇨시 통증이 있는 사람은 복용을 피하는 것이 좋다

당 조절에 큰 효과가 있는
복분자(산딸기)

산딸기의 가지와 뿌리를 삶은 물은 당뇨에 탁월한 효과가 있습니다. 제조방법은 물 한말에 짧게 자른 뿌리와 가지 3근을 넣어서 달이는데, 물이 반으로 줄면 건더기를 건져내고 엿기름을 약간 넣어서 다시 뭉긋한 불로 달여 조청을 만듭니다. 이것을 두고두고 매일 몇 차례씩 백비탕(생수를 팔팔 끓인 물)에 타서 마시면 됩니다.

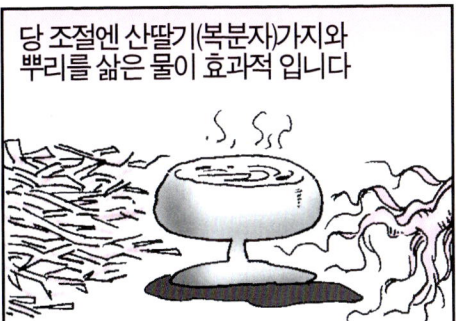

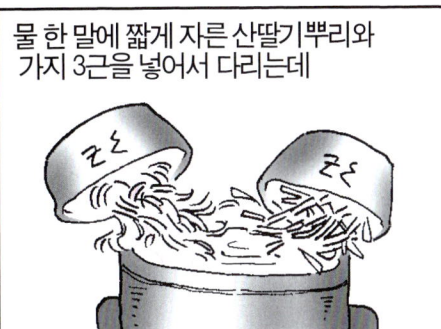

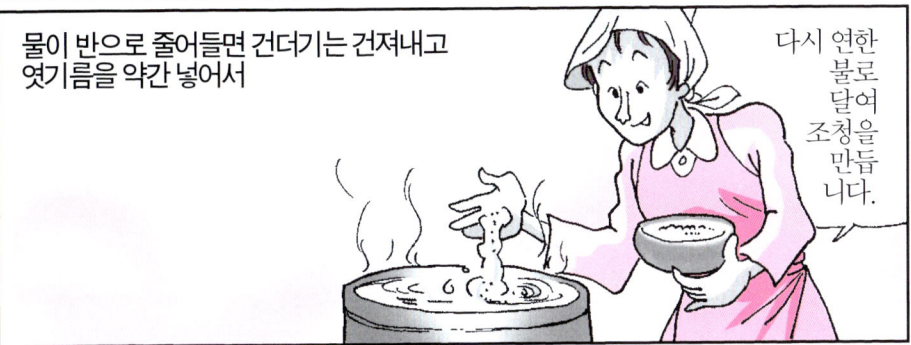

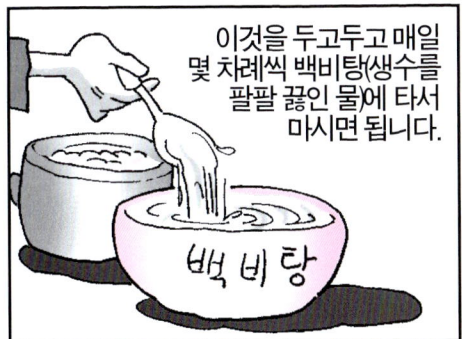

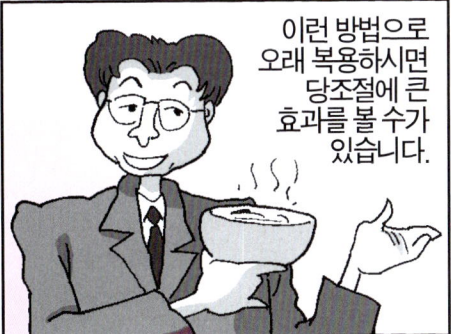

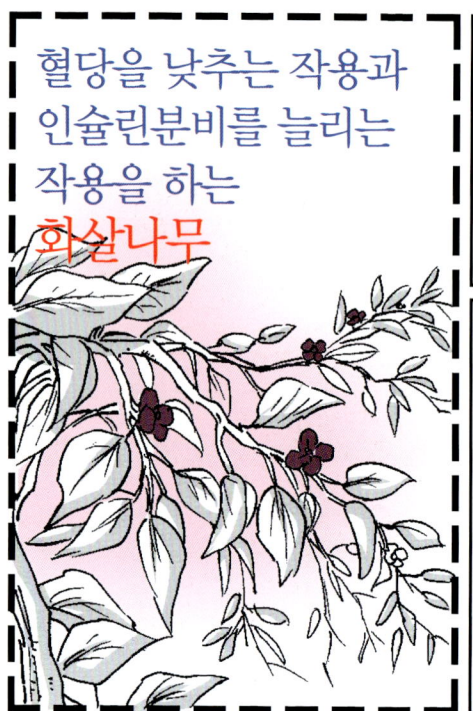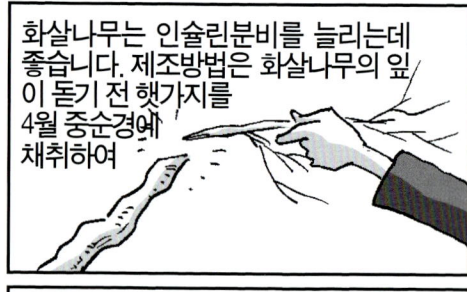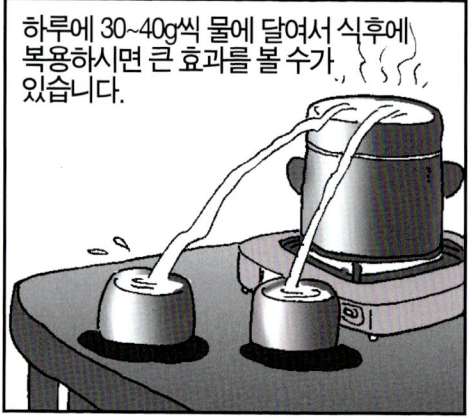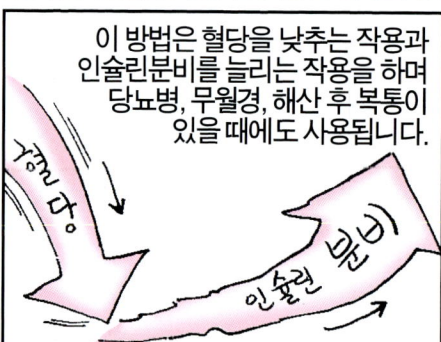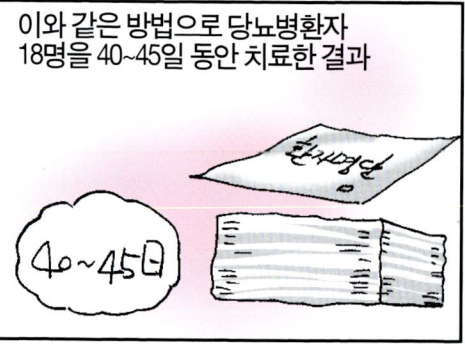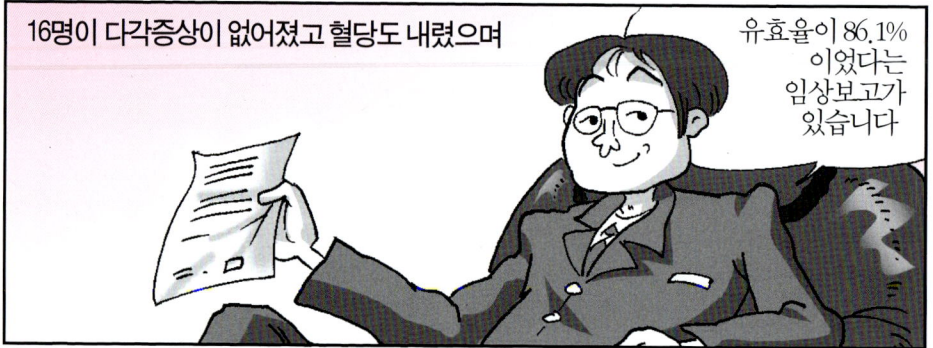

화살나무

노박덩굴과 낙엽관목인 화살나무의 가지

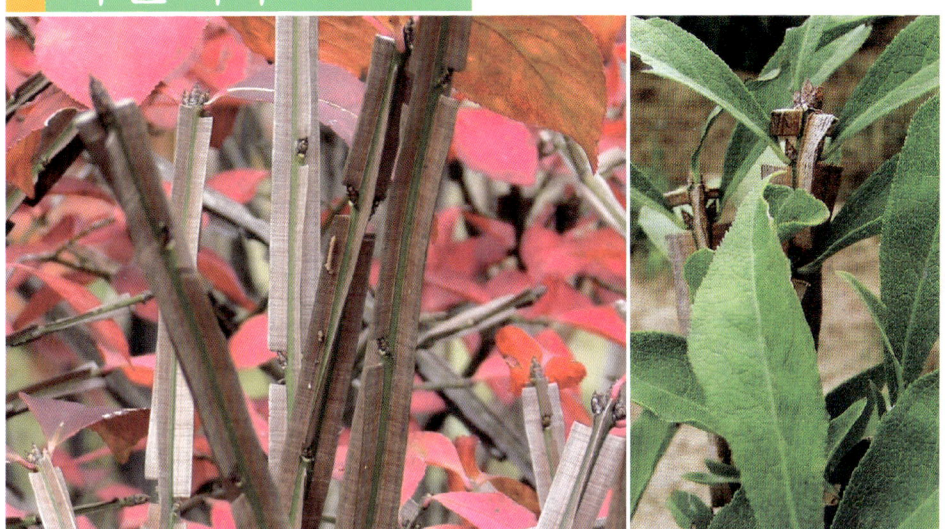

● **식물의 형태**

높이 3m, 잔가지는 녹색, 오래된 줄기는 2~4줄의 코르크질 날개가 생김, 잎은 마주나고, 꽃은 황록색으로 5~6월에 피며 열매는 삭과로 10월에 붉게 익는다.

● **주요 함유 성분과 물질** βSitosterol, βSitosterone, Dulcitol, Friedelin, Nicotinamide, Stigmast-4-en-3, 6-dione(3,6-Diketone) 등이 있다.

● **약리 효과와 효능**

어혈제거, 혈액순환 촉진, 무월경과 산후복통, 손발 저리고 아픈 증상, 타박손상, 류머티스성 관절염 등에 사용한다.

● **채집가공과 사용법**

우리나라 전국의 고산지대에 자생하며 어린가지와 잎을 제거하고 햇볕에 말린다.

● **효과적인 복용방법**

만드는 방법은 잎이 돋기 전 4월 중순에 채취한 화살나무의 햇가지를 하루 30~40 g 씩 물에 달여서 2~3번에 나누어 식후에 복용하면 좋은 효과를 볼 수 있다. 즉 혈당을 낮추는 작용과 인슐린의 분비를 늘리는 작용이 있으며 당뇨병, 무월경, 해산 후 복통이 있을 때도 사용된다. 이와 같은 방법으로 당뇨병 환자 18명이 40~45일 동안 치료한 결과 자각증상이 16명이 없어졌고 혈당도 뚜렷하게 내렸으며, 유효율이 86.1%였다는 임상보고가 있다

칡뿌리(갈근)

콩과에 속하는 다년생등본인 칡의 뿌리

보건복지부 한약처방 100가지 약

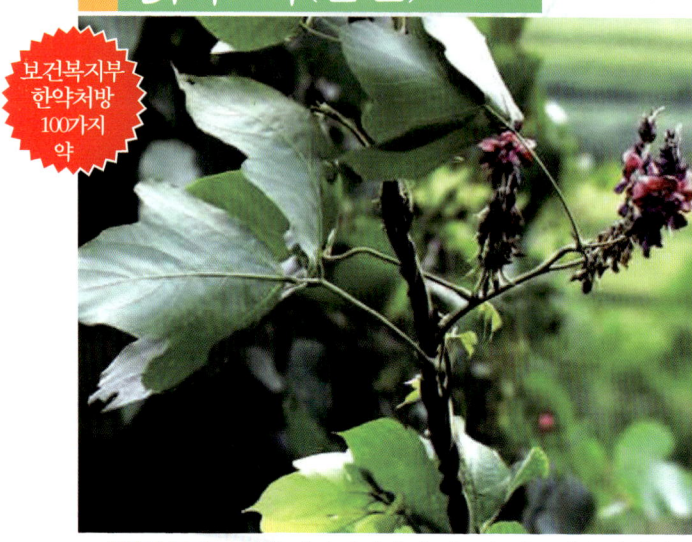
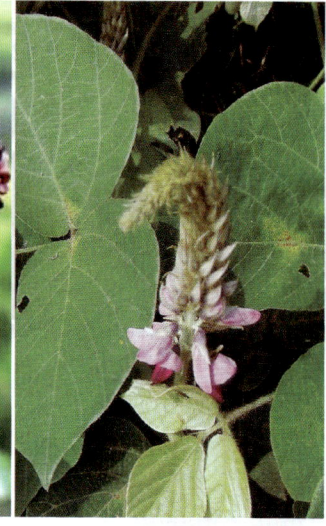

- ●**식물의 형태** 들이나 산에 자생하며 덩굴을 뻗으면서 자란다.
- ●**주요 함유 성분과 물질** Flavonoid, 전분 및 소량의 정유 성분이 들어 있다.
- ●**약리 효과와 효능** 달고 매우며 성질은 평하며 비장과 위에 작용한다. 진액을 보충해 주는 효능이 있어 구갈과 소갈에 좋다. 과음했을 때 마시면 주독을 풀어주고 복통, 설사, 구토, 식욕부진 해소에 효과가 있으며 고혈압, 두통, 불면증, 위장장애를 해소시켜 주는 효과가 있다.
- ●**채집가공과 사용법** 봄과 가을에 뿌리를 파내서 썬 후 햇볕에 말려 굽거나 생것을 약으로 쓴다.
- ●**효과적인 복용방법** 칡뿌리에는 녹말, 다이드진, 다이제인 등이 들어 있는데 이것들은 혈당량을 낮추는 작용을 한다.

달여 마시는 방법 말린 칡뿌리(갈근)20g을 넣고 달인 후 꿀이나 흑설탕을 조금 넣어 마신다. 갈근 40-50g에 생강 10g정도의 비율로 넣어 달이면 감기예방과 치료에 아주 좋은 약이 된다.

가루를 내어 차처럼 마시는 방법 칡뿌리를 말려 가루 낸 뒤 1 작은 술에 끓인 물 1컵 정도의 비유로 타서 먹거나 꿀이나 흑설탕, 생강즙 등을 넣어 먹기도 한다.

뿌리를 즙내어 먹는 방법 생 칡뿌리를 즙내어 마시면 알코올 해독과 구토증에 좋은 효과를 나타내므로 술마신 다음날 칡즙을 마시면 숙취로 고생하는 일이 없게 된다. 적당한 양은 칡 400g에 물 2컵 정도를 넣고 갈아 즙내어 마시는 것인데 사과즙과 반씩 섞어 마시거나 갈근 200g, 당근이나 시금치 150g, 사과 150g을 즙내어 마셔도 좋다.

- ●**주의사항** 소화기가 안 좋으면서 구토하거나 땀이 많은 자는 복용하지 말아야 된다.

당뇨의 혈당을 낮추는 작용을 하는
칡뿌리

제조방법은 짓찧어 즙을 내서 한번에 한숟가락씩 하루 3번 복용합니다. 또는 칡뿌리와 파흰밑등 각각 10g을 물에 달여 하루 2번에 나누어 먹어도 좋습니다. 칡뿌리에는 녹말, 다이드진, 다이제인 등이 들어 있는데 이것들은 혈당량을 낮추는 작용을 합니다.

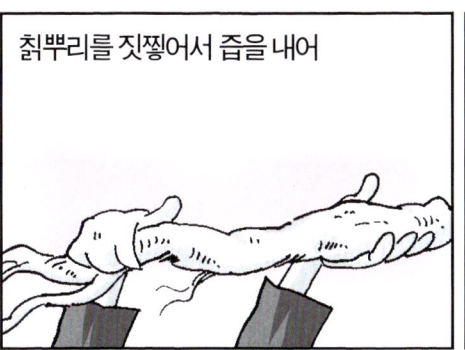

칡뿌리를 짓찧어서 즙을 내어

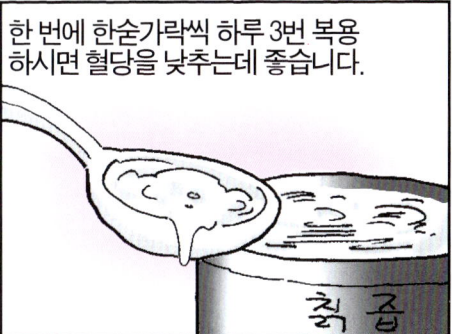

한 번에 한숟가락씩 하루 3번 복용하시면 혈당을 낮추는데 좋습니다.

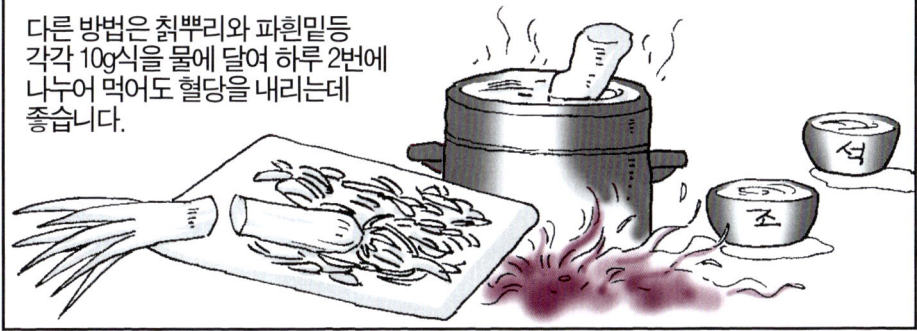

다른 방법은 칡뿌리와 파흰밑등 각각 10g식을 물에 달여 하루 2번에 나누어 먹어도 혈당을 내리는데 좋습니다.

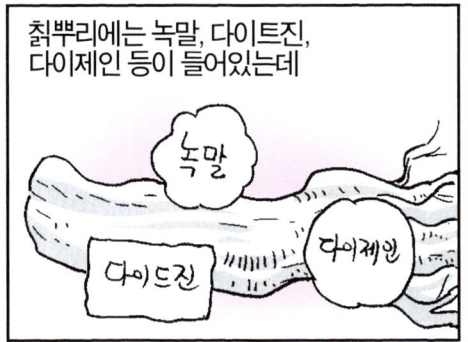

칡뿌리에는 녹말, 다이트진, 다이제인 등이 들어있는데

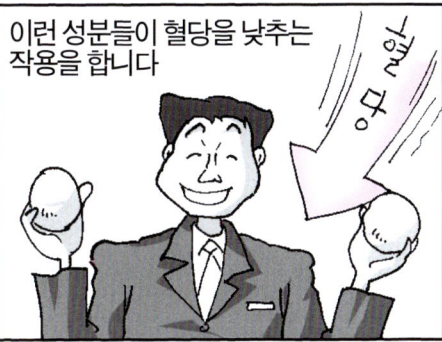

이런 성분들이 혈당을 낮추는 작용을 합니다

당뇨병의 혈당을 낮추는 작용을 하는
생지황

제조방법은 짓찧어서 즙을 내어 한번에 한숟가락씩 하루 3번 복용합니다. 지황에 있는 테흐마닌, 당, 골라본은 혈당량을 낮추는 작용을 합니다.

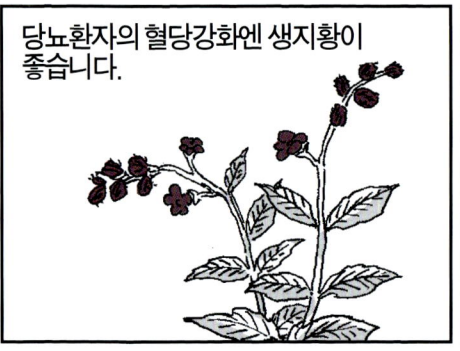

당뇨환자의 혈당강화엔 생지황이 좋습니다.

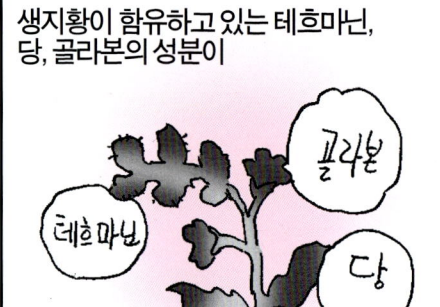

생지황이 함유하고 있는 테흐마닌, 당, 골라본의 성분이

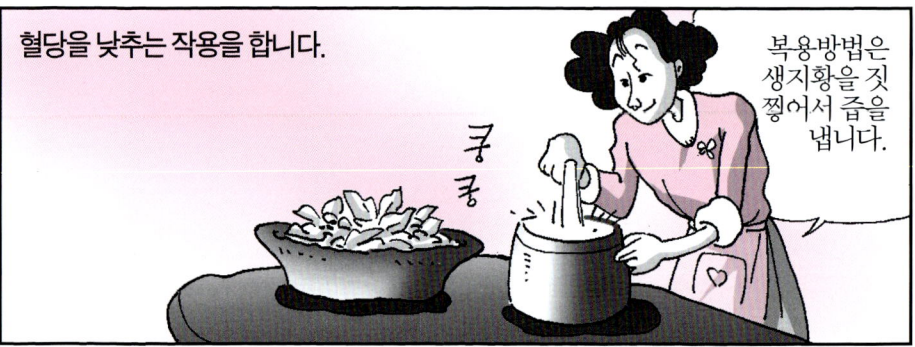

혈당을 낮추는 작용을 합니다.

복용방법은 생지황을 짓찧어서 즙을 냅니다.

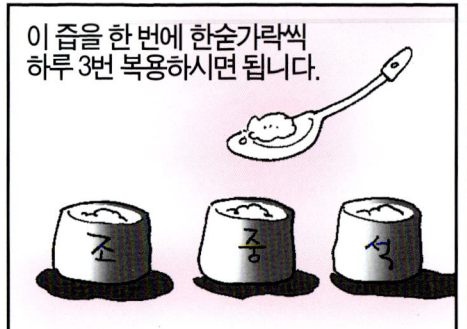

이 즙을 한 번에 한숟가락씩 하루 3번 복용하시면 됩니다.

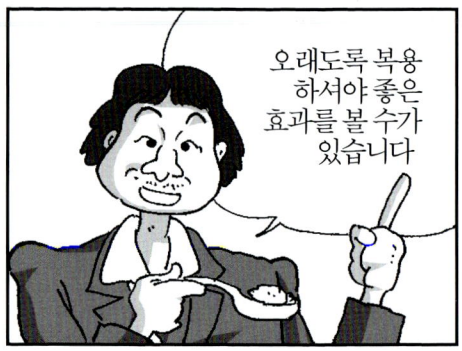

오래도록 복용하셔야 좋은 효과를 볼 수가 있습니다

생지황

지황 또는 지황 또는 회경지황의 뿌리줄기

보건복지부 한약처방 100가지 약

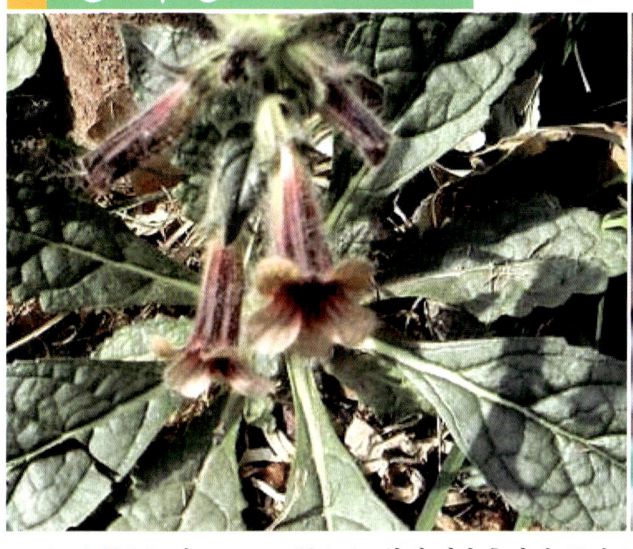
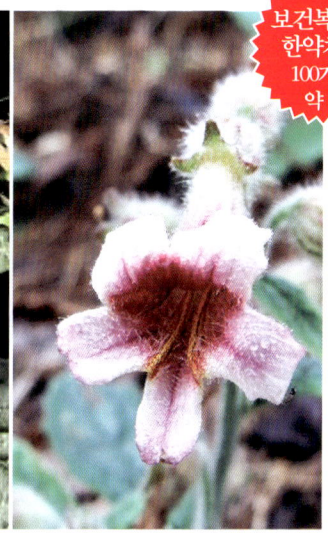

- ●**식물의 형태** 높이 20~30cm, 꽃은 6~7월에 연한 홍자색, 줄기 끝에 총상화서, 열매는 삭과로 타원상 구형이다.
- ●**주요 함유 성분과 물질** 주요성분은 β-sitosterol 과 mannitol이며, 소량의 stigmasterol과 미량의 campesterol, rehmanin, alkaloid, 지방산 catalpol, glucose, vitamin A 등을 함유하고 있다.
- ●**약리 효과와 효능** 자음, 청열, 양혈, 생진, 지혈, 강심, 이뇨, 혈당량 강하작용이 있고, 허약체질, 발열질환, 토혈, 코피, 자궁출혈, 생리불순, 변비에 사용한다.

생지황은 성질이 차고 수분이 많은 약재여서 혈액을 서늘하게 하고 열을 내리며 몸 안의 진액을 생성시킨다. 몸 안의 진액이 부족하여 허화가 뜨는 병증, 소갈, 허화로 인한 출혈증상, 구갈 등의 병증을 다스린다. 또한 생지황은 지황 날것을 그대로 사용하는데 피를 맑게 하고 조직 내에 침출된 어혈을 풀어주는 데 더할 수 없는 명약이다.

- ●**채집가공과 사용법** 봄과 가을에 채취하여 잡질을 제거하고 잘 씻은 후 천천히 불에 쬐어 말려서 이용한다.
- ●**효과적인 복용방법** 하루에 12~20g을 복용한다. 만드는 방법은 짓찧어서 즙을 내어 한 번에 한 숟가락씩 하루 3번 복용한다. 지황에 있는 테흐마닌, 당, 골리본은 혈당량을 낮추는 작용을 한다.
- ●**복용실례** 현삼, 맥문동 등과 배합하여 열이 나면서 목이 마르고 헛소리를 하는 등의 증상을 다스린다.
- ●**주의사항** 소화기가 약하고 뱃속이 그득하면서 변이 무른 사람은 복용을 피해야 한다.

인삼

생약명: 인삼

보건복지부 한약처방 100가지 약

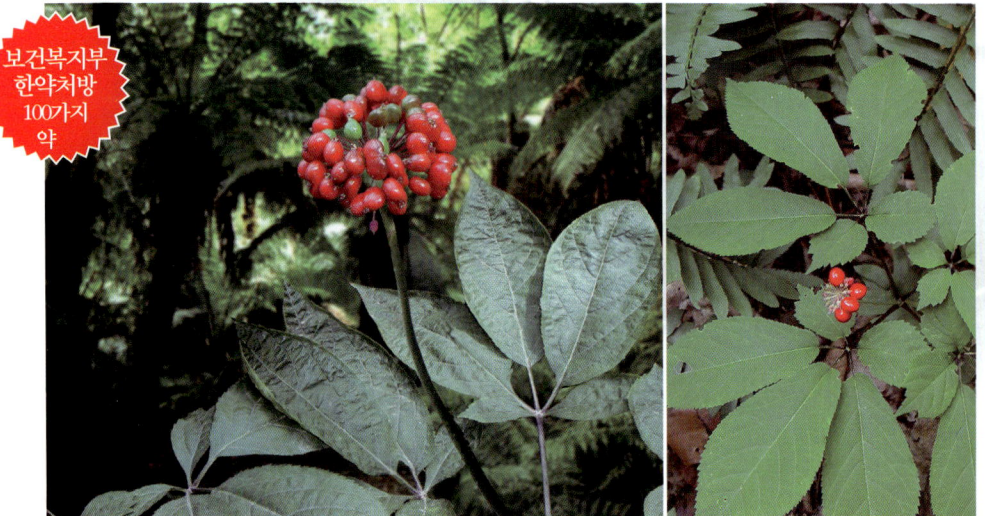

● **식물의 형태**

다년생 초본식물이고 높이는 30~70cm이다. 뿌리는 크고 육질이다. 잎은 손 모양 복엽이다. 개화기는 5~6월이고 결실기는 6~9월이다.

● **약리 효과와 효능**

원기를 보하고, 비장과 폐를 보한다. 몸에 진액을 생기게 하며 신경을 안정시킨다. 주로 체력이 허할 때, 손발이 차갑고 맥이 약할 때, 비가 허해 음식을 적게 먹을 때, 폐가 허해 천식기침하거나, 진액을 상하여 갈증이 나거나 내열 당뇨, 오래된 병으로 허할 때, 불면증, 양기가 부족하고 자궁이 냉할 때, 심신허약, 심원성 쇼크 등을 치료한다.

● **약용부위**

뿌리와 뿌리줄기

● **채집가공과 사용법** 가을에 캐서 깨끗이 씻어 햇볕에 말리거나 온돌에 말린다.

● **약초의 성질**

맛은 달고 약간 쓰다. 약성은 평하다. 비경, 폐경, 심경에 속한다.

● **사용방법**

말린 약제 3~10g에 물 800ml를 넣고 약한 불에서 반으로 줄 때까지 달여 하루 2~3회로 나누어 마신다. (분말은 1회 1~1.5g을 복용)

당뇨의 혈당을 낮추거나 조절하는데 탁월한 효능을 가진 **인삼**

제조방법은 하루 8~10g씩 물에 달여서 2번에 나누어 복용하면 됩니다. 또는 가루로 만들어 한번에 2~3g씩 하루 3번 먹어도 좋습니다. 인삼성분 가운데는 사포닌, 파나센, 파낙스산 등이 있는데 이것은 혈당량을 낮추거나 조절을 합니다.

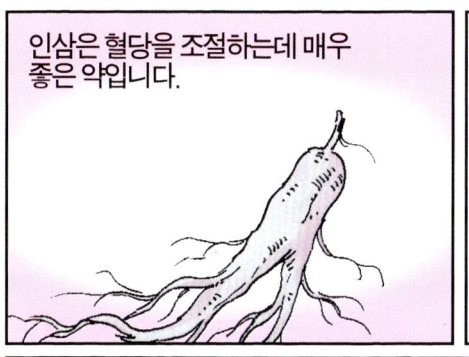

인삼은 혈당을 조절하는데 매우 좋은 약입니다.

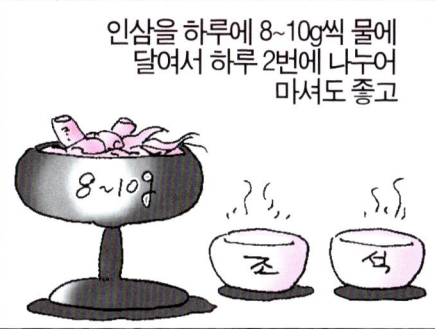

인삼을 하루에 8~10g씩 물에 달여서 하루 2번에 나누어 마셔도 좋고

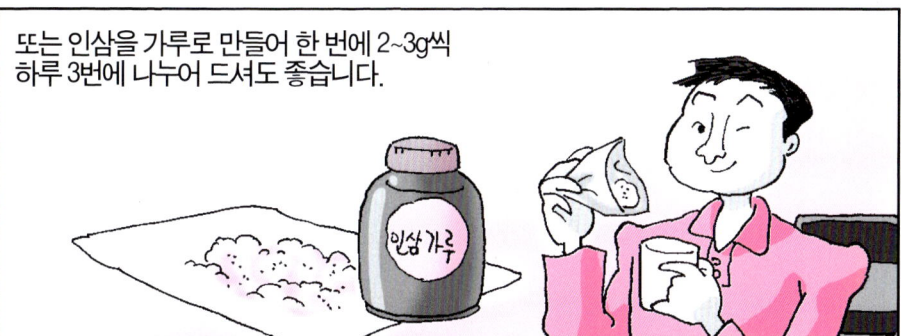

또는 인삼을 가루로 만들어 한 번에 2~3g씩 하루 3번에 나누어 드셔도 좋습니다.

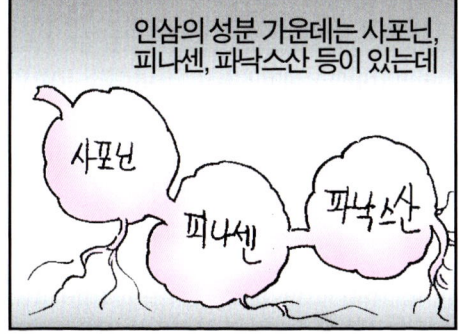

인삼의 성분 가운데는 사포닌, 피나센, 파낙스산 등이 있는데

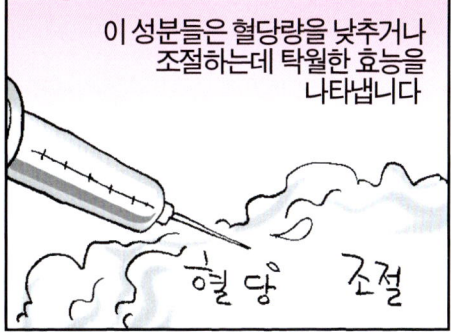

이 성분들은 혈당량을 낮추거나 조절하는데 탁월한 효능을 나타냅니다

당뇨의 이뇨작용을 활발하게 해주는
우엉

제조방법은 우엉뿌리 20g을 잘게 썰어 물에 달여서 하루 3번에 나누어 끼니 뒤에 복용합니다. 뿌리에는 물질대사를 자극하며 오줌을 잘 나가게 하는 성분이 들어있습니다.

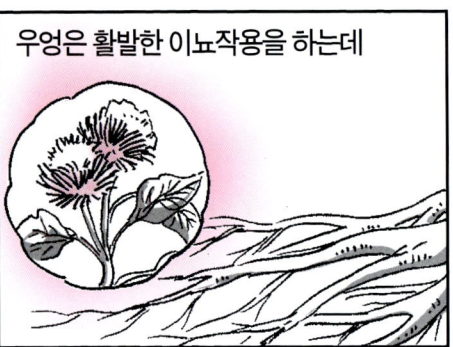

우엉은 활발한 이뇨작용을 하는데

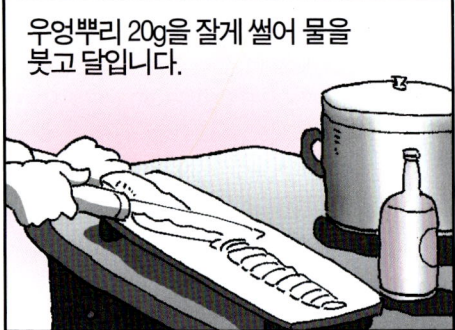

우엉뿌리 20g을 잘게 썰어 물을 붓고 달입니다.

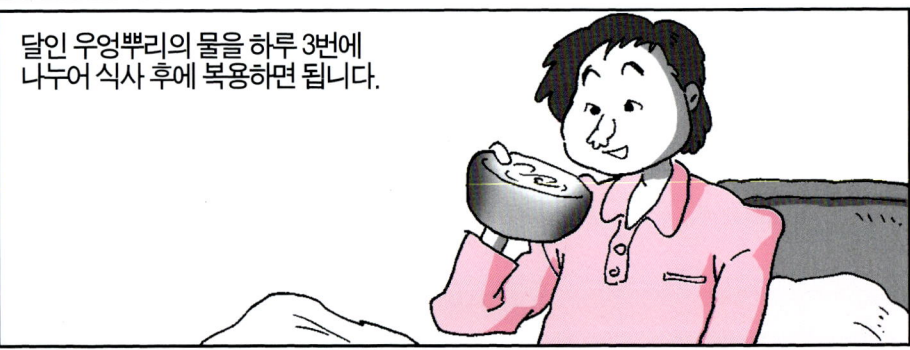

달인 우엉뿌리의 물을 하루 3번에 나누어 식사 후에 복용하면 됩니다.

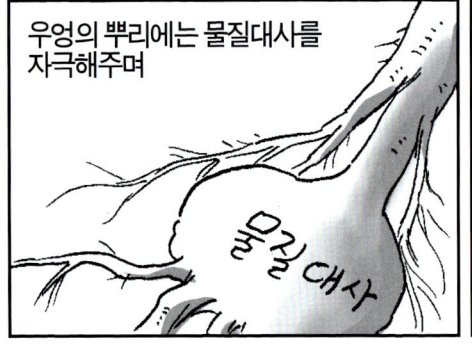

우엉의 뿌리에는 물질대사를 자극해주며

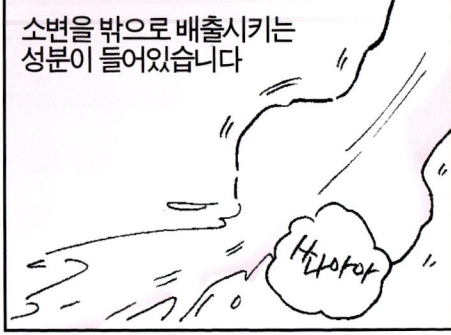

소변을 밖으로 배출시키는 성분이 들어있습니다

우엉

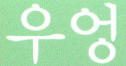

2년생 초본인 우엉의 성숙한 뿌리

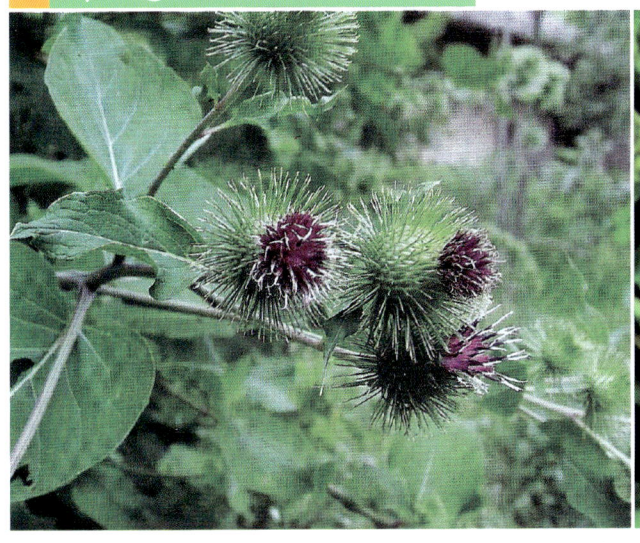
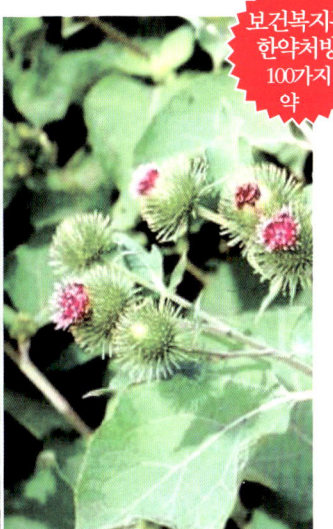

보건복지부 한약처방 100가지 약

- **식물의 형태** 높이 1.5m, 뿌리는 길고 굵음, 꽃은 7월에 두화가 산방상으로 핌, 열매는 둥근 삭과, 씨앗은 갈색 관모가 있다.
- **주요 함유 성분과 물질** arctiin을 함유하고 있는데, 가수분해에 의해 arctigenin, glucose를 생성하며, 지방유 25~30%가 함유되어 있다.
- **약리 효과와 효능** 항염, 이뇨, 항균, 강심, 거풍, 해열, 해독 작용 등이 있고, 인후통, 감기, 기침가래, 두드러기, 종기 등에 사용한다.

　우엉뿌리에는 이눌린과 약간의 팔미트산이 들어 있다.
- **채집가공과 사용법** 8~9월에 과실이 성숙할 때 채취하여 잡질을 제거한 후 햇볕에 말려서 이용한다.
- **효과적인 복용방법** 하루에 4~12g을 복용한다.

　만드는 방법은 우엉뿌리 20g을 잘게 썰어 물에 달여서 하루 3번에 나누어 끼니 뒤에 복용한다. 뿌리에는 물질대사를 자극하며 오줌을 잘 나오게 하는 성분이 들어있다.
- **복용실례** 길경, 상엽, 절패모, 감초 등과 배합하여 감기로 인해 기침과 함께 가래가 끓으면서도 잘 뱉어지지 않는 증상을 다스린다.
- **주의사항** 기가 허하여 두드러기가 희게 돋아나고 설사가 있거나 종기가 이미 화농된 사람, 변비가 있는 사람은 복용을 피해야 한다.

뽕나무

뽕나무 및 동속 근연식물의 건조한 근피

보건복지부 한약처방 100가지 약

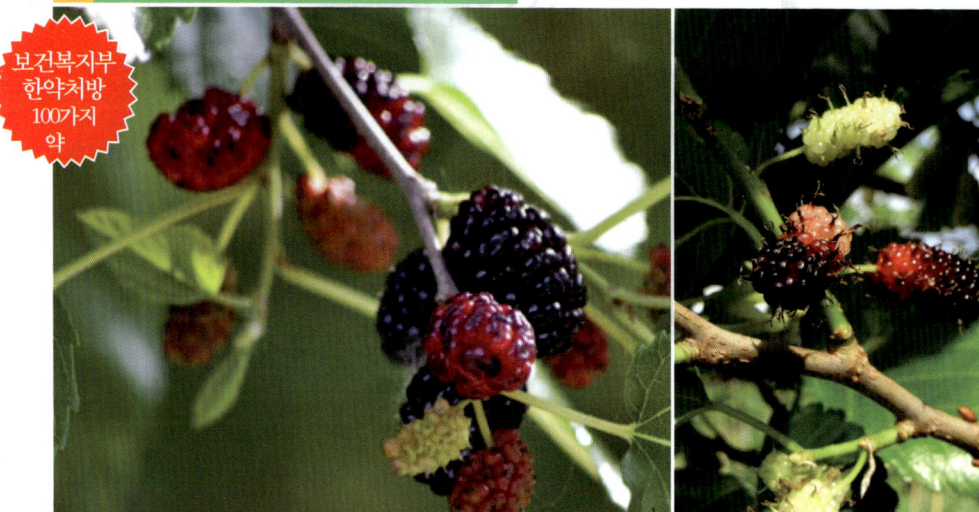

- ●**식물의 형태** 높이 6~10m, 꽃은 암수딴그루로서 6월에 피고, 열매는 집합과로 열매 이삭은 긴 구형으로 검은색으로 익는다.
- ●**주요 함유 성분과 물질** Umbelliferone, Scopoletin, Flavonoid(Morusin, Mulberrochromene, Mulberrin), Tannin, Mucin 등이 함유되어 있다.
- ●**약리 효과와 효능** 혈압강하, 거담, 항균, 진해, 이뇨, 소종 작용이 있어, 폐열로 인한 기침, 소변 불리에 효과가 있다.

  약리실험 결과 혈압강하작용, 거담작용, 이뇨작용, 항균작용 등이 있다.
- ●**채집가공과 사용법** 겨울에 채취하여 코르크층을 제거한 뒤 햇볕에 말려서 사용한다.
- ●**효과적인 복용방법** 하루에 2~12g을 복용한다. 만드는 방법은 뽕나무가지를 잘게 썬 것 40~60g 을 물에 달여서 하루 4~6번에 나누어 목이 심하게 마를 때마다 마시면 해소된다.
- ●**복용실례** 지골피, 감초 등과 배합하여 기침과 가래가 많은 것을 다스린다.
- ●**주의사항** 폐의 기운이 허약한 사람과 소변을 많이 보는 사람, 감기로 인해 오한과 함께 기침을 하는 사람은 복용을 피해야 한다.

  잎은 누에를 기르는 데 이용되며, 열매를 오디라고 하는데 술을 담그거나 날것으로 먹는다. 뿌리껍질은 한방에서 해열, 진해, 이뇨제, 소종에 쓰고 목재는 가구재로 이용한다.

당뇨로 인한 심한 갈증에 좋은
상지(뽕나무가지)

제조방법은 뽕나무가지를 잘게 썬 것 40~60g을 물에 달여서 하루 4~6번에 나누어 목이 심하게 마를 때마다 마시면 해소됩니다.

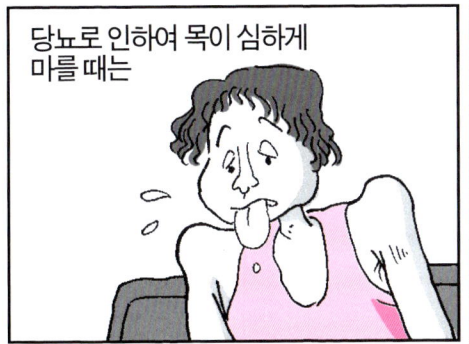

당뇨로 인하여 목이 심하게 마를 때는

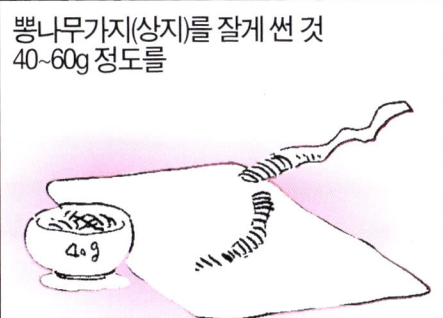

뽕나무가지(상지)를 잘게 썬 것 40~60g 정도를

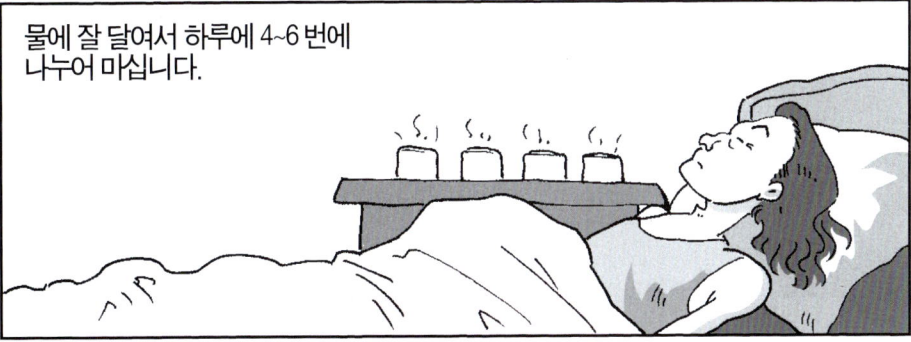

물에 잘 달여서 하루에 4~6번에 나누어 마십니다.

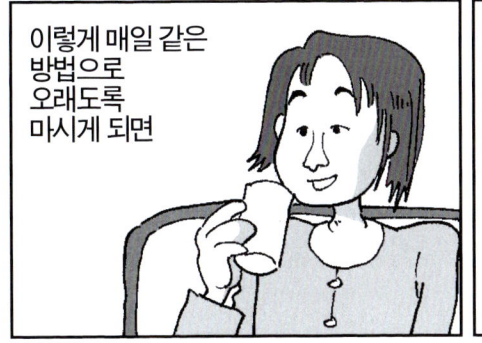

이렇게 매일 같은 방법으로 오래도록 마시게 되면

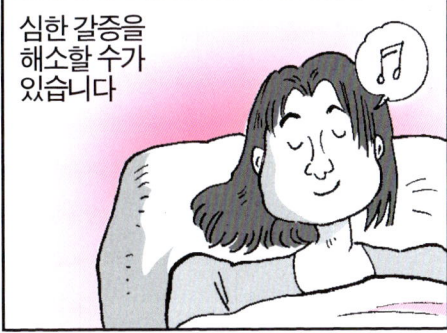

심한 갈증을 해소할 수가 있습니다

맥문동

다년생 초본인 맥문동이나 소엽맥문동의 괴근

보건복지부 한약처방 100가지 약

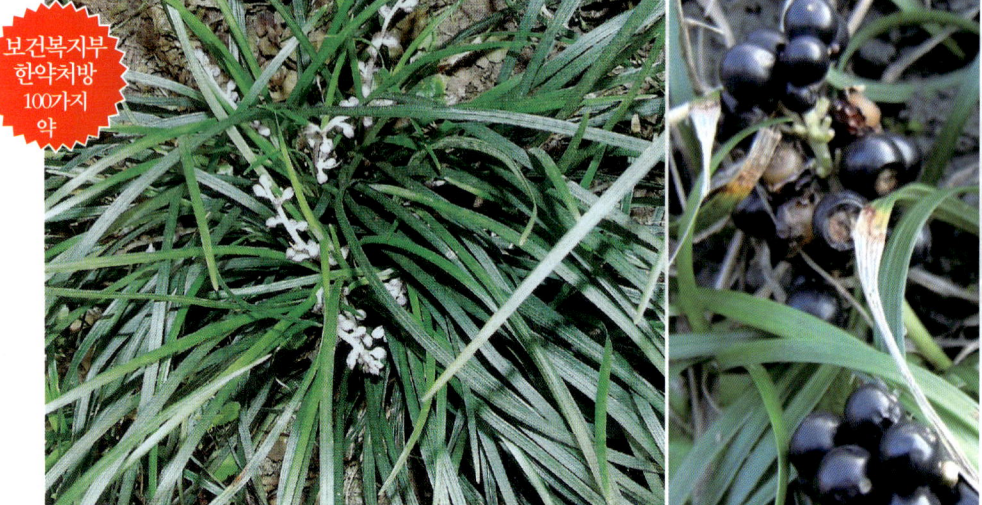

- ●**식물의 형태** 뿌리줄기는 굵고 딱딱하며 뿌리는 가늘지만 강하고, 수염뿌리 끝이 땅콩처럼 굵어지는 것이 있다. 꽃은 5~6월에 핀다.
- ●**주요 함유 성분과 물질** Ophiopogonin A, B, C, D, B', C', D', 다종의 Steroid saponin, Monosaccharide와 점액질, 스테로이드, 사포닌 등이 함유되어 있다.
- ●**약리 효과와 효능** 보익재로 폐와 호흡기에 좋고 폐결핵, 만성기관지염, 각혈, 폐열에 사용하고, 점질물이 많아 변비에도 좋다.
- ●**채집가공과 사용법** 가을에 뿌리를 캐어 물에 잘 씻은 후 건조시켜 사용하며 덩이뿌리의 심을 제거하고 말려서 사용한다.
- ●**효과적인 복용방법** 한번에 4~16g을 복용한다. 맥문동 20~40g을 물에 달여서 하루 3번에 나누어 끼니 뒤에 복용한다. 소갈로 물이 당기고 가슴이 답답하며 피부가 마르는 데 쓴다.
- ●**복용실례** 천문동, 의이인, 황백, 작약, 복령, 석곡, 상백피 등을 배합하여 폐가 병들어 농을 토하는 것을 다스린다.
- ●**주의사항** 성질이 차가운 약재이므로 소화기가 차거나 약하여 설사를 자주 하는 사람과, 소화가 잘되지 않는 이는 피하는 것이 좋다.

폐를 튼튼하게 하고 원기를 돋우며 겨울철 체력을 증진시켜 주고 기침과 천식을 예방하는데 뛰어난 효과가 있고 갈증해소는 물론 겨울철 감기 피로를 회복시켜 준다. 자양, 강장에 효과가 있고 혈당의 수치를 내려주어 당뇨에도 효과가 있다.

당뇨의 마른기침을 멎게 하고 피부가 건조할 때에 좋은 맥문동

당뇨에 걸리게 되면 열이 심하고
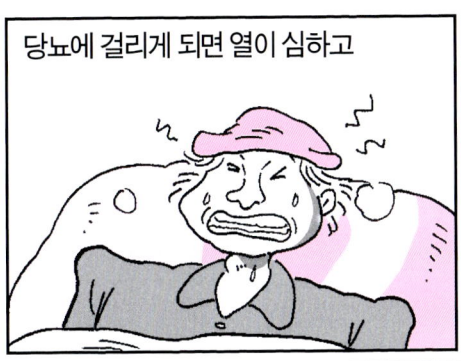

마른기침이 잦을 때가 많습니다.
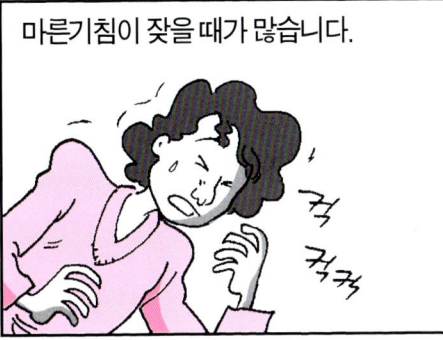

이때에는 맥문동 20~40g을 물에 달여서 하루 3번 식사 후에 복용하면 됩니다.
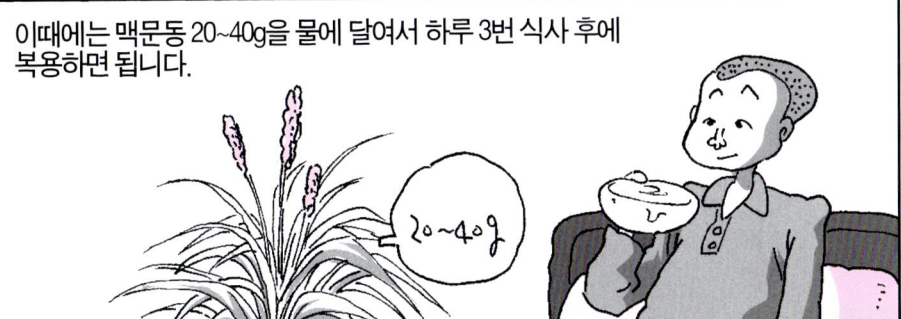

오래도록 복용하시면 당뇨로 인한 열이 내리고 마른기침을 멎게 해주면서
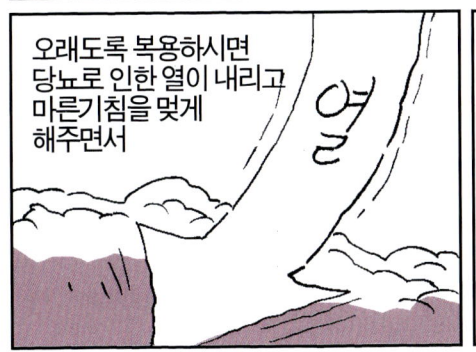

가슴이 답답하고 피부가 건조했을 때도 효과가 좋습니다
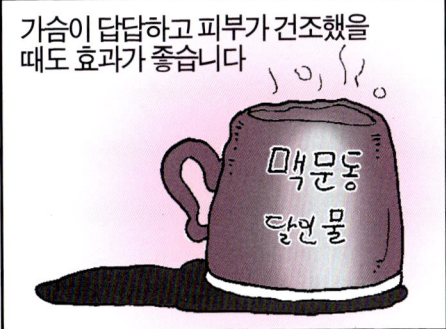

당뇨의 소갈증을 없어지게 하는
생 연뿌리(우절)

제조방법은 생 연뿌리를 짓찧어 즙을 낸 다음 꿀을 조금 타서 한번에 100ml씩 하루 2~3번 복용하면 됩니다. 이것은 소갈로 목이 마르고 심하게 배가 고픈 데 쓰기도 합니다.

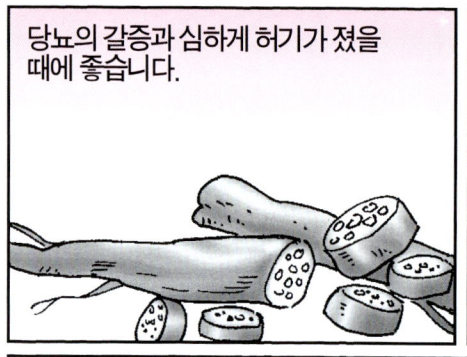

당뇨의 갈증과 심하게 허기가 졌을 때에 좋습니다.

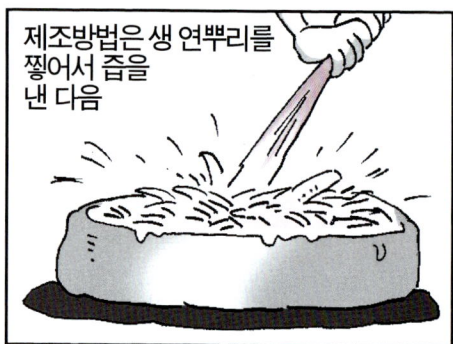

제조방법은 생 연뿌리를 찧어서 즙을 낸 다음

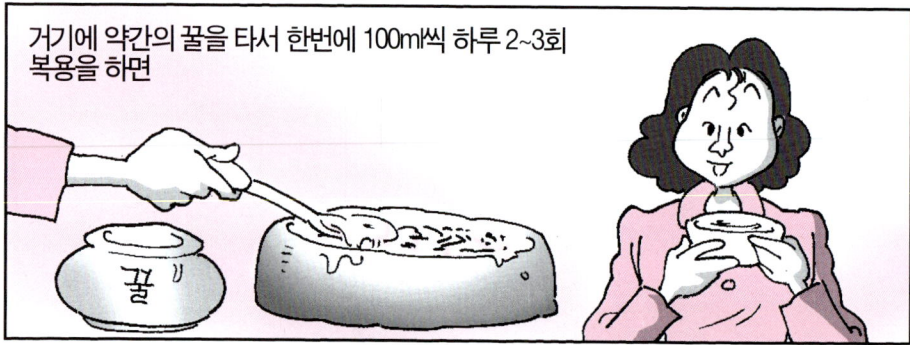

거기에 약간의 꿀을 타서 한번에 100ml씩 하루 2~3회 복용을 하면

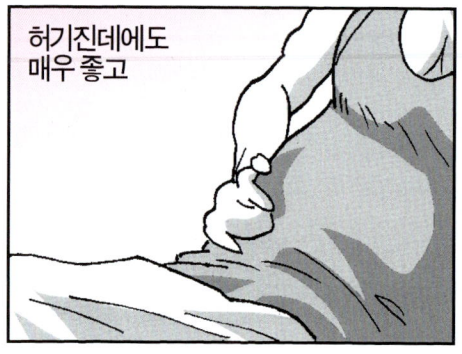

허기진데에도 매우 좋고

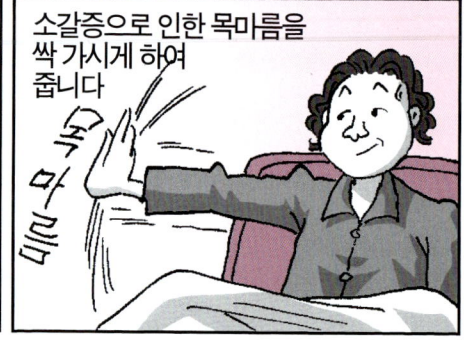

소갈증으로 인한 목마름을 싹 가시게 하여 줍니다

연

다년생 수생초본인 연꽃의 성숙한 뿌리

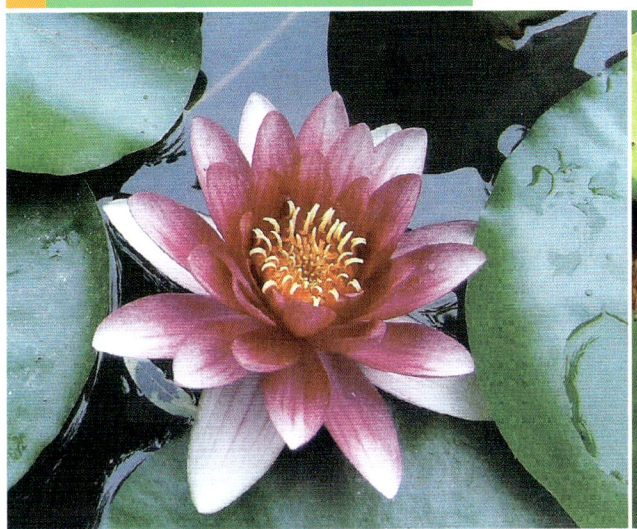
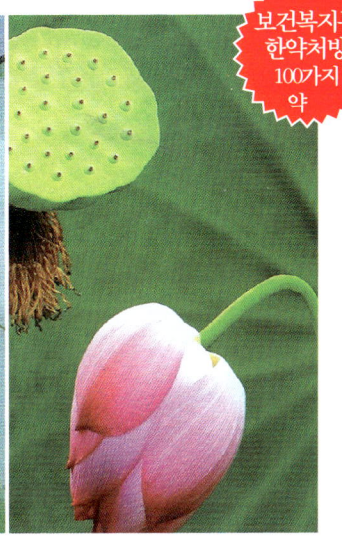

보건복지부 한약처방 100가지 약

● **식물의 형태** 뿌리는 옆으로 길게 뻗는다. 꽃은 7~8월에 연한 붉은색, 꽃턱은 원추형, 열매는 견과이고, 종자는 타원상 구형이다.

● **주요 함유 성분과 물질** 다량의 전분 및 raffinose, 단백질, 지방, 탄수화물, calcium, 철 등을 함유하고 있다.

● **약리 효과와 효능** 가슴이 두근거리면서 잠을 이루지 못하는 증상과 신장이 약하여 나타나는 유정과 대하 등에 효과를 나타낸다.

● **채집가공과 사용법** 가을에 과실이 성숙할 때 채취하여 씨를 제거한 후 말려서 이용한다.

● **효과적인 복용방법** 하루에 8~20g을 복용한다. 만드는 방법은 생 연뿌리를 짓찧어 즙을 낸 다음 꿀을 조금 타서 한번에 100㎖씩 하루 2~3번 복용하면 된다. 이것은 소갈로 목이 마르고 심하게 배가 고픈 데 쓴다.

● **복용실례** 용골, 익지인 등과 배합하여 소변이 뿌옇게 나오는 증상과 유정을 다스린다.

● **주의사항** 가슴과 배가 그득하고 답답하면서 변비가 있는 사람은 복용을 피해야 한다.

연자에는 콩팥기능 보강, 불면증, 정력증강에, 연잎에는 설사, 두통, 어지럼증, 코피, 야뇨증, 산후어혈치료에, 뿌리에는 각혈, 토혈, 치질 등의 지혈효과에, 암술에는 이질치료 등에 효과가 있다.

갈대

생약명: 노근

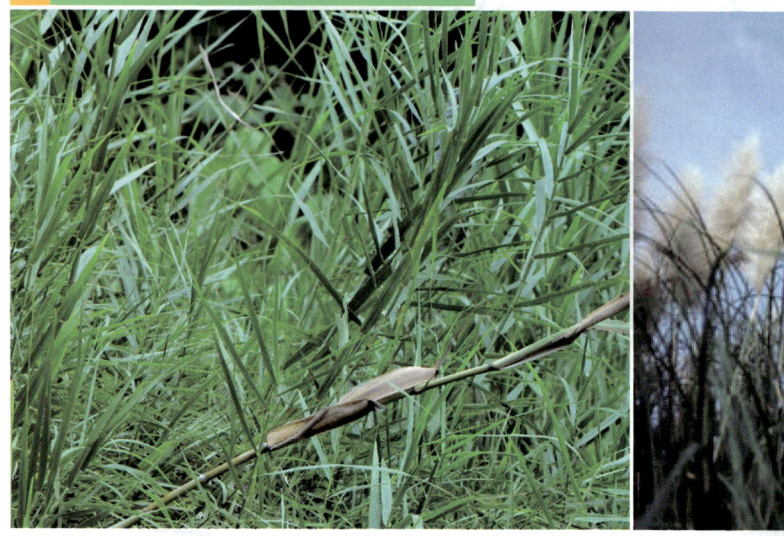
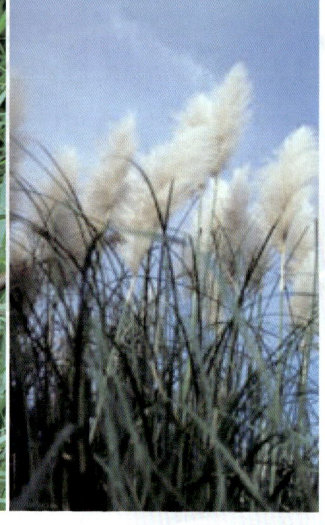

● 식물의 형태

다년생 높은 초본 식물이며 높이는 1~3m이다. 지하의 줄기는 굵고 옆으로 자란다. 줄기는 직립하고 속이 비어 있다. 개화기와 결실기는 7~10월이다. 강가에서 자란다.

● 약리 효과와 효능

열을 내려주고 체액의 분비를 촉진시키고 답답한 것을 없애고 구토를 그치게 한다. 그리고 이뇨 효과도 있다. 주로 열병 갈증, 위에 열이 나서 토할 때, 폐에 열이 나서 기침할 때, 폐렴으로 고름을 토할 때, 임증 등을 치료한다.

● 채집가공과 사용법

뿌리

사계절 모두 캘 수 있다. 채취 후에 싹과 잔뿌리 그리고 잎을 제거하여 신선할 때 사용하거나 햇볕에 말린다.

● 약초의 성질

맛은 달고 차가운 성질이 있다. 폐경과 위경에 속한다.

● 효과적인 복용방법

말린 약제 15~30g에 물 800ml를 넣고 약한 불에서 반으로 줄 때까지 달여 하루 2~3회로 나누어 마신다. 생것은 2배를 사용한다. 즙을 내어 마실 수 도 있다

당뇨의 소갈증과 목이 마르거나 빈혈, 배고플 때에 좋은
노근(생 갈뿌리)

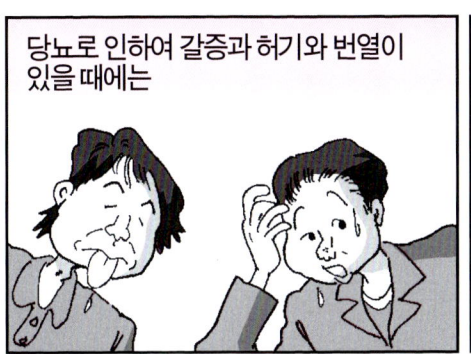

당뇨로 인하여 갈증과 허기와 번열이 있을 때에는

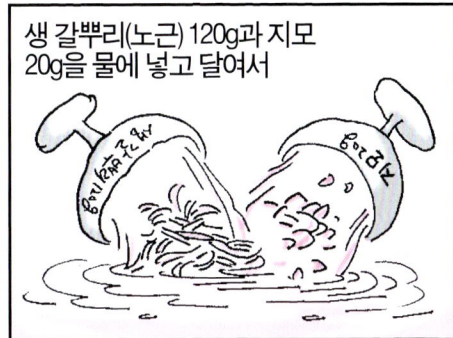

생 갈뿌리(노근) 120g과 지모 20g을 물에 넣고 달여서

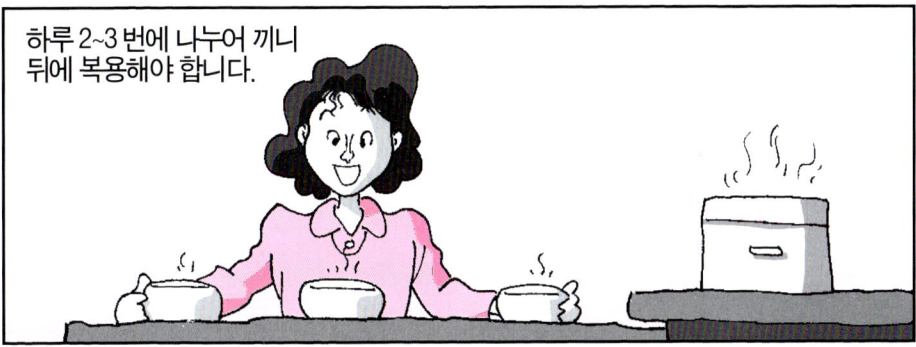

하루 2~3번에 나누어 끼니 뒤에 복용해야 합니다.

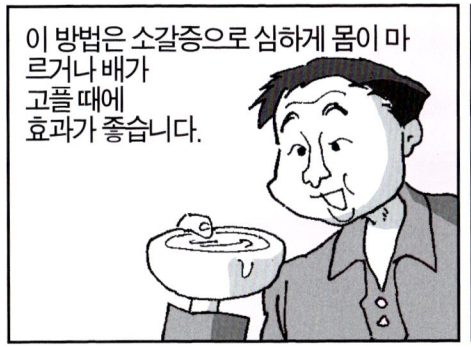

이 방법은 소갈증으로 심하게 몸이 마르거나 배가 고플 때에 효과가 좋습니다.

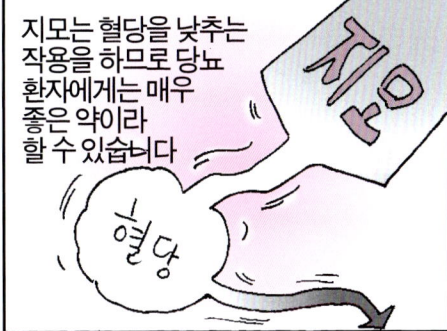

지모는 혈당을 낮추는 작용을 하므로 당뇨 환자에게는 매우 좋은 약이라 할 수 있습니다

당뇨로 인하여 극심한 허기를 채울때 좋은
콩

제조방법은 비지를 만들어 항상 먹습니다.

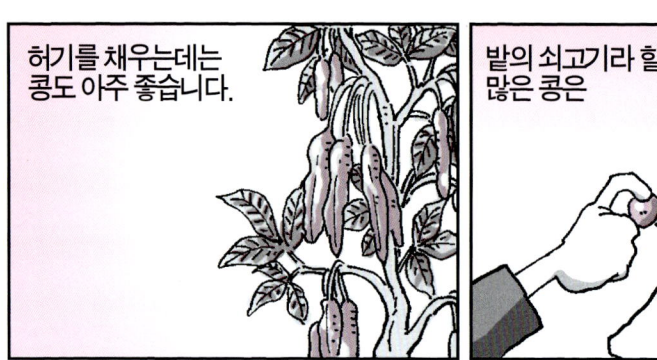

허기를 채우는데는 콩도 아주 좋습니다.

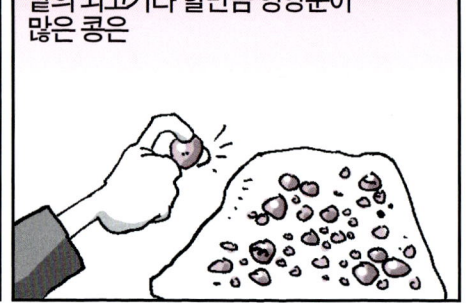

밭의 쇠고기라 할만큼 영양분이 많은 콩은

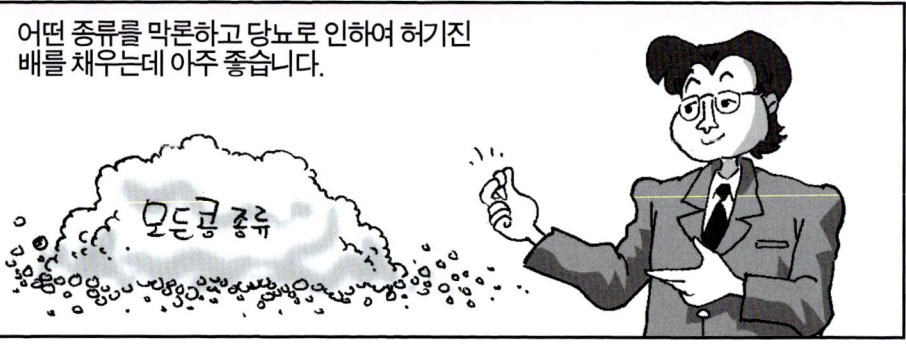

어떤 종류를 막론하고 당뇨로 인하여 허기진 배를 채우는데 아주 좋습니다.

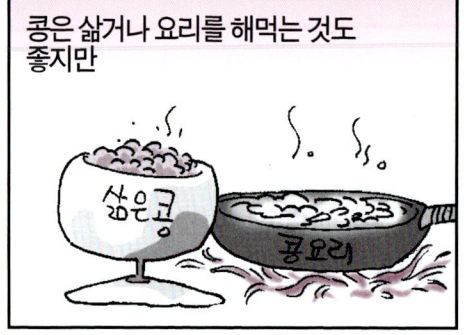

콩은 삶거나 요리를 해먹는 것도 좋지만

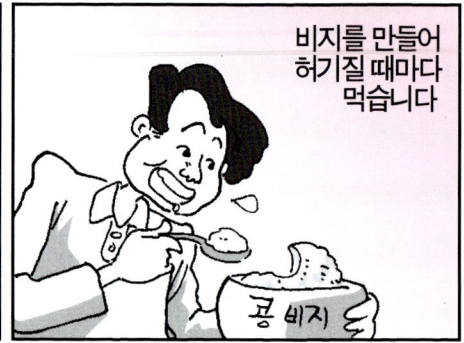

비지를 만들어 허기질 때마다 먹습니다

콩(담두시)

콩의 성숙한 종자를 발효 가공하여 건조한 것

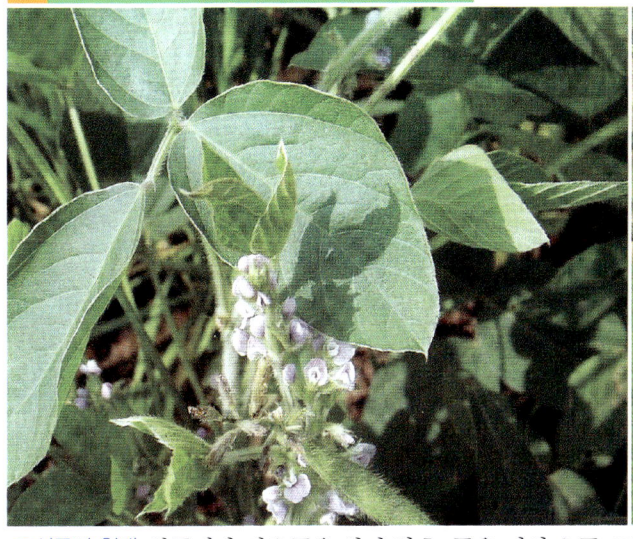
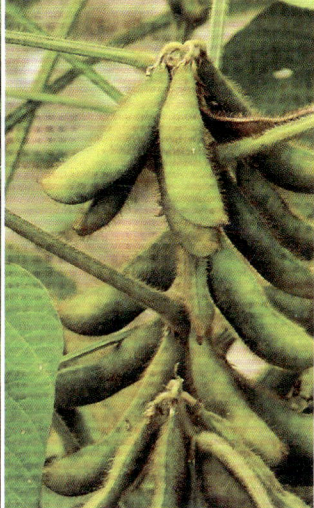

- ●**식물의 형태** 흰콩이나 검은콩을 삶아 발효, 콩을 쪄서 소금, 조피나무열매를 섞고, 3일간 발효 후 생강을 잘게 썰어 넣고 항아리에 넣어 뚜껑을 닫고 30~37℃, 7~14일간 두었다가 햇볕에 말려 조피열매는 버린다.
- ●**주요 함유 성분과 물질** Acetaldehyde, βAmyrin, Choline, Daidzin, 7-Dehydroavenasterol 등이 함유되어 있다.
- ●**약리 효과와 효능** 가볍게 땀을 내는 약으로 복용, 감기에 걸렸거나 가슴이 답답할 때, 불면증 등에 사용한다.
- ●**채집가공과 사용법** 콩을 가공하며 발효시켜 건조하여 사용, 분말 등으로 만들어 사용한다.
- ●**효과적인 복용방법** 8~16g을 내복한다. 만드는 방법은 비지를 만들어 항상 먹으면 좋다.
- ●**복용실례** 박하, 금은화, 연교 등을 배합하여 감기나 열병 초기를 다스린다.
- ●**주의사항** 열이 안 나고 오한기가 있는 사람은 피해야 한다.

콩의 주요 건강 효과에는 체중 감량, 골밀도 증강, 유방암 발병률 감소 등을 들 수 있다. 또한 콩의 풍부한 식이섬유가 급격한 혈당 상승을 억제하여 당뇨병 예방에 도움이 된다

시체(감꼭지)

낙엽교목인 감나무의 열매 꽃받침

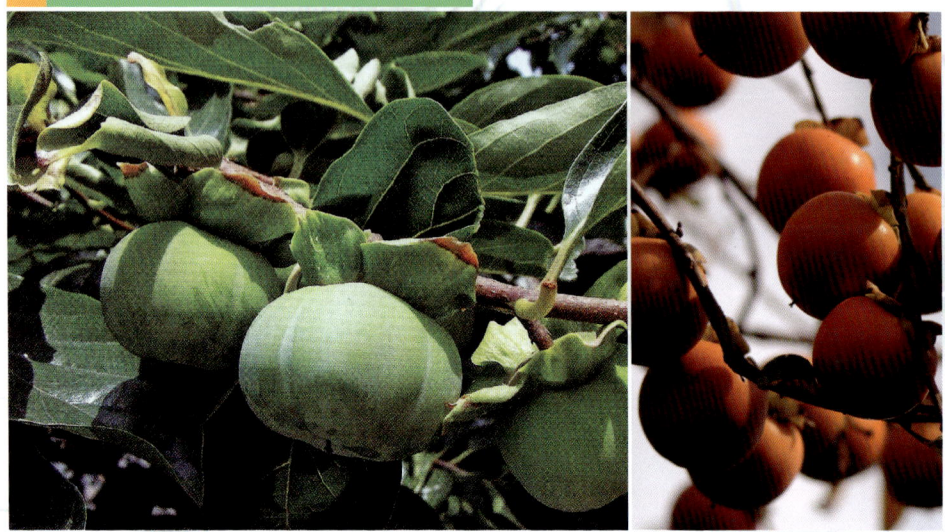

● **식물의 형태**

감꼭지는 감과실 밑부분에 있는 얇게 넷으로 갈라진 넓적한 꽃받침으로 지름 15~25mm, 두께 1~4mm이다.

● **주요 함유 성분과 물질**

Hydroxytriterpenic acid 0.37%, Oleanolic acid, Betulic acid, Ursolic acid, 포도당, 과당, 지방유, Tannin 등이 함유되어 있다.

● **약리 효과와 효능**

진정과 지사작용이 있으며 주로 딸꾹질을 멎게 하는데 차처럼 끓여서 마신다.

● **효과적인 복용방법**

정향, 생강 등과 배합하여 속이 차면서 딸꾹질을 하는 증상을 다스린다.

● **채집가공과 사용법** 가을에 성숙한 감의 꼭지를 채취하여 잡질을 제거한 뒤 햇볕에 말려서 이용한다.

● **복용법**

하루에 8~16g을 복용한다.

● **주의사항**

특별한 복용금기나 주의사항은 없다

당뇨환자의 소식하면서 허기를 없애주는
감

잘 익은 감을 간식으로 항상 먹습니다.

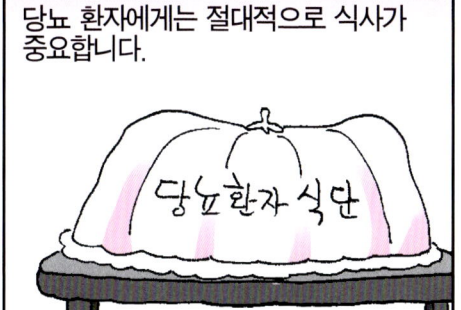

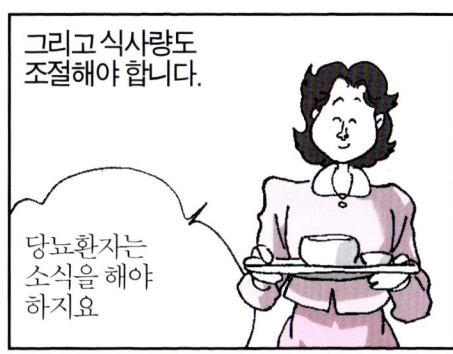

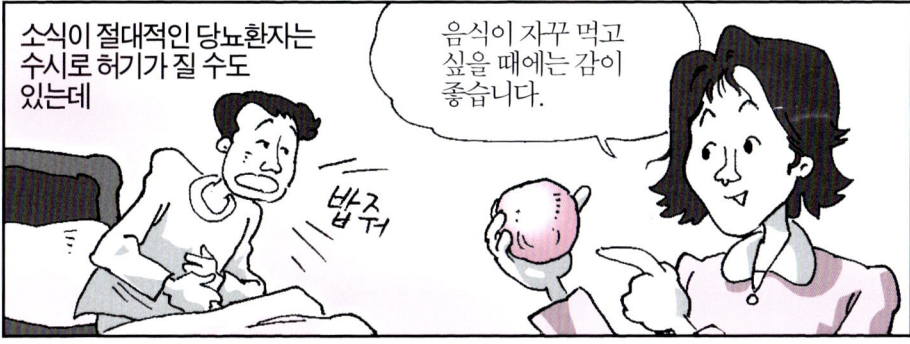

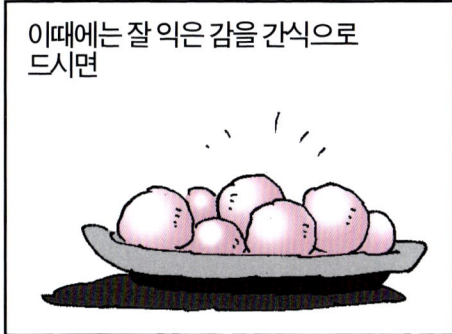

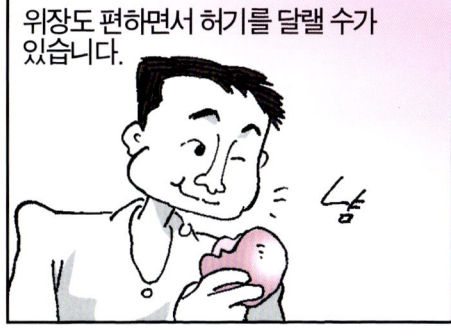

당뇨의 혈당을 낮추는데 좋은
누에 똥

누에똥을 노르스름하게 되도록 볶아서 곱게 가루로 만든 다음 한번에 2g씩 하루 3번 식후에 복용하면 됩니다.

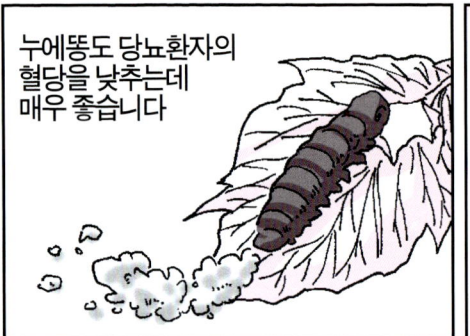

누에똥도 당뇨환자의 혈당을 낮추는데 매우 좋습니다

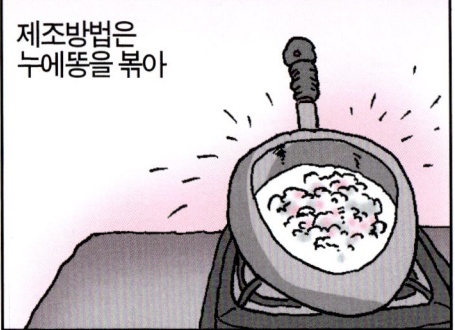

제조방법은 누에똥을 볶아

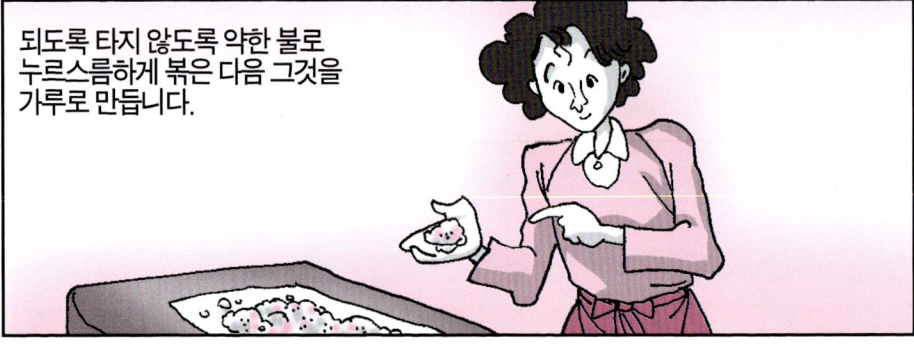

되도록 타지 않도록 약한 불로 누르스름하게 볶은 다음 그것을 가루로 만듭니다.

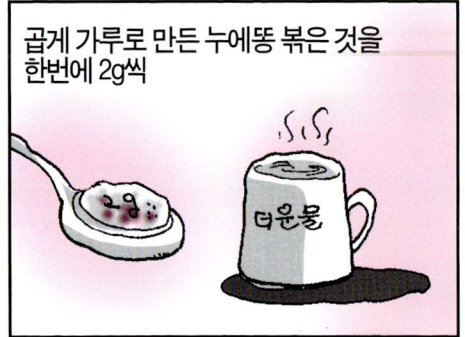

곱게 가루로 만든 누에똥 볶은 것을 한번에 2g씩

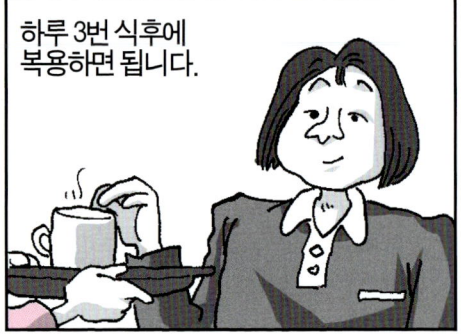

하루 3번 식후에 복용하면 됩니다.

누에

생약명: 잠사

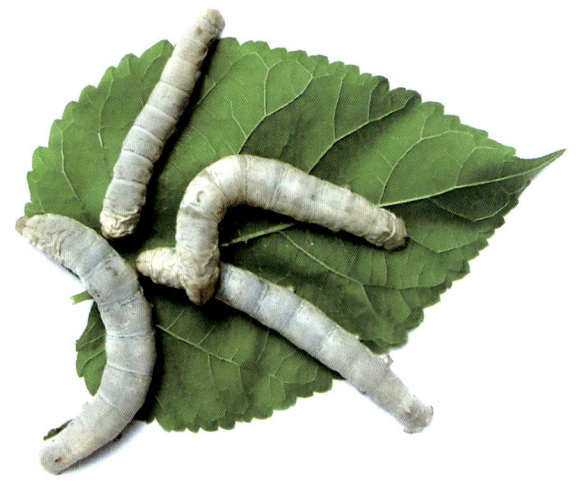

●약리 효과와 효능
풍한과 습을 없애고 경락을 통하게 해주고 혈액순환을 촉진해준다. 주로 풍습 비통, 사체불수, 풍진으로 인한 가려움, 토하고 설사함, 폐경, 자궁 출혈 등을 치료한다.

●식물의 형태
집누에 나방, 나방의 암컷과 수컷은 모두 흰 비늘이 있다. 길이는 1.6~2.3cm이고, 날개가 펼치면 3.9~4.3cm이 된다.

●주요 함유 성분과 물질
똥

채취시기
●여름에 둘 째 잠과 세 째 잠 잘 때 배출한 똥을 채집하여 이물을 제거하고 햇볕에 말린다.

●약초의 성질
맛은 달고 맵다. 따뜻한 성질이 있다. 간경, 비경, 위경에 속한다.

●사용방법
말린 약제5~10g에 물 800ml를 넣고 약한 불에서 반으로 줄 때까지 달여 하루 2~3회로 나누어 마신다

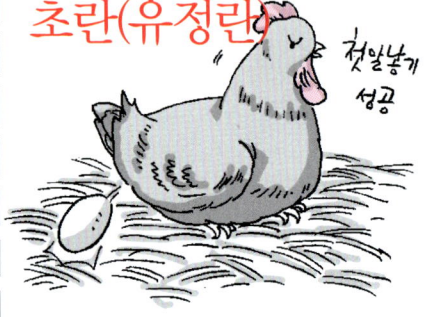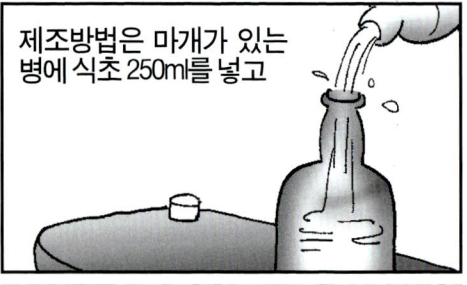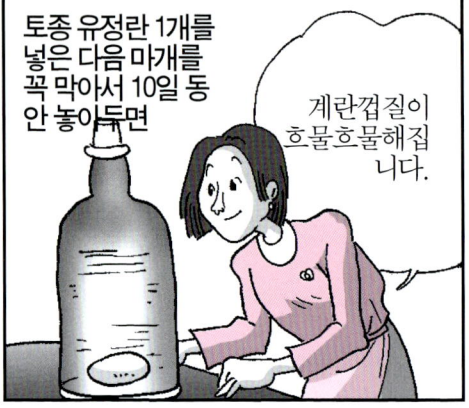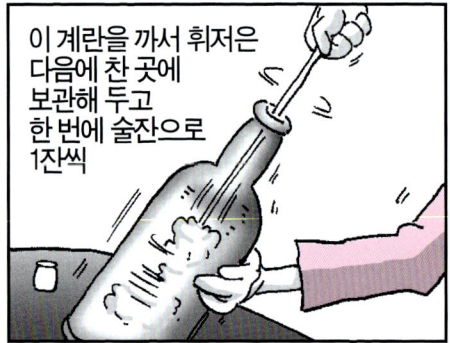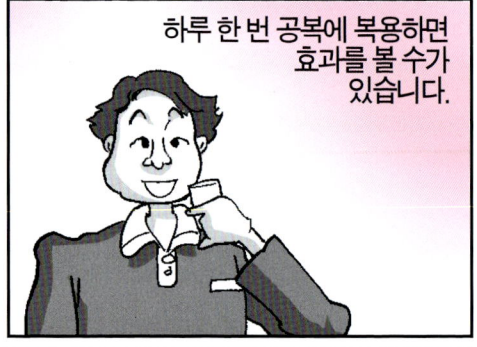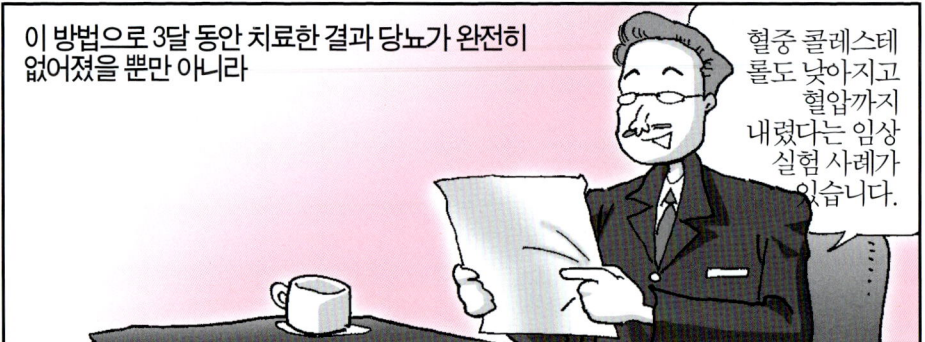

당뇨를 완화시키는데 좋은
팥과 호박, 다시마

제조방법은 팥, 다시마, 호박을 함께 삶아 맵게 간을 하여 조금씩 먹으면 당뇨에 효과가 있습니다.

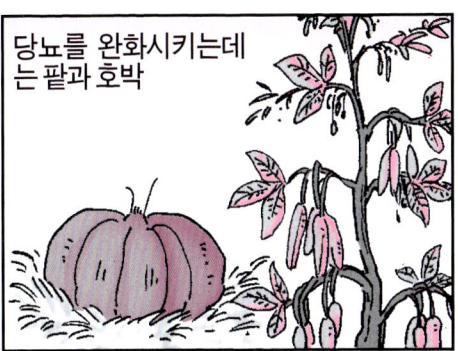

당뇨를 완화시키는데는 팥과 호박

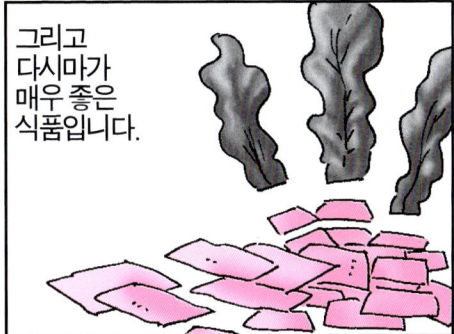

그리고 다시마가 매우 좋은 식품입니다.

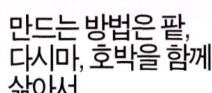

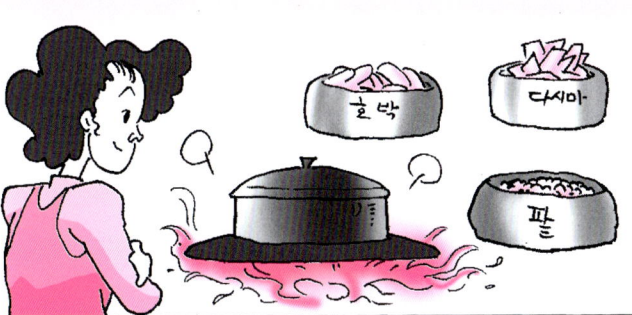

만드는 방법은 팥, 다시마, 호박을 함께 삶아서

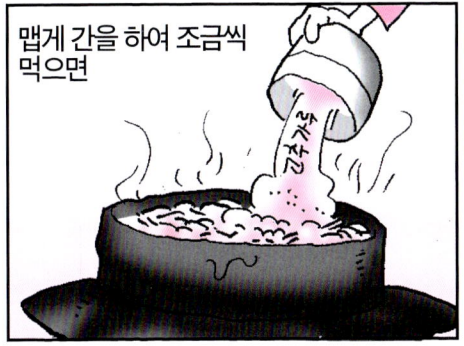

맵게 간을 하여 조금씩 먹으면

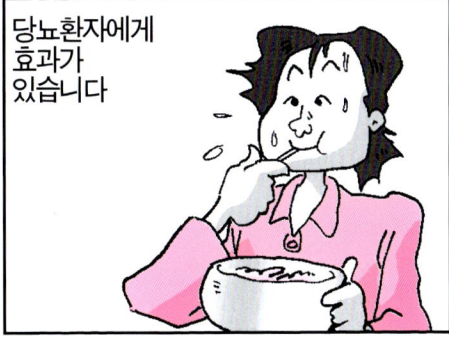

당뇨환자에게 효과가 있습니다

호박

생약명: 난과자

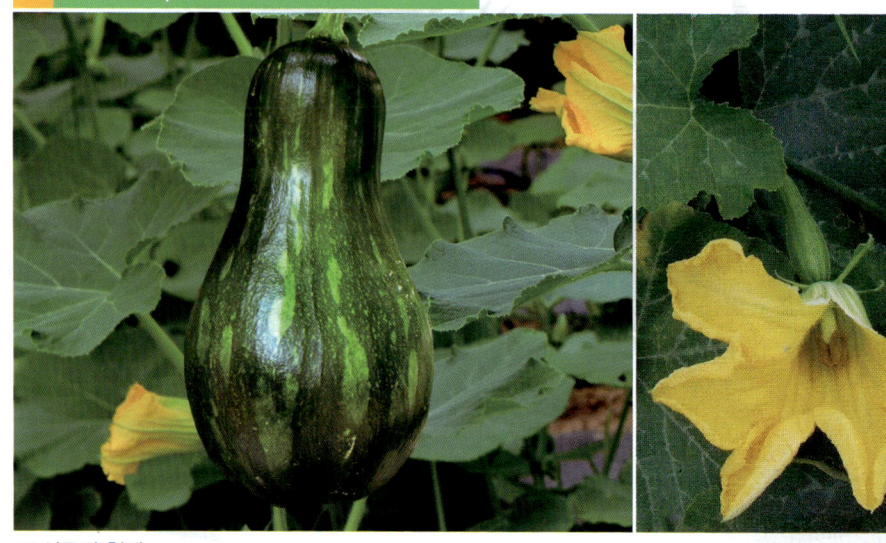

●식물의 형태

호박은 1년생 초본으로, 덩굴이 길게 자란다. 자웅동주이고 보통 760g 정도부터 8kg 이상의 대형 과일까지 열린다.

●약리 효과와 효능

살충 작용을 한다. 주로 조충, 회충, 흡혈충, 구충, 요충 등을 치료한다.

●약용부위

씨앗

●채집가공과 사용법

여름과 가을에 호박이 성숙하였을 때 채취한다.

●약초의 성질

맛은 달고 약성은 평하다. 위경과 대장경에 속한다.

●효과적인 복용방법

말린 약제 30~60g에 물 800ml를 넣고 약한 불에서 반으로 줄 때까지 달여 하루 2~3회로 나누어 마신다

당뇨병에 가장 좋아 3~4일만에 고치는 호박

제조방법은 설탕을 넣지 말고 찌든가, 삶든가, 장을 끓여서 매일 복용하면 3~4주 지나면 당뇨병이 낫는 수가 있습니다. 호박을 상시에 먹어도 건강에 좋습니다.

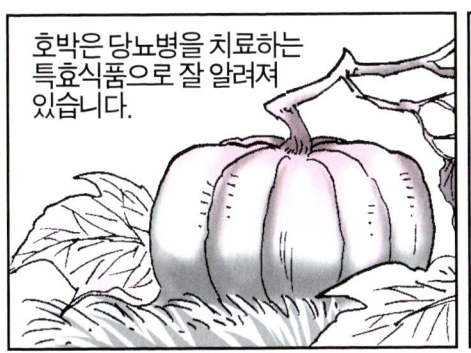

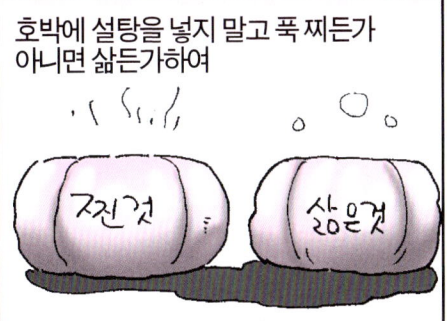

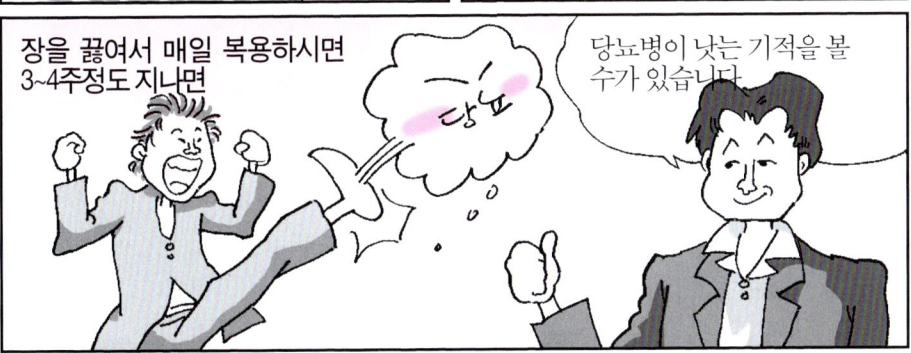

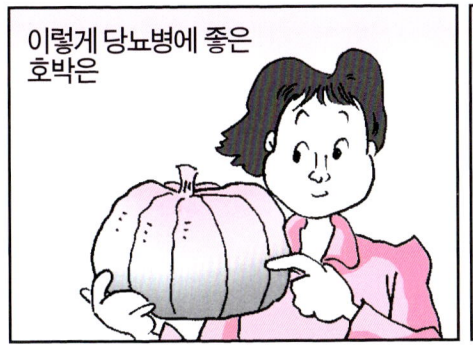

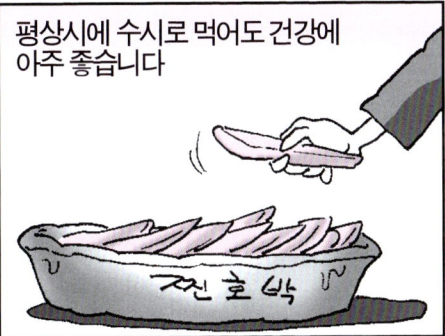

당뇨로 인하여 원기가 떨어졌을 때 좋은
붕어

큰 붕어의 내장을 빼내고 그 속에 찻잎이나 말린 감잎을 뱃속에 채워 넣은 다음 물에 적신 문종이로 싸서 불에 굽거나 30~40분을 찌면 되는데, 하루에 붕어 3마리를 1개월간 복용하면 됩니다.

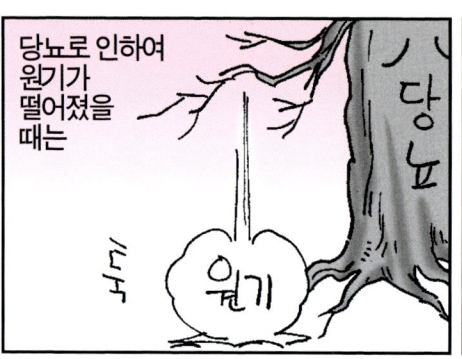

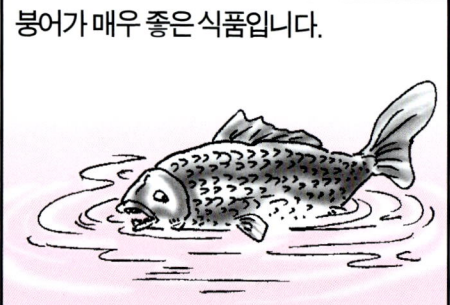

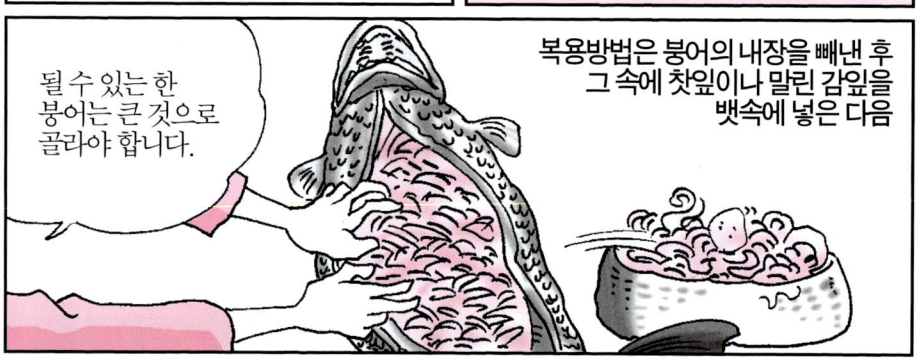

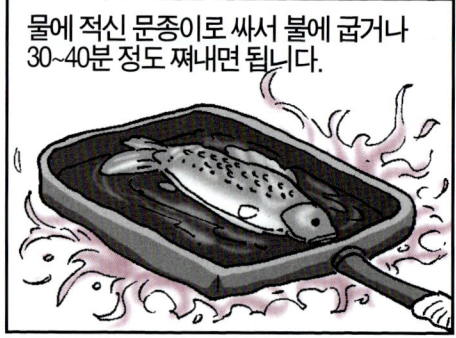

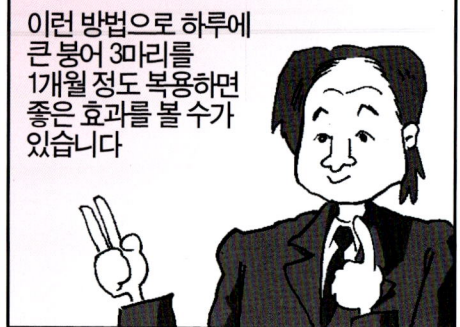

즉어(붕어)

물고기 붕어의 비늘과 내장을 제거한 몸체이다.

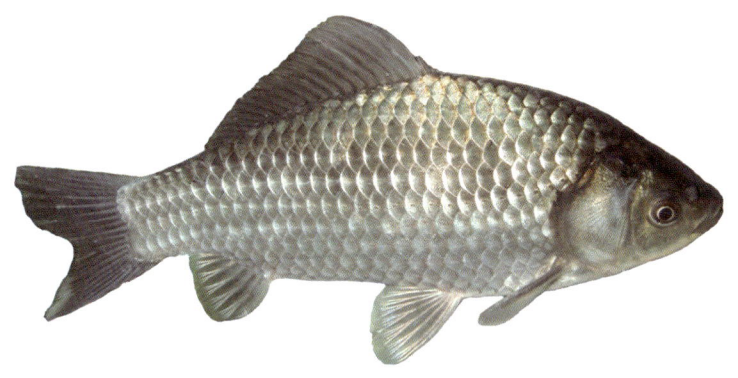

●형태와 특징
몸 전체가 납작하면서 높고 복부가 둥글다. 머리는 작고 주둥이가 뭉뚝하다.
●분포 수초가 자라는 얕은 호수나 연못에 서식한다.
●채집가공과 사용법 사시사철 잡을 수 있는데, 잡았을 때는 비늘과 내장을 제거하고 신선한 상태로 사용한다.
●주요성분 500g당 단백질 26g, 지방 2.4g, 탄수화물 0.2g, 회분 1.6g등을 함유하고 있다.
●약리 효과와 효능
속을 따뜻하게 하고 위를 편안하게 하고, 수기를 소통시켜 부스럼이나 종창을 삭히는 효능이 있다.
●약리효능 효과
위가 받지 않아 음식물을 구토하는 것, 비위허약, 식욕부진 등을 치료한다.
●복용법 1~2마리를 사용한다.
●약재의기미와 성질 맛이 달고 성질이 따뜻하다

당뇨의 혈당을 낮추는데 좋은
석고

물 한사발에다가 석고 40g과 입쌀 한 홉을 넣어서 충분히 달인 다음 찌꺼기는 짜서 버리고 액만 하루에 3번 식전에 복용하면 됩니다.

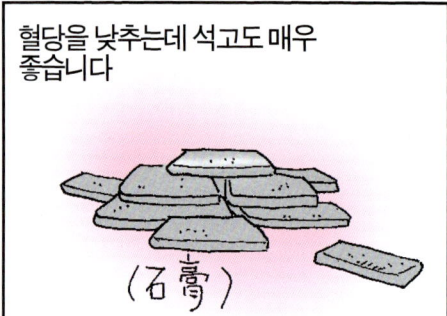
혈당을 낮추는데 석고도 매우 좋습니다

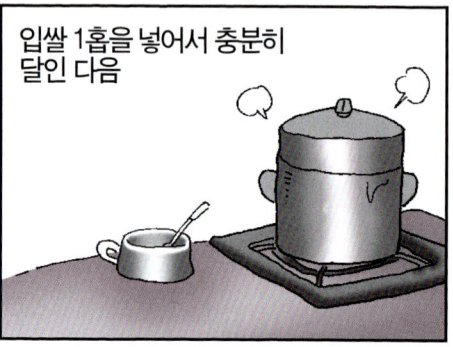
입쌀 1홉을 넣어서 충분히 달인 다음

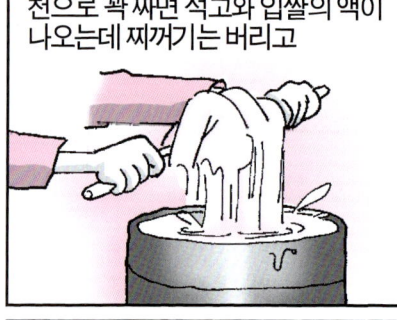
천으로 꽉 짜면 석고와 입쌀의 액이 나오는데 찌꺼기는 버리고

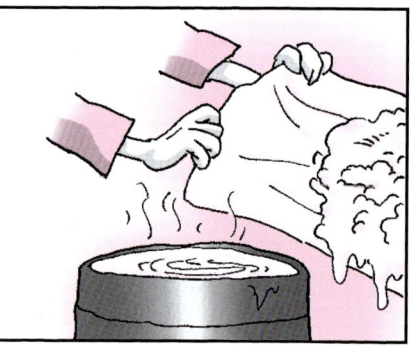

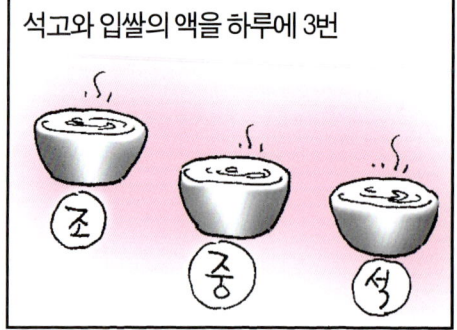
석고와 입쌀의 액을 하루에 3번

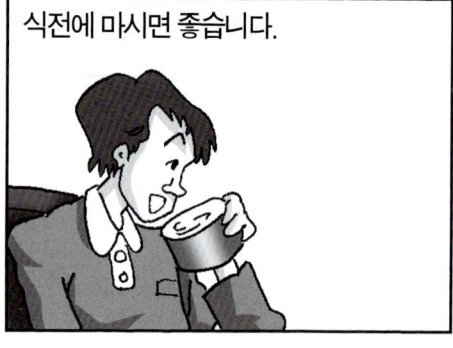
식전에 마시면 좋습니다.

당뇨의 혈당을 낮추는데 좋은 머루

물 1사발에다가 물이 어른 머루덩굴 30g을 넣어서 충분히 달인 다음 찌꺼기는 짜서 버리고 하루 3번 식전에 복용하면 되는데, 15~20일간 계속해서 복용하면 효과가 있습니다. 머루는 포도과의 낙엽덩굴나무입니다. 왕머루와 비슷하지만 잎 뒷면에 붉은색을 띤 갈색털이 있으며 흑자색의 열매가 달립니다.

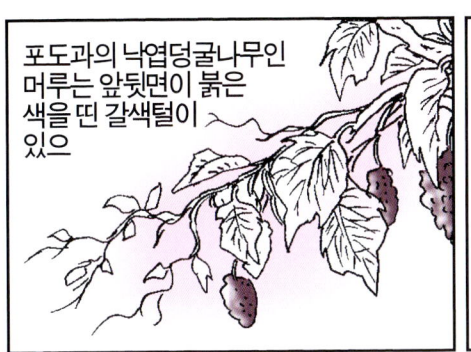

포도과의 낙엽덩굴나무인 머루는 앞뒷면이 붉은색을 띤 갈색털이 있으

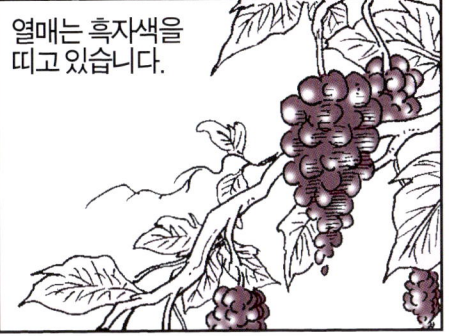

열매는 흑자색을 띠고 있습니다.

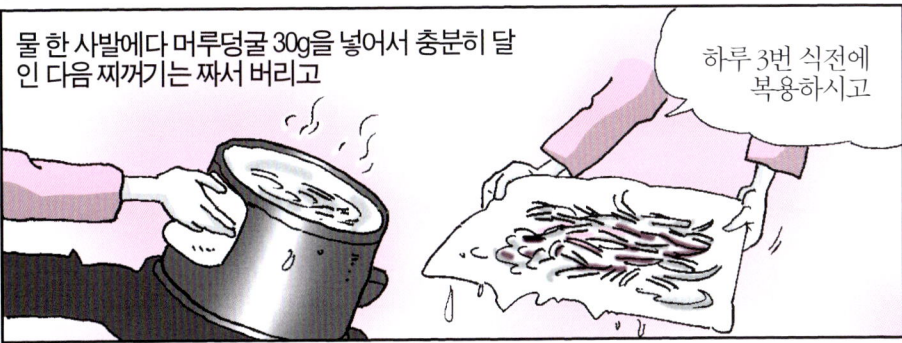

물 한 사발에다 머루덩굴 30g을 넣어서 충분히 달인 다음 찌꺼기는 짜서 버리고

하루 3번 식전에 복용하시고

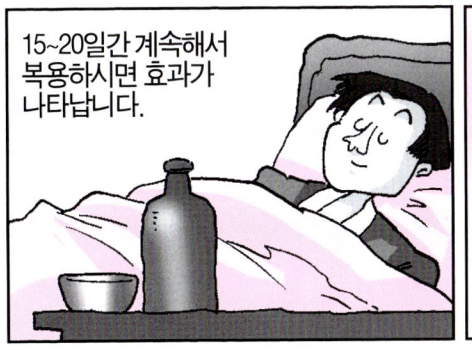

15~20일간 계속해서 복용하시면 효과가 나타납니다.

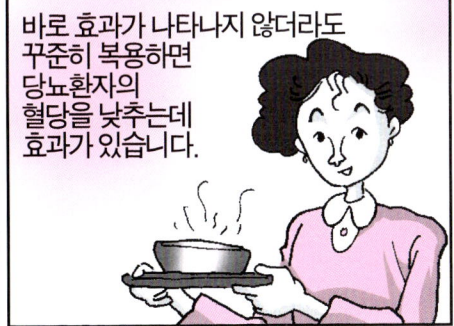

바로 효과가 나타나지 않더라도 꾸준히 복용하면 당뇨환자의 혈당을 낮추는데 효과가 있습니다.

심한 당뇨환자가 완화되는 효과를 볼 수 있는
팔도부미

제조방법은 물 5홉에다가 팔부도미 1홉을 향기롭게 볶아서 넣은 다음 물이 반쯤 되게 끓인 다음 차 대신에 계속해서 복용하면 됩니다.

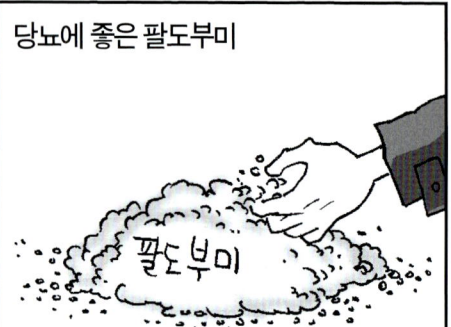

당뇨에 좋은 팔도부미

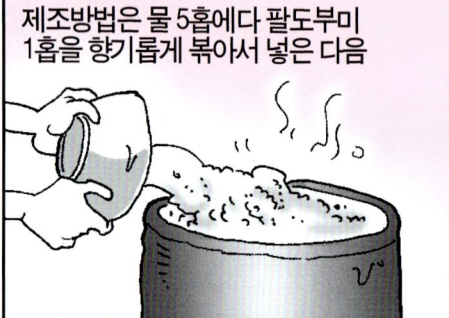

제조방법은 물 5홉에다 팔도부미 1홉을 향기롭게 볶아서 넣은 다음

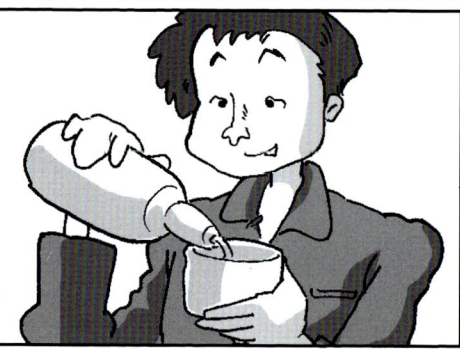

그 물이 절반이 되도록 끓여서 보리차처럼 자주 마시면 되는데

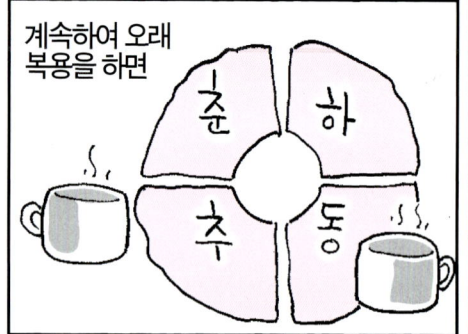

계속하여 오래 복용을 하면

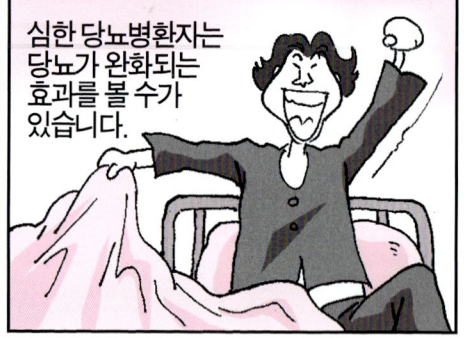

심한 당뇨병환자는 당뇨가 완화되는 효과를 볼 수가 있습니다.

당뇨병으로 몸이 쇠약해졌을 때 효과가 있는
토끼

산토끼나 집토끼의 간을 생것으로 하루에 1개씩 아침 식전에 복용하면 됩니다. 이밖에 토끼의 고기를 먹는 것도 좋습니다.

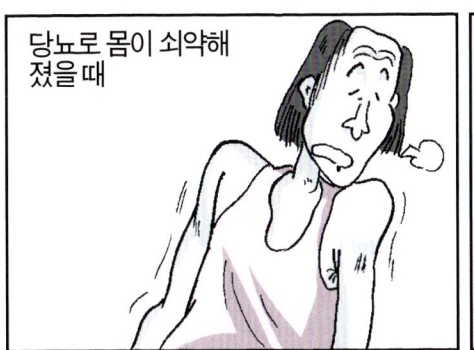

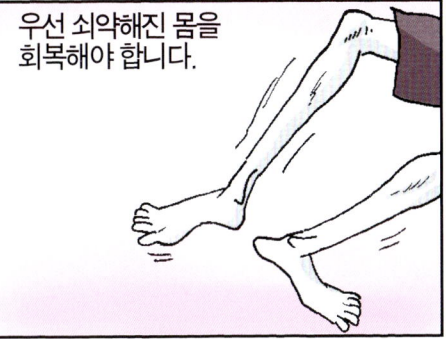

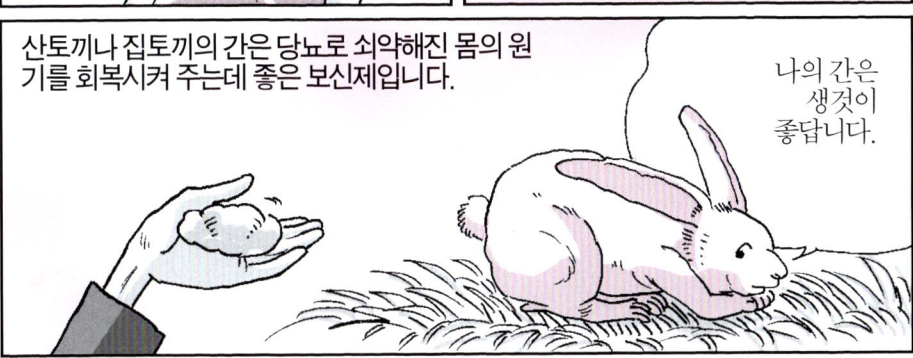

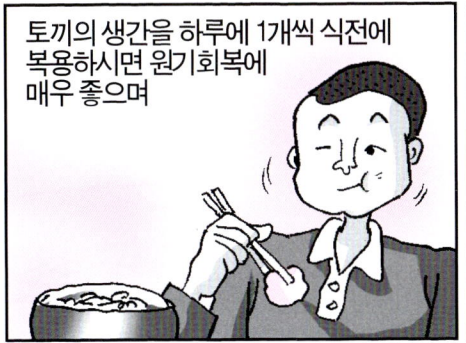

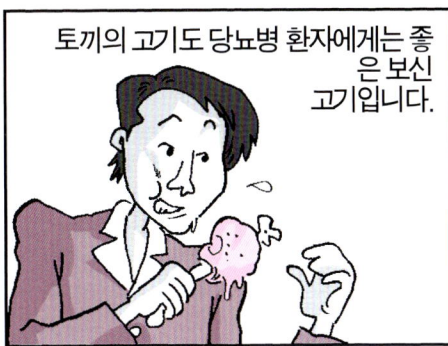

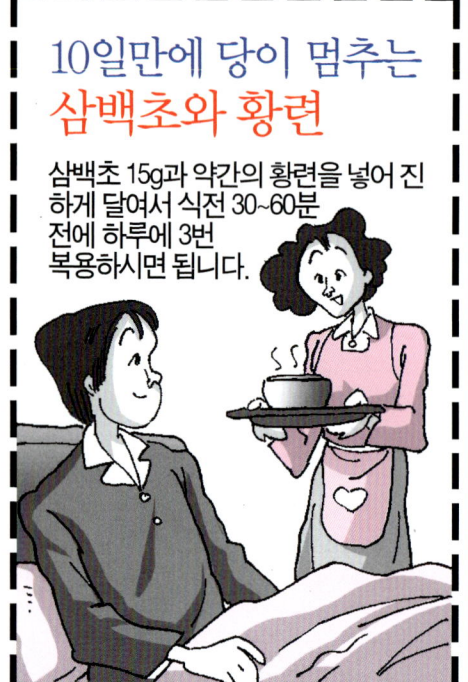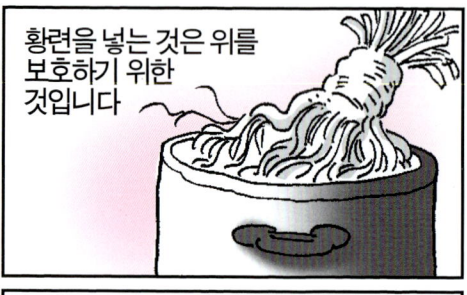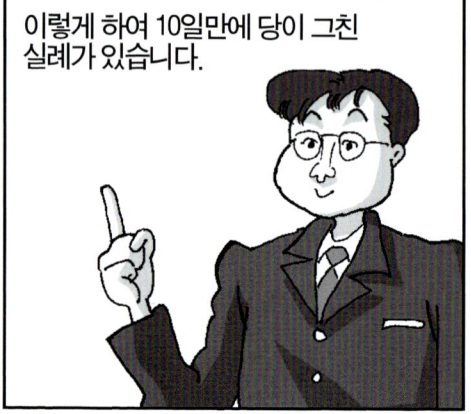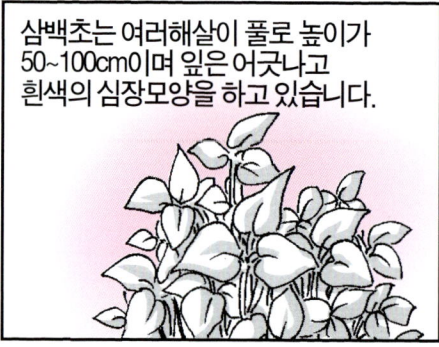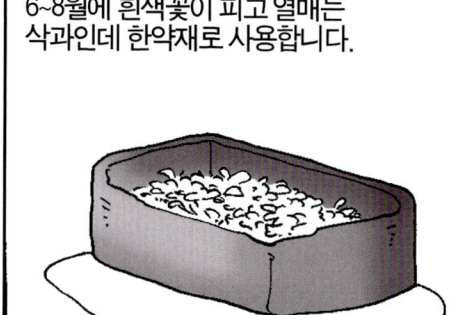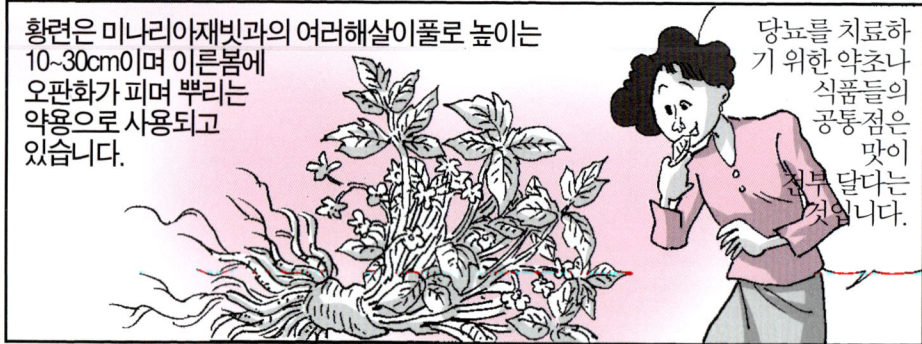

삼백초

생약명: 삼백초

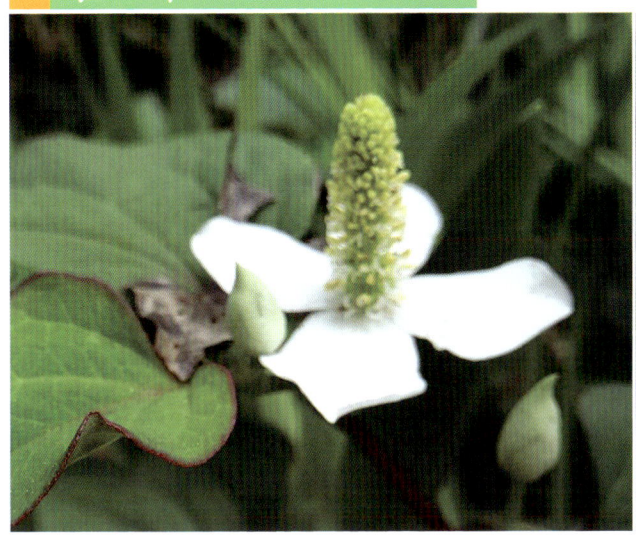
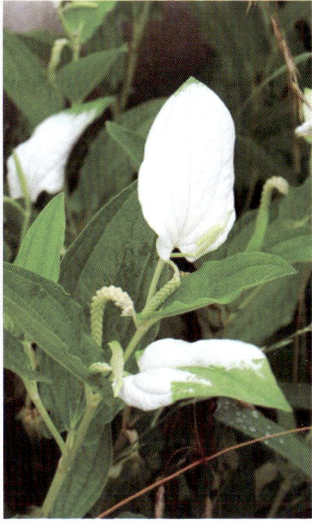

● 식물의 형태

다년생 습생 식물이며 높이는 1m이 된다. 지하줄기는 잔뿌리가 있다. 줄기는 직립하고 굵다. 잎은 단생이며 대생엽이다. 개화기는 5~8월이고 결실기는 6~9월이다. 냇가와 연못 옆 물과 가까운 곳에서 자란다.

● 약리 효과와 효능

열을 내려주고, 소변을 잘 보게 한다. 해독하며, 수종을 없애준다. 주로 열성, 혈성 소변 잘 나오지 않을 때, 수종, 각기, 황달, 이질, 대하, 종기, 습진, 뱀 물린데 등을 치료한다.

● 약초의 성질

맛은 달고 맵다. 차가운 성질이 있다. 비경, 신경, 담경, 방광경에 속한다.

● 약용부위

지상부분

● 채집가공과 사용법

일년 내내 채취할 수 있으며, 여름과 가을은 가장 좋다. 지상부분을 채취하여 깨끗이 씻어 햇볕에 말린다

당뇨병의 특효약인
으름덩굴과 감초

제조방법은 물 1홉에 으름덩굴(木通) 2돈과 감초 5돈을 넣어서 물로 반쯤 되게 달여서 이것을 하루 분으로 정해서 몇 번을 나누어 복용하면 당뇨에 특효입니다.

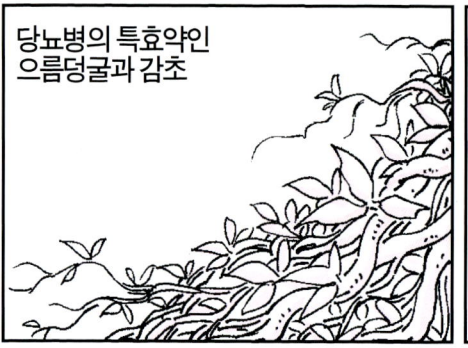

당뇨병의 특효약인 으름덩굴과 감초

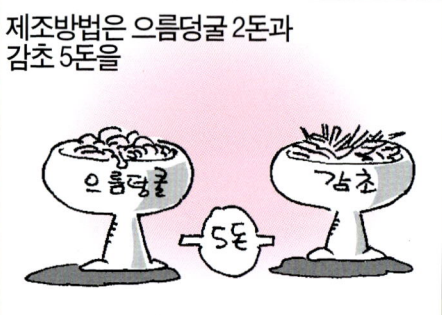

제조방법은 으름덩굴 2돈과 감초 5돈을

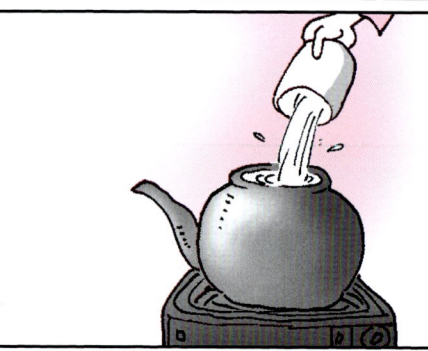

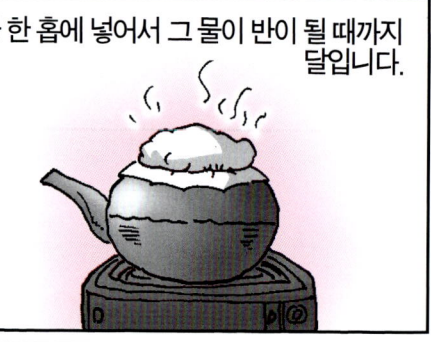

물 한 홉에 넣어서 그 물이 반이 될 때까지 달입니다.

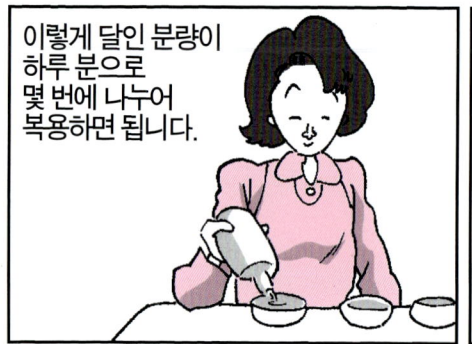

이렇게 달인 분량이 하루 분으로 몇 번에 나누어 복용하면 됩니다.

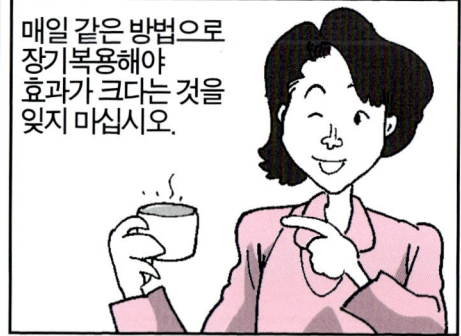

매일 같은 방법으로 장기복용해야 효과가 크다는 것을 잊지 마십시오.

으름덩굴

생약명: 목통

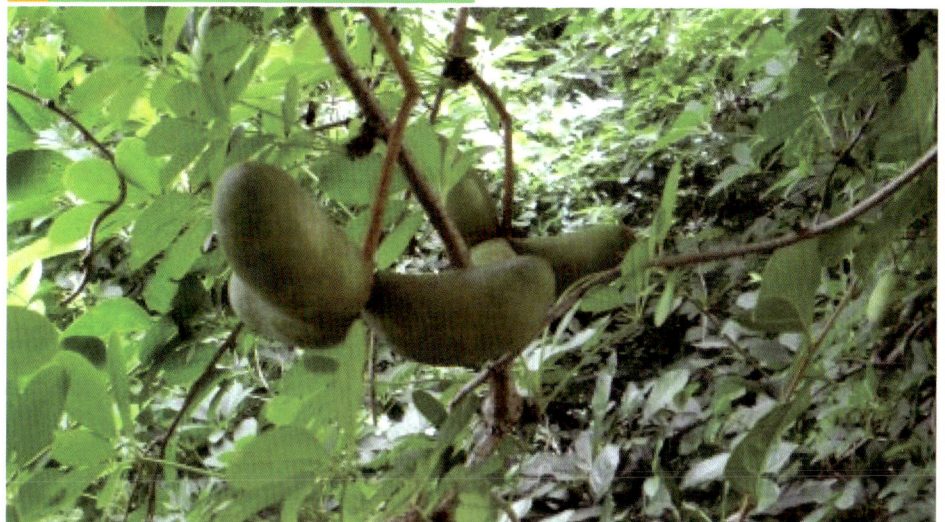

●식물의 형태
낙엽 덩굴 식물이며 길이는 3~15m이다. 털이 없다. 잎은 복엽이다. 작은 줄기는 회녹색이다. 개화기는 4~5월이고 결실기는 8월이다.

●약리 효과와 효능
열을 내려주고 소변을 잘 나오게 한다. 혈과 맥을 잘 통하게 한다. 주로 소변이 붉고 잘 나오지 않고, 수종, 가슴이 열나며 답답한 것, 인후통증, 혀와 입속의 염증, 류머티즘, 젖이 나오지 않을 때, 폐경, 생리통 등을 치료한다.

●약용부위 줄기

●채집가공과 사용법
심은 지 5~6년부터 열매를 맺는다. 가을이나 겨울에 묵은 덩굴을 베서 햇볕에 말리거나 온돌에 말린다.

●약초의 성질
맛은 쓰고 차가운 성질이 있다. 심경, 소장경, 방광경에 속한다.

●사용방법
말린 약제 2~5g에 물 800ml를 넣고 약한 불에서 반으로 줄 때까지 달여 하루 2~3회로 나누어 마신다

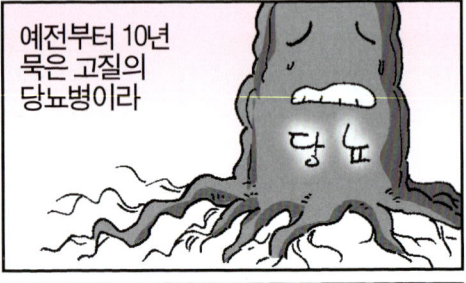
예전부터 10년 묵은 고질의 당뇨병이라

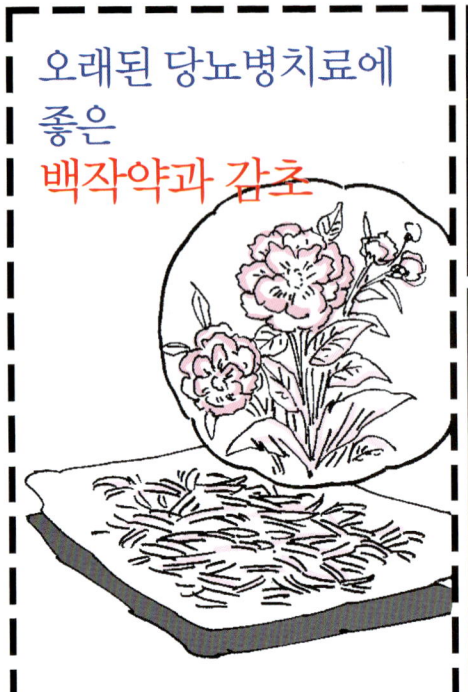
오래된 당뇨병치료에 좋은
백작약과 감초

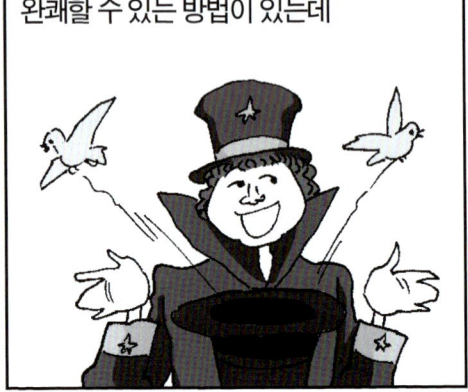
완쾌할 수 있는 방법이 있는데

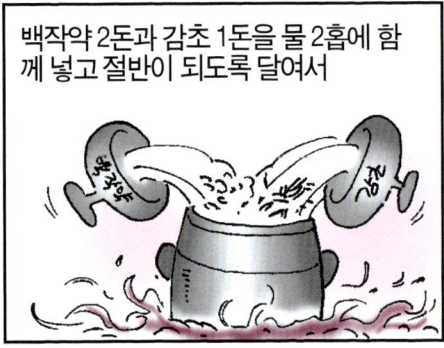
백작약 2돈과 감초 1돈을 물 2홉에 함께 넣고 절반이 되도록 달여서

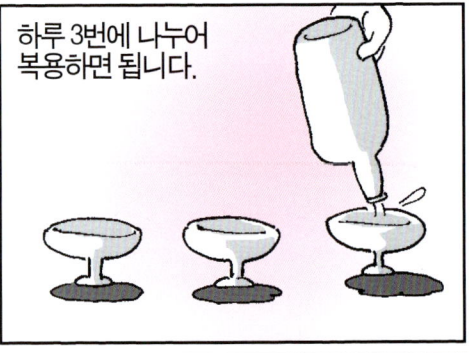
하루 3번에 나누어 복용하면 됩니다.

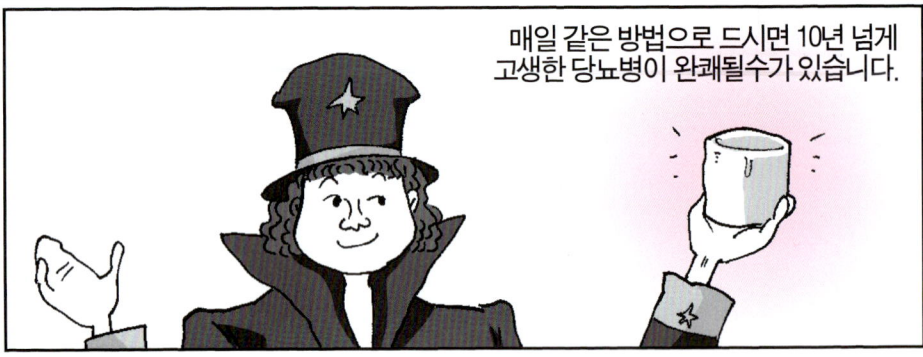
매일 같은 방법으로 드시면 10년 넘게 고생한 당뇨병이 완쾌될수가 있습니다.

감초

다년생 초본인 감초의 뿌리

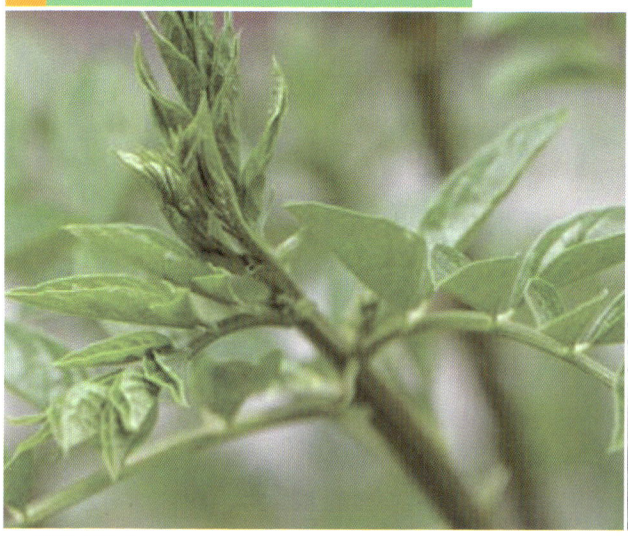
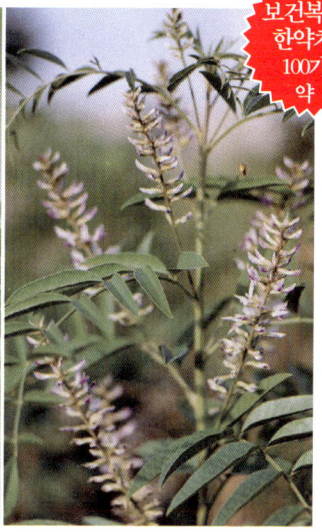

보건복지부 한약처방 100가지 약

●**형태와 특징**

뿌리는 땅속 깊이까지 뻗고 줄기는 1m 가량 자라는데 잎은 어긋나며 우상복엽으로 타원형이다.

●**주요 함유 성분과 물질** Glycyrrhizin, Liquiritigenin, Glucose, Mannitol, Malic acid, Asparagine 등이 함유되어 있다.

●**약리 효과와 효능**

해독, 강심, 간보호, 항염증, 항궤양, 진정, 항알레르기, 억균, 항암, 콜레스테롤배설, 위산도 저하, 기침과 가래를 삭힌다.

●**채집가공과 사용법** 봄과 가을에 뿌리를 캐서 잔뿌리는 제거하고 물로 씻어 햇볕에 말리어 사용한다.

●**효과적인 복용방법**

하루 2~9g을 가루약, 알약, 달여서 먹는다.

●**복용실례** 위궤양과 십이지장궤양 등으로 배가 아파 복부를 펼 수 없는 경우 감초, 작약을 각 8g씩 물에 넣고 달여서 수시로 복용하면 통증을 완화시킬 수 있다

●**주의사항** 열을 내리며 해독을 목적으로 사용할 때는 생으로 그대로 쓰고 비위를 따뜻하게 하며 기를 보할 목적으로 사용할 때는 볶아서 사용한다.

향등골나물(패란) 향등골나물의 전초를 말린 것

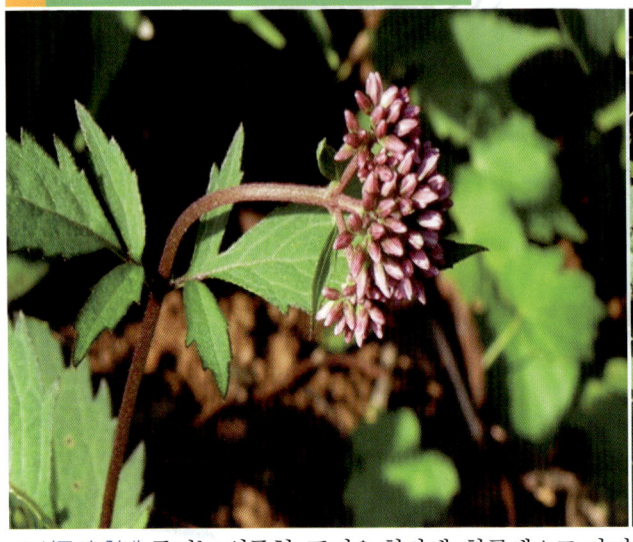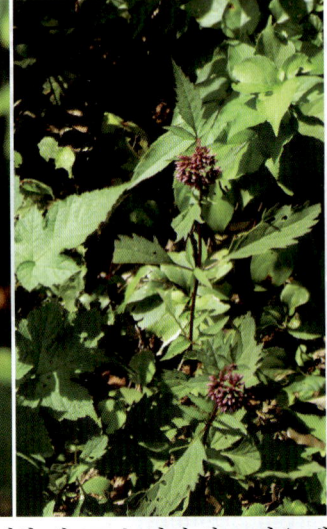

●식물의 형태 줄기는 원주형, 표면은 황갈색~황록색으로 마디와 세로로 능선이 있고, 맛은 맵고 성질은 평하다.

●주요 함유 성분과 물질 p-cymene, nerylacetate, 5-methyl thymol ether 등이 함유되어 있다.

●약리 효과와 효능 혈압강하, 생리조정하며 부종, 황달에 약용하고, 설태와 구취, 오심, 구토 증상에 좋다.

●채집가공과 사용법 여름철 꽃이 필 때 전초를 베어 햇볕이나 그늘에서 말린다.

●효과적인 복용방법 하루 4.5~9g, 신선한 것은 9~15g을 달여 먹는다.

 향등골나물을 달여서 복용해도 효과가 있다. 만드는 방법은 물 2홉에 향등골나물의 잎 3돈을 넣어 물 반이 되게 달여서 차대신 복용하면 된다.

●복용실례 곽향, 박하, 후박 등과 배합하여 여름철 감기로 오한 발열이 있고 가슴과 머리가 답답한 증상을 다스린다.

●주의사항 진액이 부족한 사람이나 기가 허하고 약한 사람은 복용을 피해야 한다.

 뿌리는 생리통을 완화시키고 생식기관을 활성화시키며 통풍, 류머티즘, 신장, 방광 질환에 효과적이다. 달인 액은 발한을 일으켜 발열에 대한 치유 효과가 있어서, 감기치료에 뛰어난 효과가 있다. 냉기나 습기가 원인이 되어 생긴 근육 류머티즘 치료에도 사용된다. 이 식물의 친키 성분은 약한 항염증 효과가 있는 것으로 입증되었다

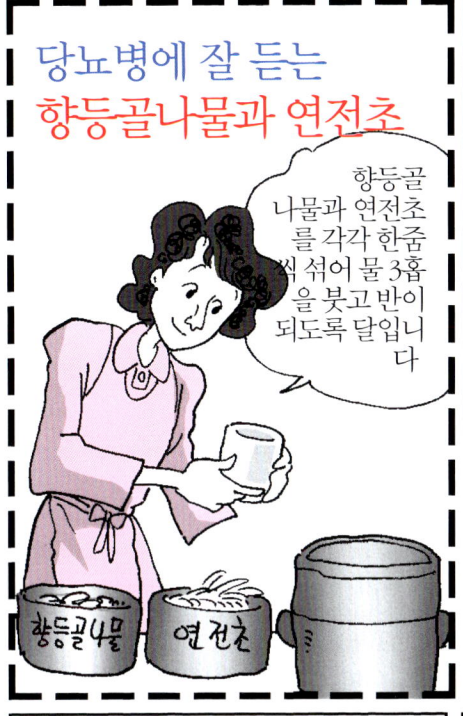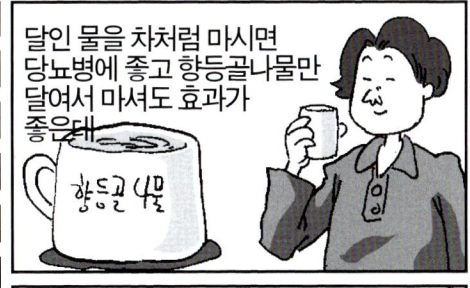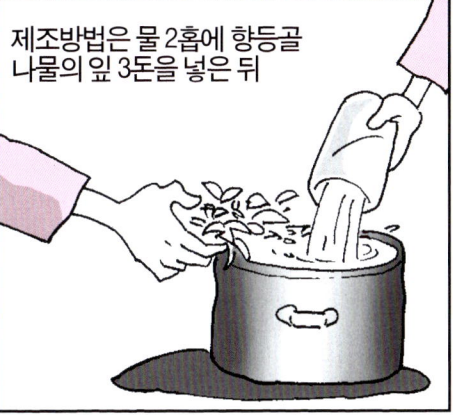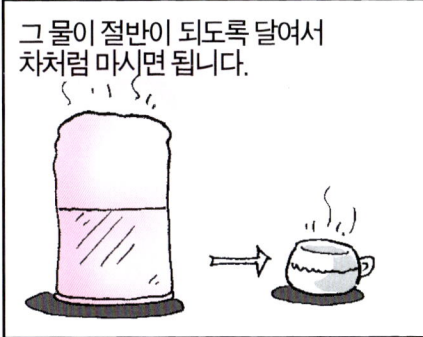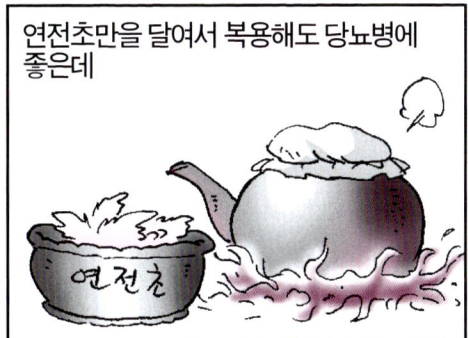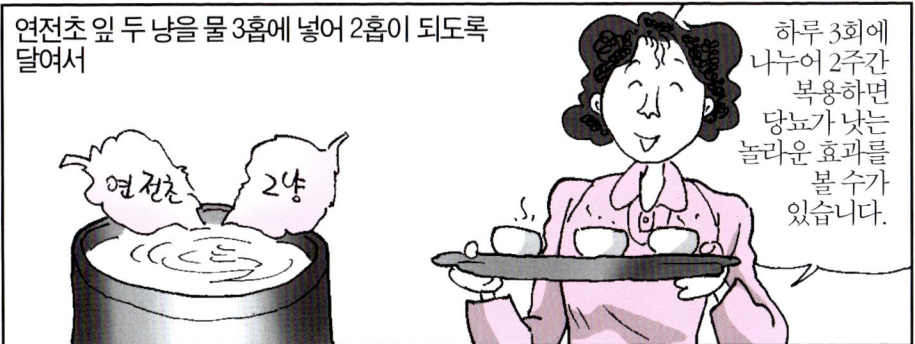

당뇨로 인한 갈증에 큰 효과를 볼 수 있는
볏짚

제조방법은 볏짚의 속을 태워 그 재를 그릇에 담고 물을 많이 부어두면 처음에는 흐린 물이 우러나오지만 차차 맑아집니다. 맑은 물을 한 컵씩 목이 마를 때 마시면 큰 효과를 볼 수 있습니다.

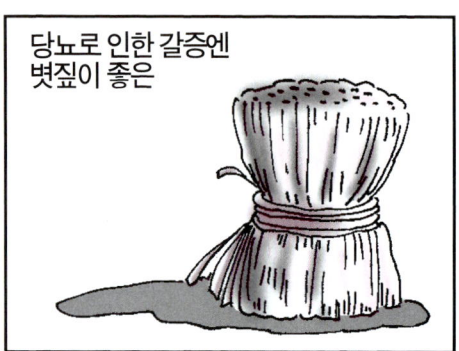

당뇨로 인한 갈증엔 볏짚이 좋은

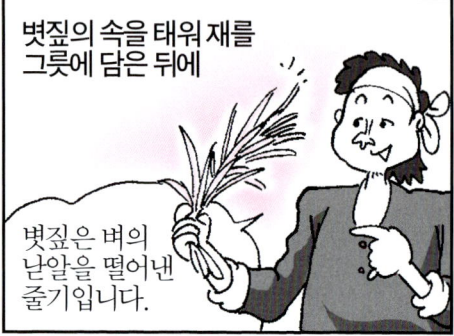

볏짚의 속을 태워 재를 그릇에 담은 뒤에

볏짚은 벼의 낟알을 떨어낸 줄기입니다.

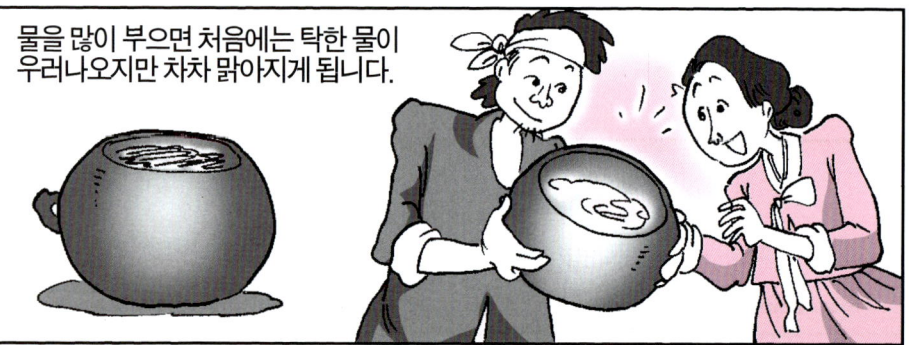

물을 많이 부으면 처음에는 탁한 물이 우러나오지만 차차 맑아지게 됩니다.

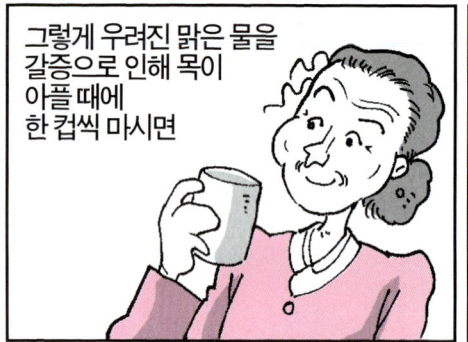

그렇게 우려진 맑은 물을 갈증으로 인해 목이 아플 때에 한 컵씩 마시면

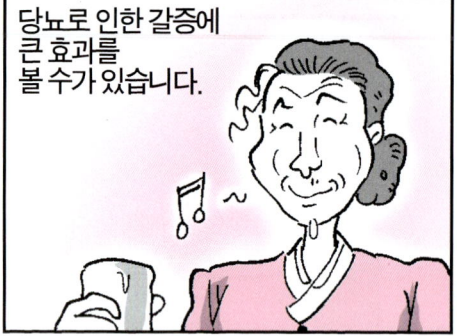

당뇨로 인한 갈증에 큰 효과를 볼 수가 있습니다.

수시로 복용하면 당뇨병 환자가 큰 효과가 있는
배와 꿀조청

제조방법은 배를 강판에 갈아 즙을 내서 꿀물을 반반씩 섞어서 달여 조청처럼 만들어 수시로 복용하면 큰 효과를 볼 수 있습니다.

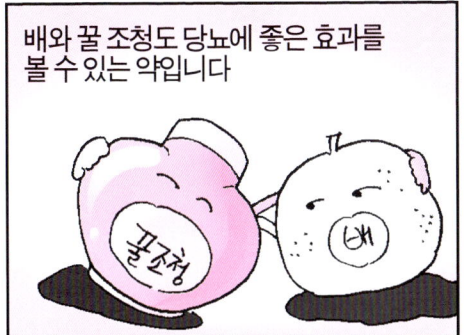

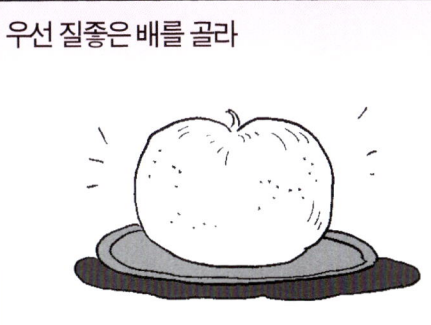

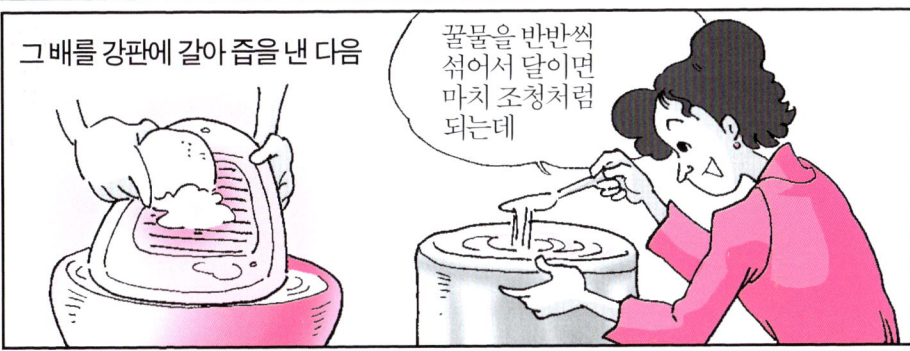

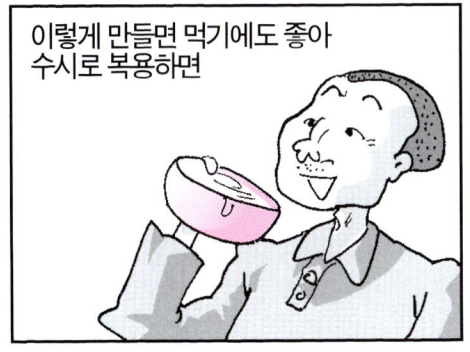

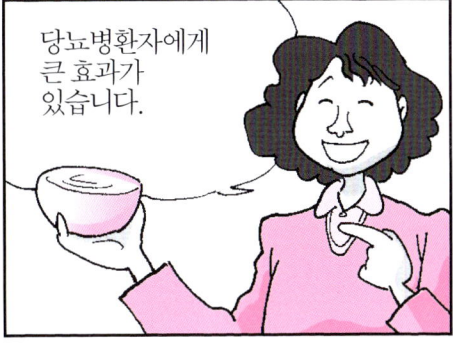

전라(우렁)

전라과의 연체동물 논우렁이의 전체이다.

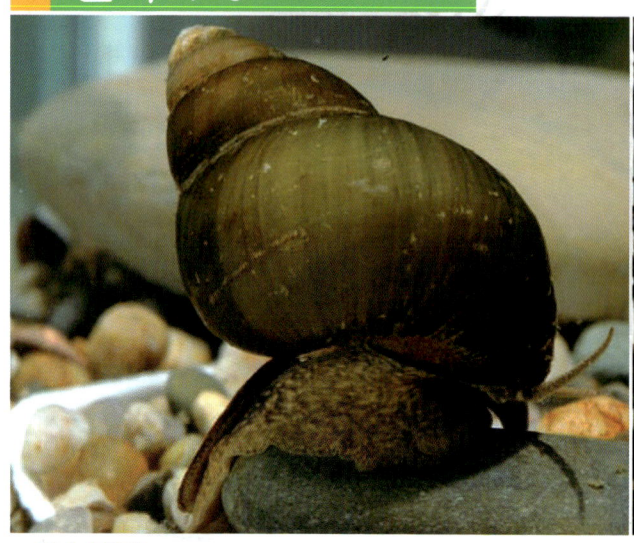
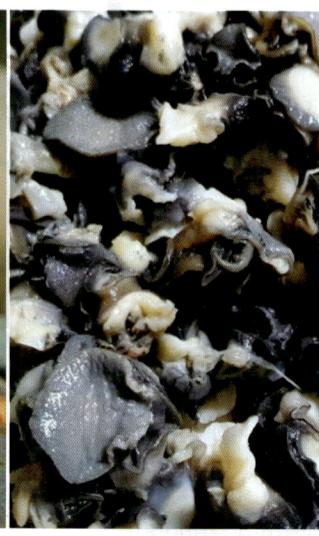

●형태와 특징
논우렁이 껍질은 비교적 크고 원기둥형이며, 껍질은 딱딱하면서 얇다.

●분포
수초가 무성한 호수나 저수지, 연못이나 논 등에서 서식한다.

●채집가공과 사용법
봄에서 가을까지 잡아 맑은 물에 깨끗이 씻은 다음 신신한 생으로 사용한다.

●주요 함유 성분과 물질
섭취할 수 있는 부분 100g당 물 81g, 단백질 10.7g, 지방 1.2g, 탄수화물 4g 및 비타민 등이 함유한다.

●약리 효과와 효능
열을 식힘, 수를 원활하게 빼고 갈증을 없애는 효능이 있다.

●약리효능 효과
소변이 붉고 시원하지 못한 증상, 치질, 중이염 등을 치료한다.

●효과적인 복용방법
3~5개를 사용한다.
성미는 달고 짜고 차가우며 독이 없다. 귀경은 간경, 비경, 방광경에 작용한다

갈증과 오줌이 잦은 증세 완화에 좋은
우렁

갈증이 심하여 물 잔을 들고 있어야 할 정도이고 오줌이 잦은 증세가 있을 때 복용합니다. 제조방법은 물 1말에다가 우렁이 5되를 넣어 하룻밤동안 담근 후 우러나온 물을 복용하면 됩니다. 한번 우려낸 물은 버리고 매일 한번씩 물을 갈아줍니다. 또한 우렁이를 끓인 물을 마셔도 효과를 볼 수가 있습니다.

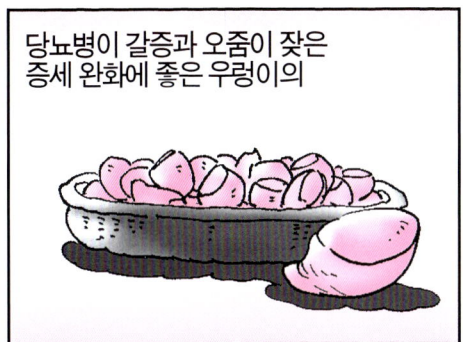

당뇨병이 갈증과 오줌이 잦은 증세 완화에 좋은 우렁이의

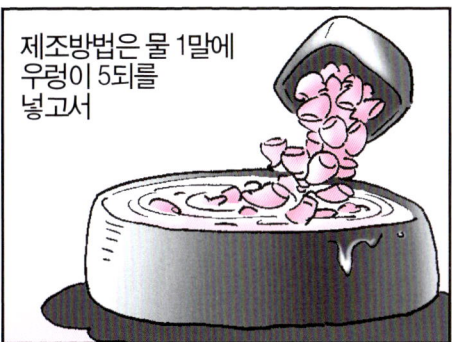

제조방법은 물 1말에 우렁이 5되를 넣고서

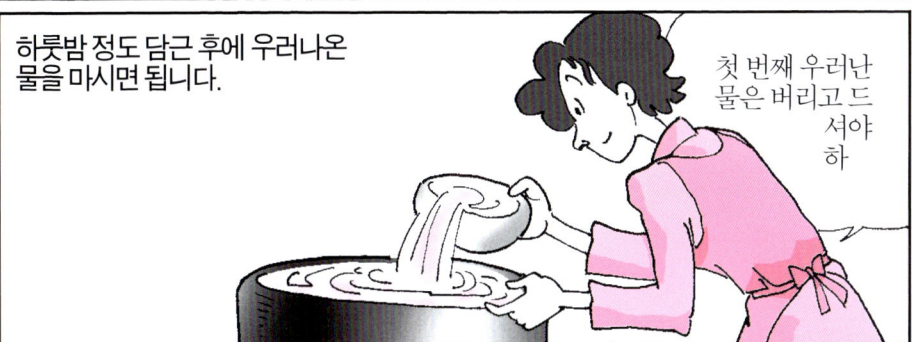

하룻밤 정도 담근 후에 우러나온 물을 마시면 됩니다.

첫 번째 우러난 물은 버리고드셔야 하

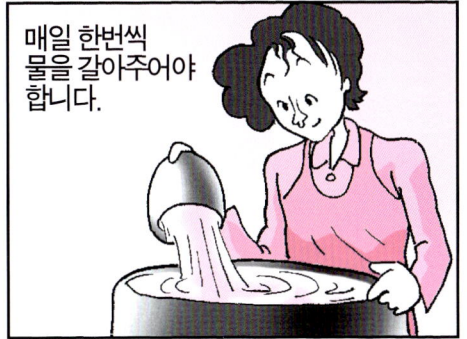

매일 한번씩 물을 갈아주어야 합니다.

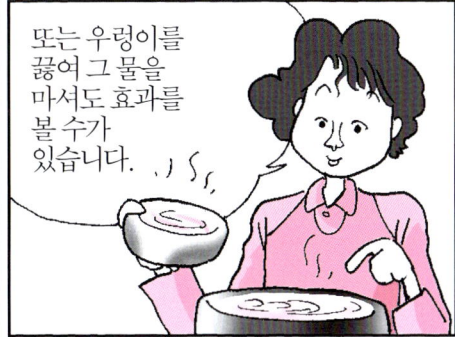

또는 우렁이를 끓여 그 물을 마셔도 효과를 볼 수가 있습니다.

당뇨로 인하여 혈액이 알칼리화 였을 때 좋은
흑소분

제조방법은 계란껍질을 질그릇 같은데 넣어서 봉한 다음 불에 달구면 까맣게 되는데 이것을 흑소분이라고 합니다. 이것을 차 숟갈 반씩 더운물과 함께 하루 3번 복용하면 됩니다. 몸속의 독을 흡수하고 혈액을 알칼리화 하기 때문에 당뇨병에 좋은 것 같습니다.

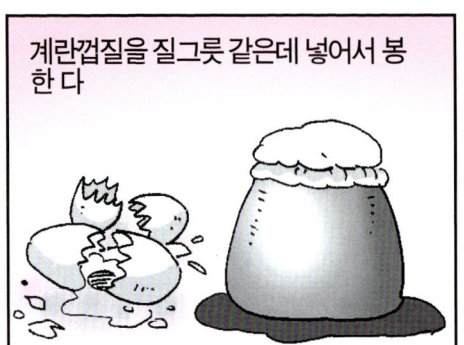

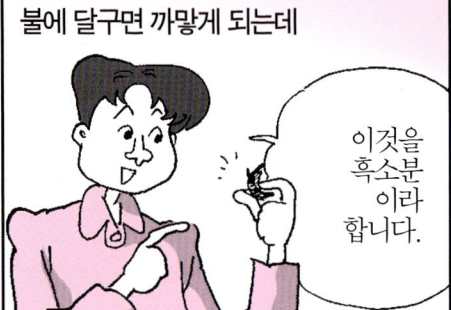

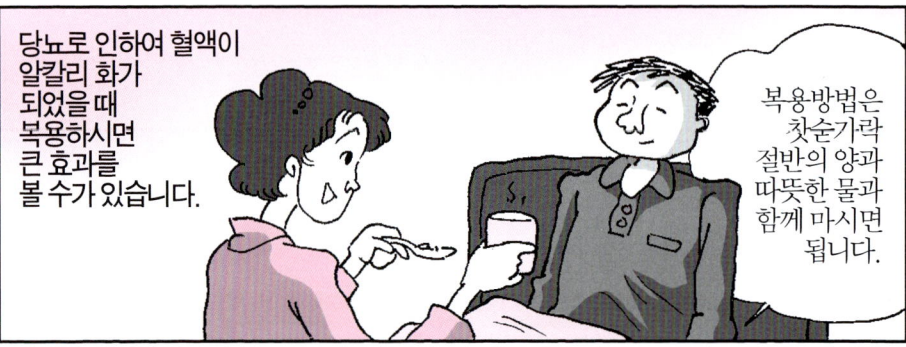

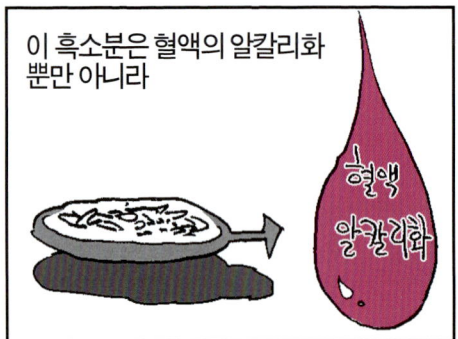

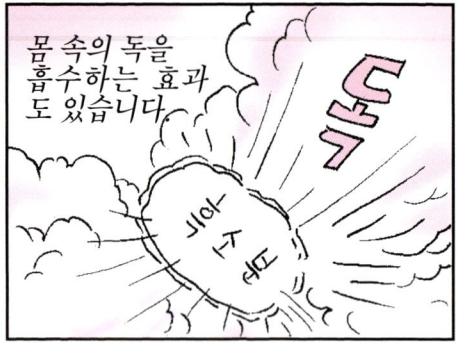

당뇨병으로 인한 부종에 효과가 좋은
소자와 당근씨

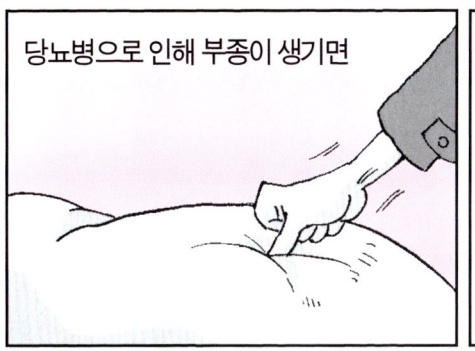

당뇨병으로 인해 부종이 생기면

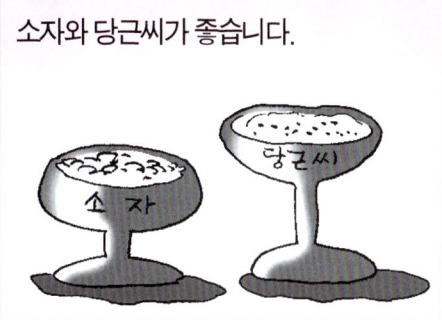

소자와 당근씨가 좋습니다.

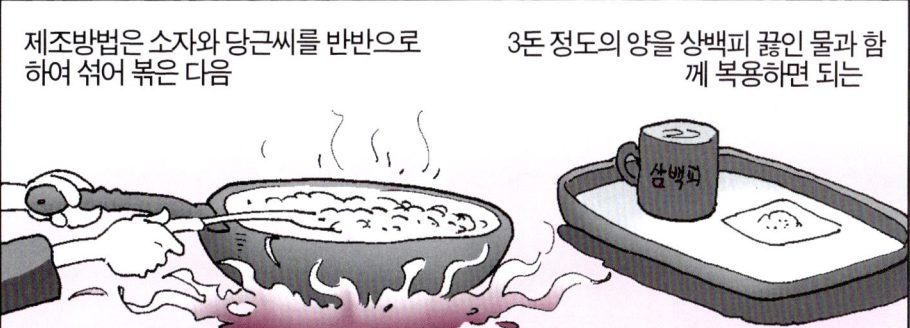

제조방법은 소자와 당근씨를 반반으로 하여 섞어 볶은 다음

3돈 정도의 양을 상백피 끓인 물과 함께 복용하면 되는

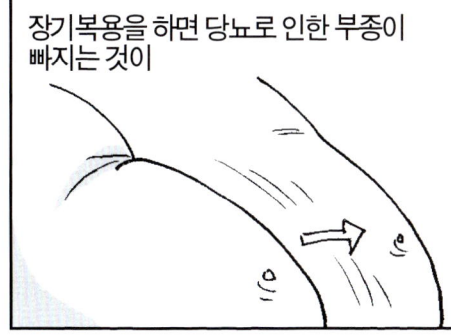

장기복용을 하면 당뇨로 인한 부종이 빠지는 것이

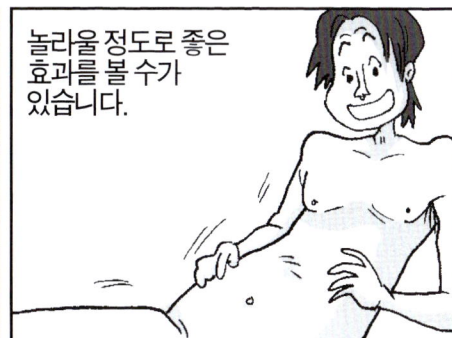

놀라울 정도로 좋은 효과를 볼 수가 있습니다.

당뇨환자의 혈당강하에 좋은
지모, 인삼, 석고

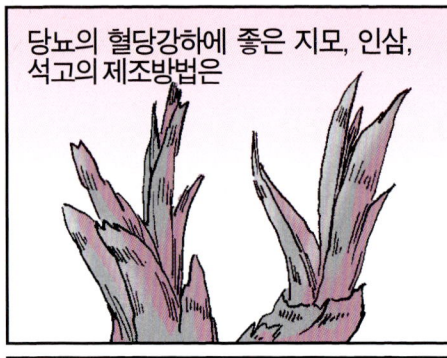

당뇨의 혈당강하에 좋은 지모, 인삼, 석고의 제조방법은

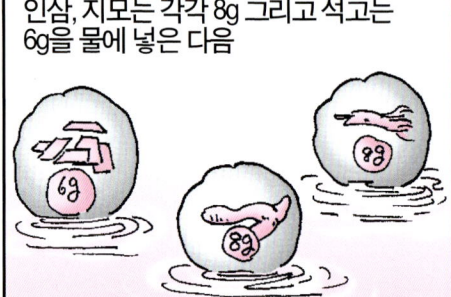

인삼, 지모는 각각 8g 그리고 석고는 6g을 물에 넣은 다음

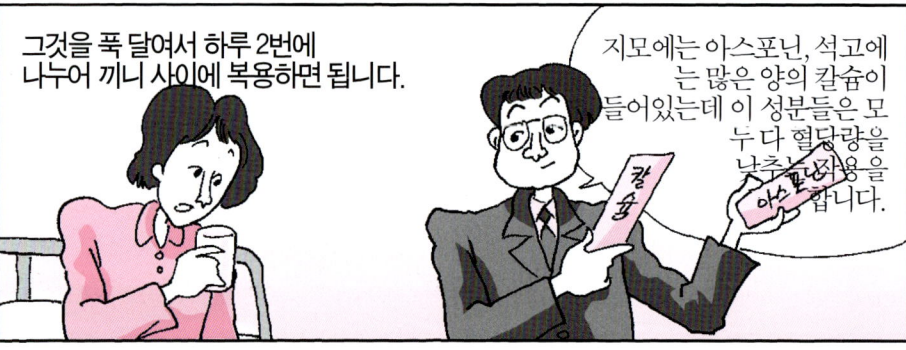

그것을 푹 달여서 하루 2번에 나누어 끼니 사이에 복용하면 됩니다.

지모에는 아스포닌, 석고에는 많은 양의 칼슘이 들어있는데 이 성분들은 모두 혈당량을 낮추는 작용을 합니다.

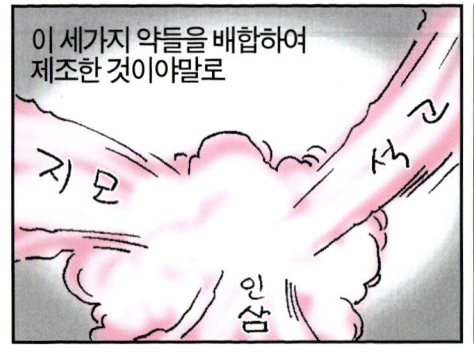

이 세가지 약들을 배합하여 제조한 것이야말로

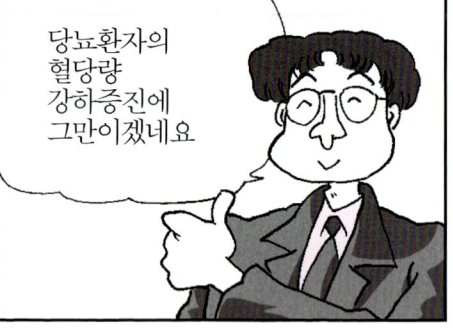

당뇨환자의 혈당량 강하증진에 그만이겠네요

당뇨환자의 심한 갈증해소에 좋은
석고

제조방법은 보드랍게 가루를 내어 하루에 20g을 입쌀과 함께 달여 2번에 나누어 복용합니다. 혈당을 낮추는 작용이 있으며 갈증이 심한 것도 멈춰줍니다.

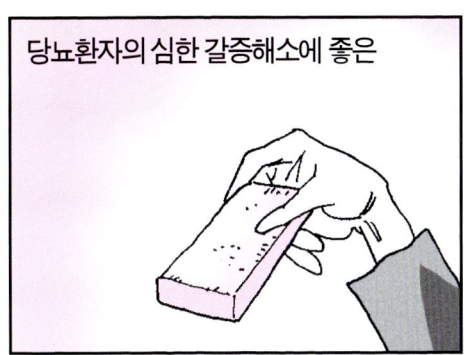
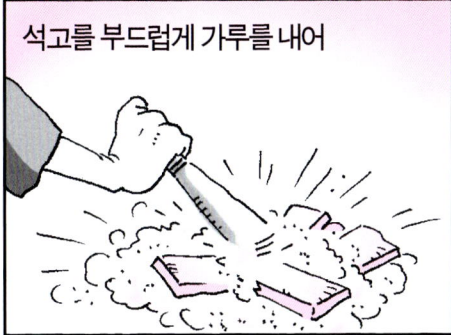
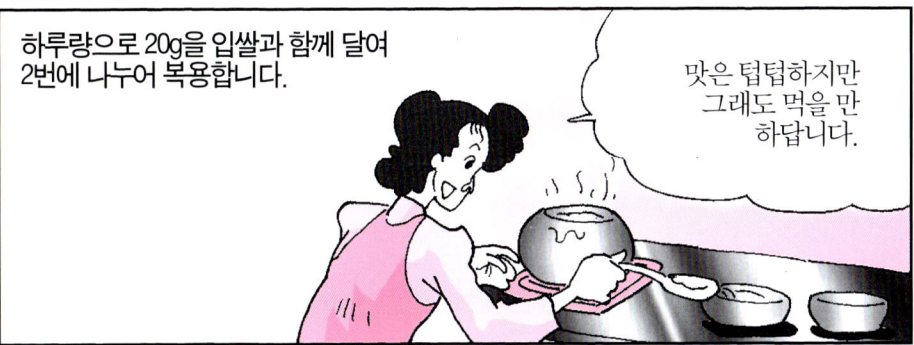
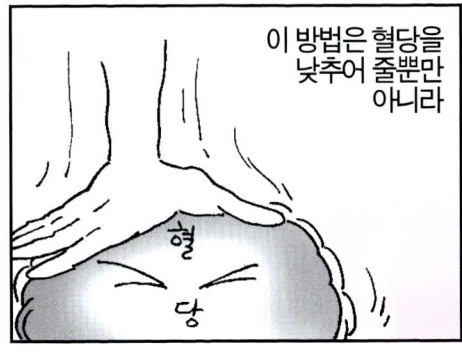
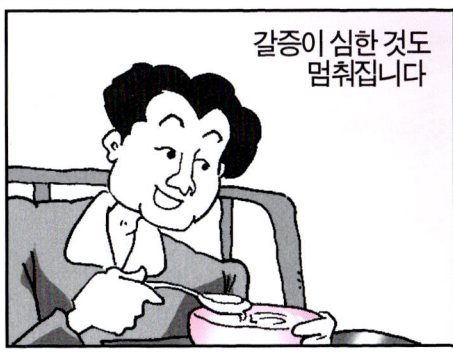

당뇨의 심한 갈증해소와 혈당을 낮춰 주는
하눌타리와 까치콩

제조방법은 하눌타리뿌리와 까치콩 각각 12g을 물에 달여서 3번을 나누어 복용합니다. 하눌타리뿌리는 혈당량을 낮추고 까치콩은 갈증을 멈추는 작용을 합니다.

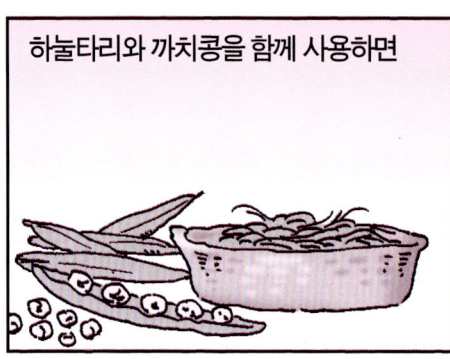

하눌타리와 까치콩을 함께 사용하면

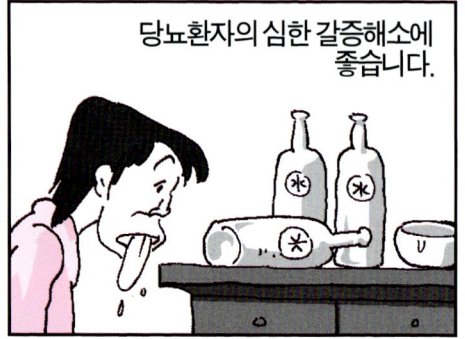

당뇨환자의 심한 갈증해소에 좋습니다.

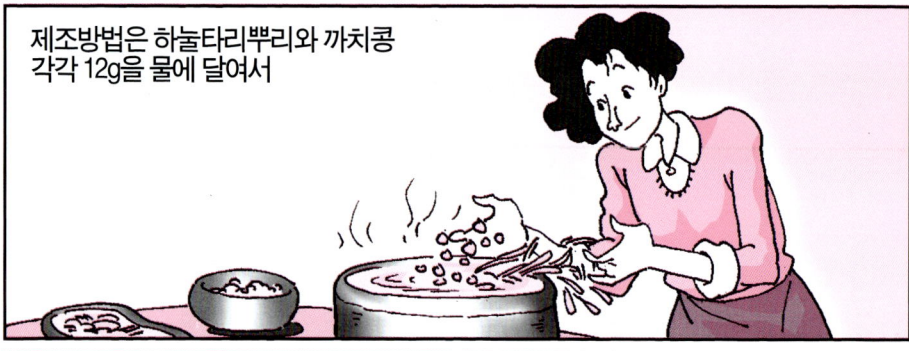

제조방법은 하눌타리뿌리와 까치콩 각각 12g을 물에 달여서

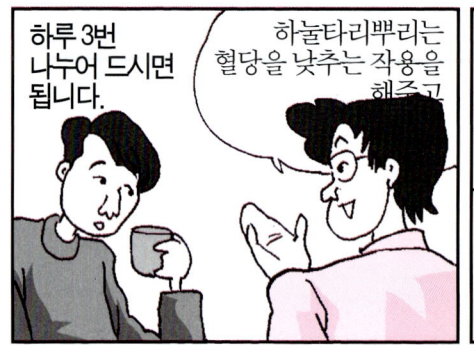

하루 3번 나누어 드시면 됩니다.

하눌타리뿌리는 혈당을 낮추는 작용을 해주고

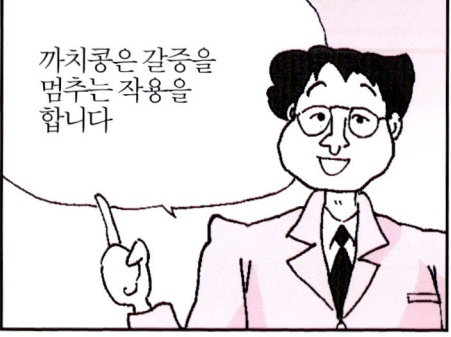

까치콩은 갈증을 멈추는 작용을 합니다

당뇨의 혈당과 갈증해소에 좋은
하눌타리

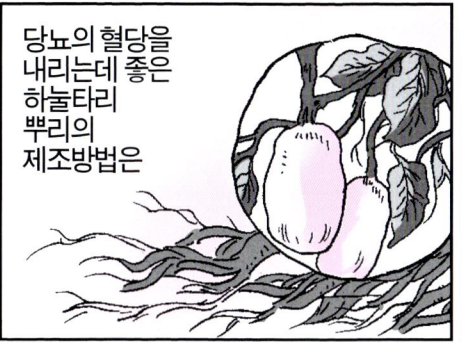

당뇨의 혈당을 내리는데 좋은 하눌타리 뿌리의 제조방법은

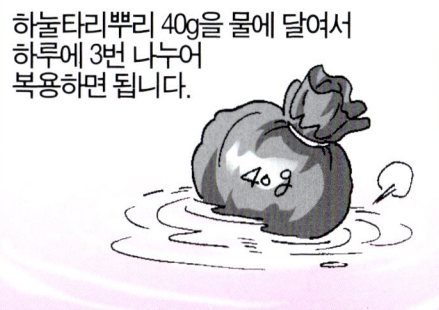

하눌타리뿌리 40g을 물에 달여서 하루에 3번 나누어 복용하면 됩니다.

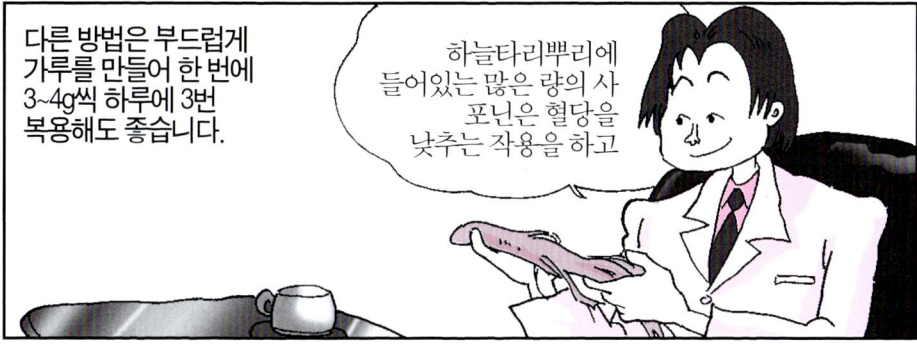

다른 방법은 부드럽게 가루를 만들어 한 번에 3~4g씩 하루에 3번 복용해도 좋습니다.

하눌타리뿌리에 들어있는 많은 량의 사포닌은 혈당을 낮추는 작용을 하고

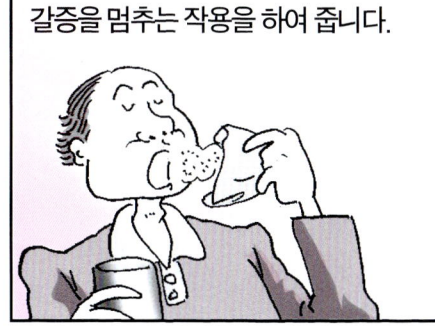

갈증을 멈추는 작용을 하여 줍니다.

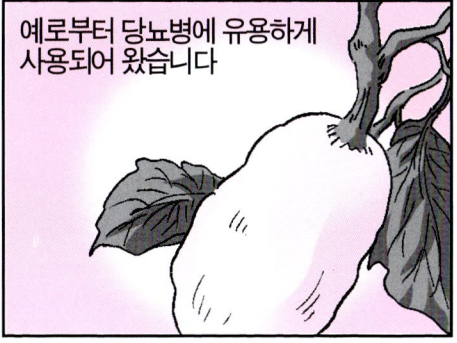

예로부터 당뇨병에 유용하게 사용되어 왔습니다

같이 쓰면 혈당을 낮추는 작용이 강화되는
생지황과 황련

제조방법은 생지황 50~100g, 황련 5~8g을 한번 량으로 물에 달여서 하루 3번 복용하면 됩니다. 생지황과 황련을 같이 쓰면 혈당을 낮추는 작용이 강화됩니다.

생지황과 황련의 제조방법은

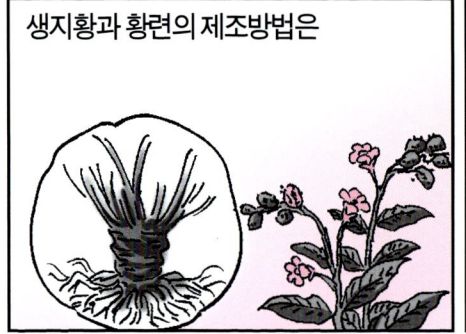

생지황 50~100g, 황련 5~8g을

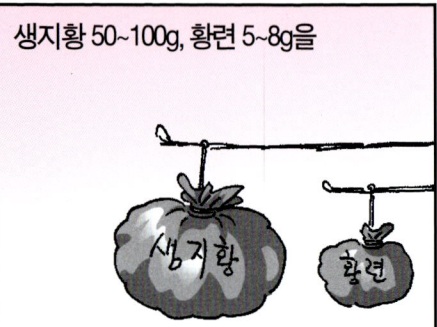

물을 부어 푹 달여서 하루 3번 복용하면 됩니다.

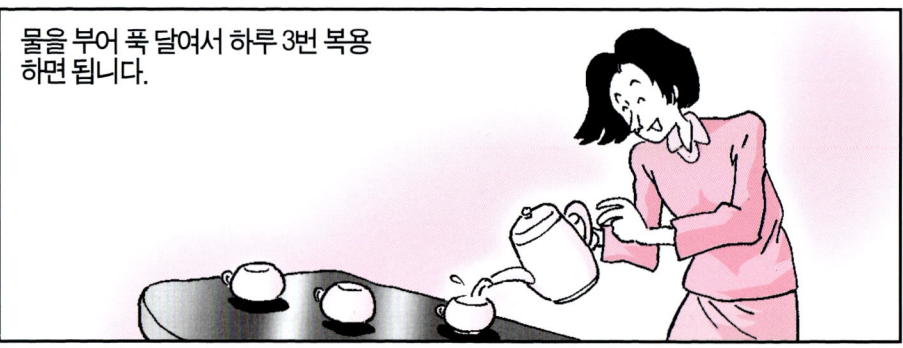

생지황과 황련을 같이 쓰면

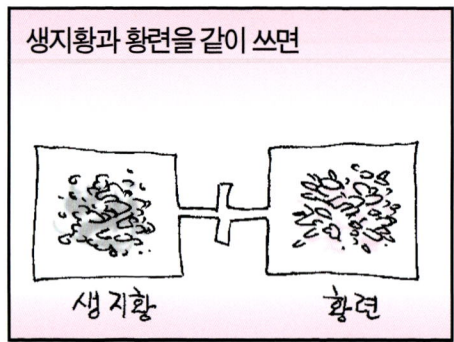

혈당을 낮추는 작용이 더욱 더 강화됩니다

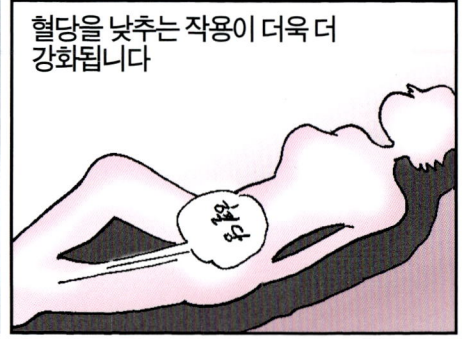

깽깽이풀

생약명: 황련

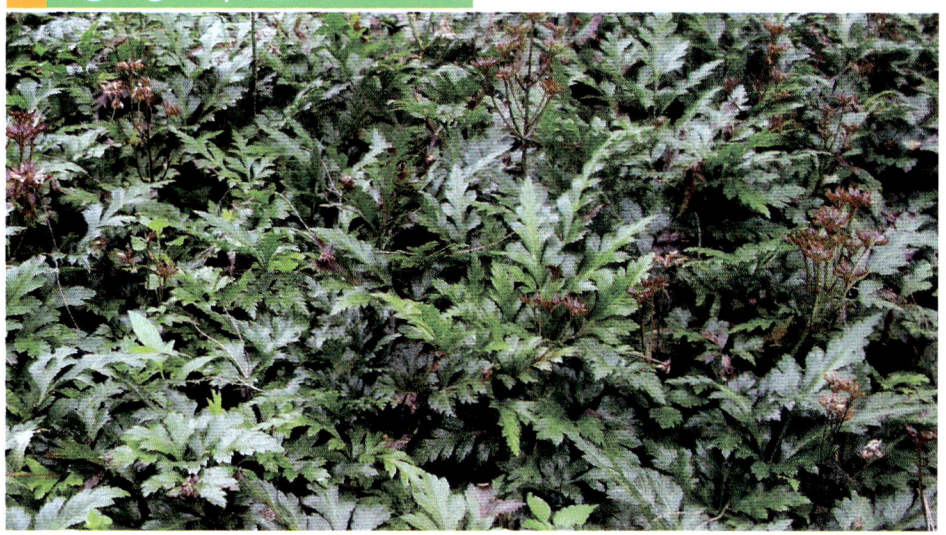

●형태와 특징
다년생 초본 식물이다. 뿌리와 줄기는 황갈색이며 늘 가지가 있다. 산지 풀숲과 그늘이 있는 곳에서 자란다.

●약리 효과와 효능
열을 내려주고 습을 제거하며 해독작용을 한다. 주로 열이 심경에 들어가서 고열 초조하고 불안한 것이나 고열로 인한 토혈, 습열로 인해 나타난 가슴 답답함, 설사, 이질, 심열이 왕성해서 나타난 가슴 답답함, 불면증, 위열로 인해 나타난 구토, 간기가 지나치게 왕성해서 눈충혈, 통증, 종기, 치통, 입과 혀의 궤양, 중이염, 음부부종, 치질성 출혈, 습진, 화상 등을 치료한다.

●채집가공과 사용법 뿌리와 줄기
년중 내내 채취할 수 있지만 늦가을과 초겨울 캐는 것이 가장 좋다. 심은 지 5~6년 된 것을 캐면 가장 좋다.

●약초의 성질
맛은 쓰고 차가운 성질이 있다. 심경, 간경, 위경, 대장경에 속한다.

●효과적인 복용방법
말린 약제 2~6g에 물 800ml를 넣고 약한 불에서 반으로 줄 때까지 달여 하루 2~3회로 나누어 마신다. 구토엔 생강즙과 볶은 것을 사용한다

당뇨로 약해진 몸을 건강하게 해주는
팥과 돼지 지레

제조방법은 싹을 내어 말린 팥 120g과 돼지지레 1개를 함께 넣어 끓여서 복용합니다. 팥과 돼지지레엔 비타민 B2, PP, 단백질, 당질, 기름 등이 들어 있습니다.

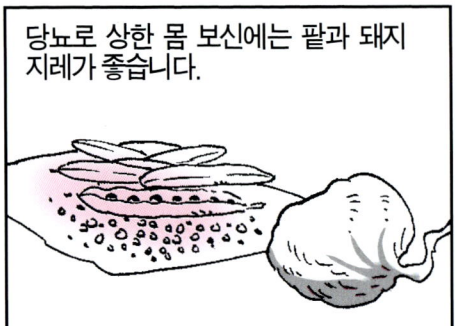

당뇨로 상한 몸 보신에는 팥과 돼지 지레가 좋습니다.

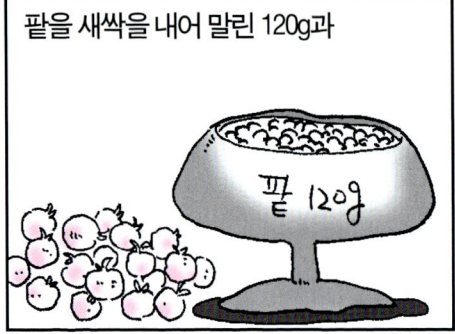

팥을 새싹을 내어 말린 120g과

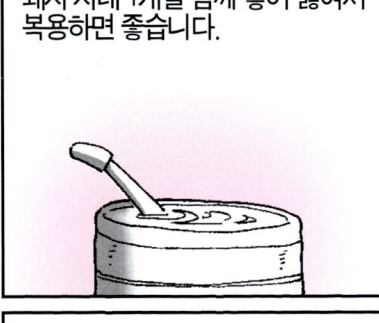

돼지 지레 1개를 함께 넣어 끓여서 복용하면 좋습니다.

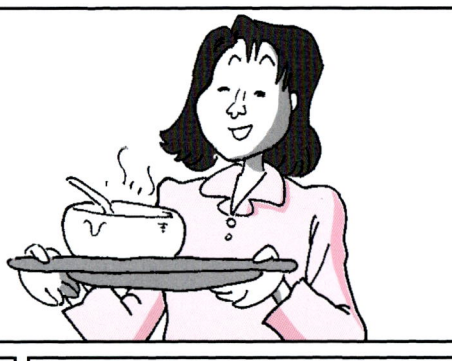

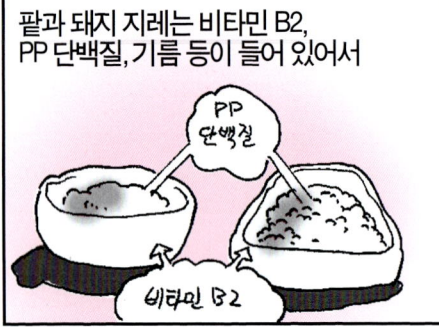

팥과 돼지 지레는 비타민 B2, PP 단백질, 기름 등이 들어 있어서

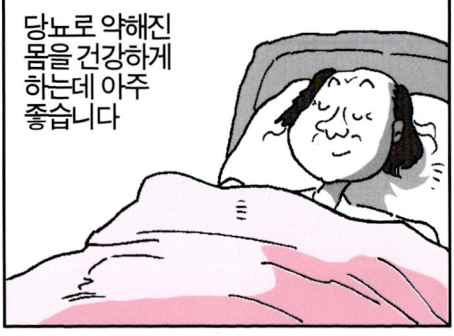

당뇨로 약해진 몸을 건강하게 하는데 아주 좋습니다

당뇨의 상소로 목이 마르고 가슴이 답답할 때에 좋은 **찹쌀과 뽕나무껍질**

제조방법은 씻은 찹쌀과 뽕나무껍질 각각 20g을 함께 물에 넣어 달여서 시도 때도 없이 복용하면 됩니다. 상소로 목이 마르고 가슴이 답답한 데 사용되는 데 일명 매화탕이라고도 합니다.

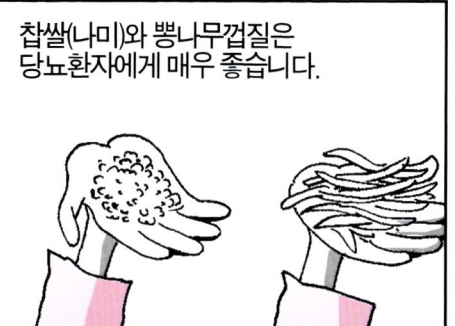

찹쌀(나미)와 뽕나무껍질은 당뇨환자에게 매우 좋습니다.

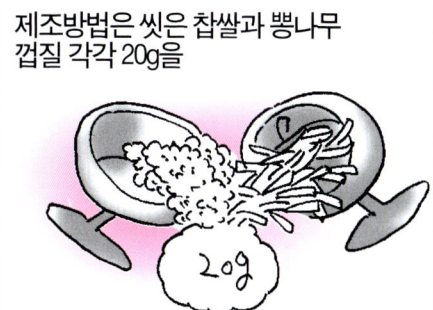

제조방법은 씻은 찹쌀과 뽕나무 껍질 각각 20g을

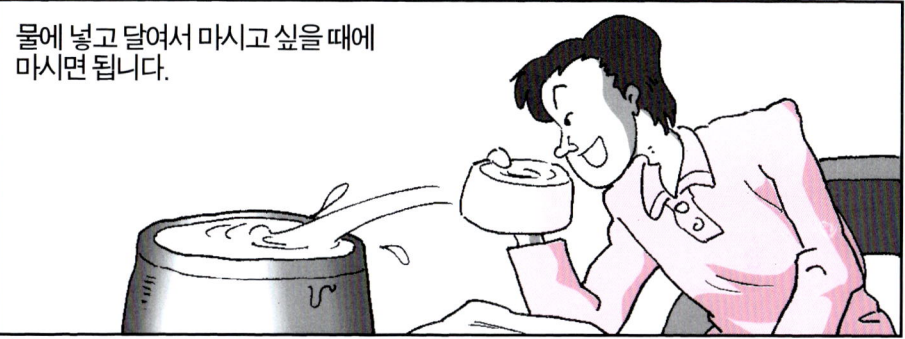

물에 넣고 달여서 마시고 싶을 때에 마시면 됩니다.

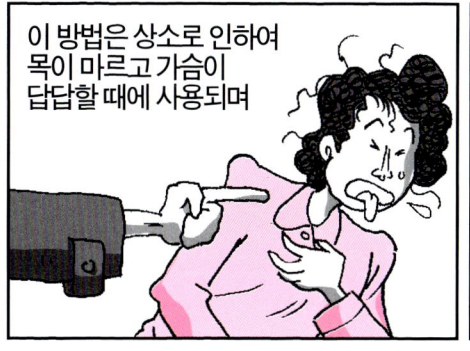

이 방법은 상소로 인하여 목이 마르고 가슴이 답답할 때에 사용되며

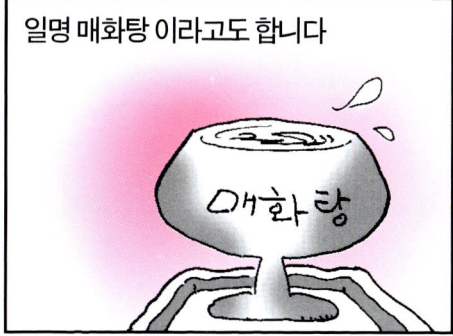

일명 매화탕 이라고도 합니다

부평초

생약명: 부평

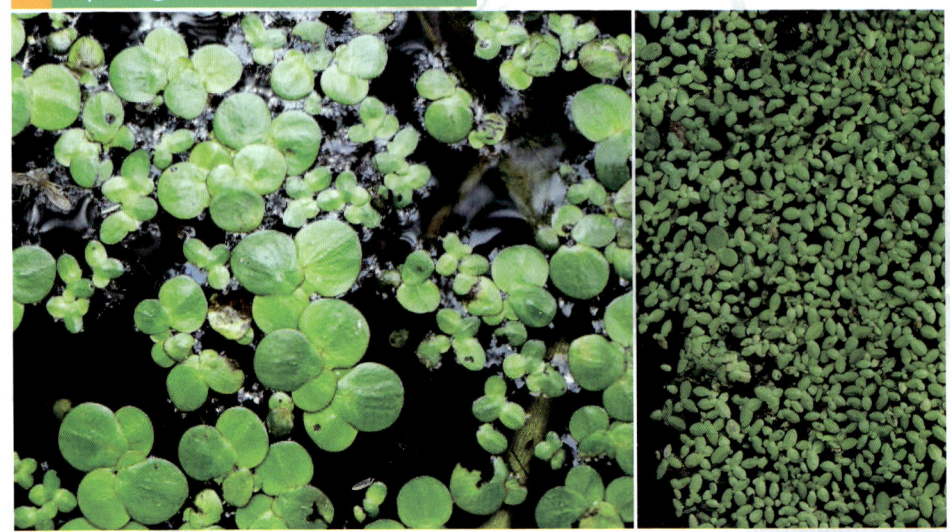

●약리 효과와 효능
발한하여 표증을 풀어준다. 발진을 도와주고 가려움을 없애준다. 부기를 가라앉히고 열을 내려준다. 해독한다. 주로 풍열, 홍역, 습진으로 인한 가려움, 부종, 융폐(방광 결석증), 독창, 단독, 화상 등을 치료한다.

●형태와 특징
수생 초본 식물이며 뿌리는 하나만 있다. 뿌리는 가늘다. 못, 논, 호수 등에서 자란다. 늘 개구리밥과 함께 자란다.

●채집가공과 사용법
전초
6~9월에 채취 후에 이물질을 제거하여 깨끗이 씻은 다음에 햇볕에 말린다.

●약초의 성질
맛은 맵고 성질은 차갑다. 폐경과 방광경에 속한다.

●효과적인 복용방법
말린 약제 3~10g에 물 800ml를 넣고 약한 불에서 반으로 줄 때까지 달여 하루 2~3회로 나누어 마신다. 말리지 않은 신선한 것은 15~30g을 사용한다

소갈로 번열감이 심할 때 좋은
부평초(개구리밥)과 하늘타리 뿌리

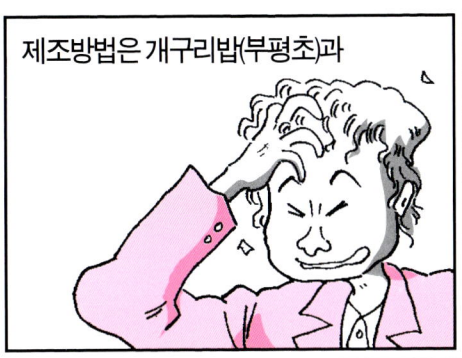
제조방법은 개구리밥(부평초)과

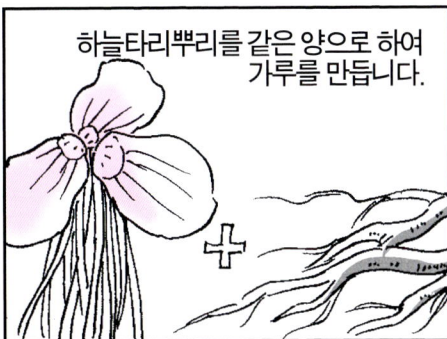
하늘타리뿌리를 같은 양으로 하여 가루를 만듭니다.

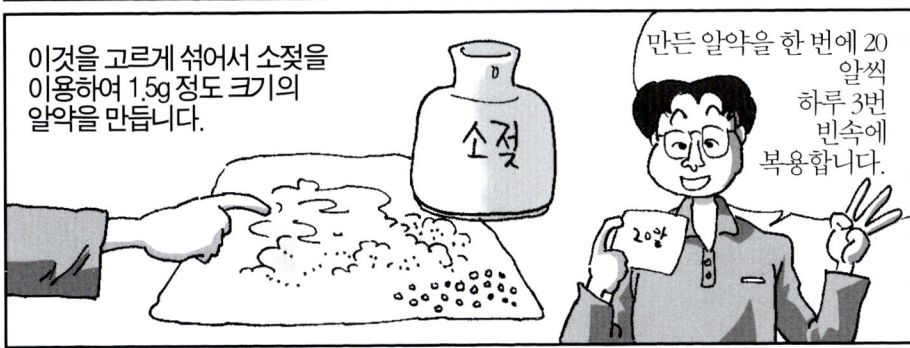
이것을 고르게 섞어서 소젖을 이용하여 1.5g 정도 크기의 알약을 만듭니다.

만든 알약을 한 번에 20 알씩 하루 3번 빈속에 복용합니다.

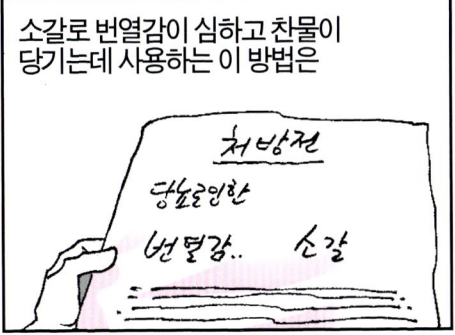
소갈로 번열감이 심하고 찬물이 당기는데 사용하는 이 방법은

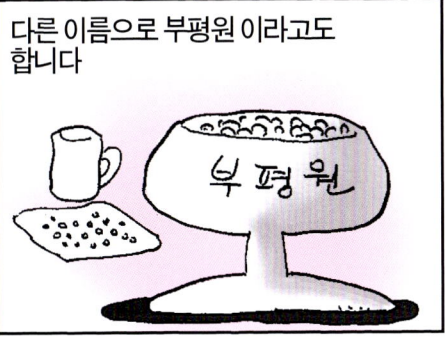
다른 이름으로 부평원 이라고도 합니다

데이와 박사가 고친 당뇨병의 재료인
호박가루

제조방법은 호박을 잘게 썰어 햇빛에 바싹 말려서 가루로 만든 다음, 하루에 약 20g씩 장기복용하면 당뇨병이 근치된다고 합니다. 이것은 일본의 하도야 마수사의 주치의인 데이와 의학박사가 수상의 당뇨병을 고친데서 나온 방법입니다. 이밖에 신장병이나 심장병에도 좋습니다.

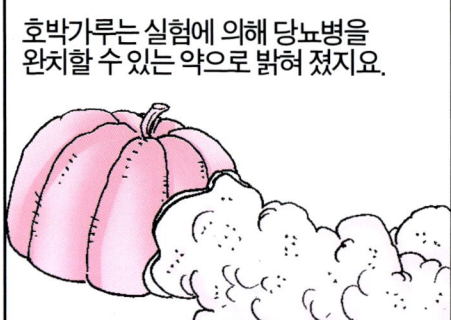

호박가루는 실험에 의해 당뇨병을 완치할 수 있는 약으로 밝혀 졌지요.

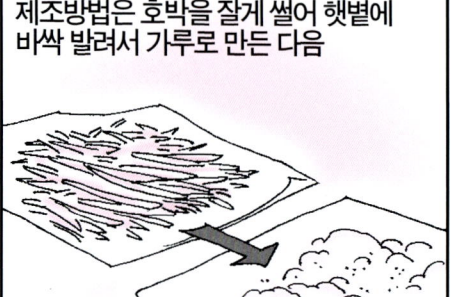

제조방법은 호박을 잘게 썰어 햇볕에 바싹 발려서 가루로 만든 다음

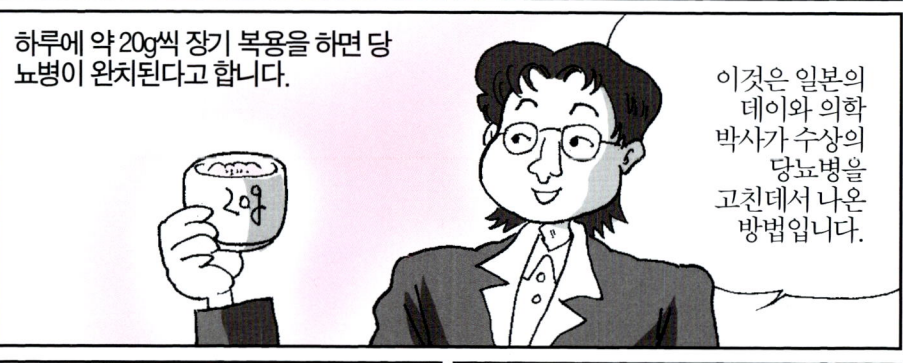

하루에 약 20g씩 장기 복용을 하면 당뇨병이 완치된다고 합니다.

이것은 일본의 데이와 의학 박사가 수상의 당뇨병을 고친데서 나온 방법입니다.

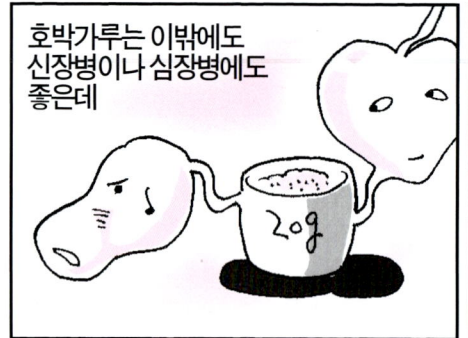

호박가루는 이밖에도 신장병이나 심장병에도 좋은데

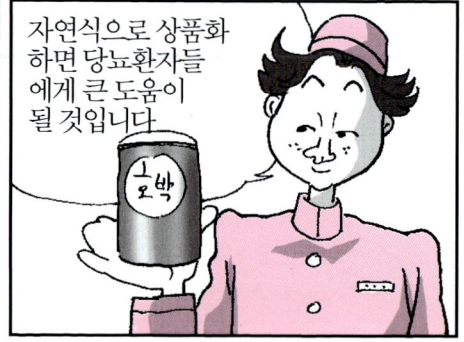

자연식으로 상품화 하면 당뇨환자들에게 큰 도움이 될 것입니다.

당뇨로 인하여 몸이 나른하고 목이 마를 때에 좋은
칡뿌리와 인삼

제조방법은 칡뿌리(갈근)와 인삼을 2:1의 비율로 가루로 만들어 잘 섞은 다음 한번에 12g씩 하루 2~3번 물에 달여서 끼니 뒤에 복용하면 됩니다. 칡뿌리와 인삼은 혈당을 낮추는 작용을 합니다. 특히 소갈로 심하게 목이 마르고 온몸이 나른할 때 사용됩니다.

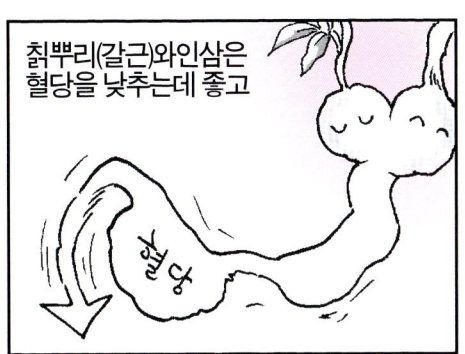

칡뿌리(갈근)와 인삼은 혈당을 낮추는데 좋고

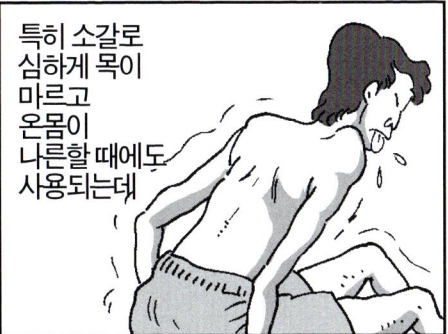

특히 소갈로 심하게 목이 마르고 온몸이 나른할 때에도 사용되는데

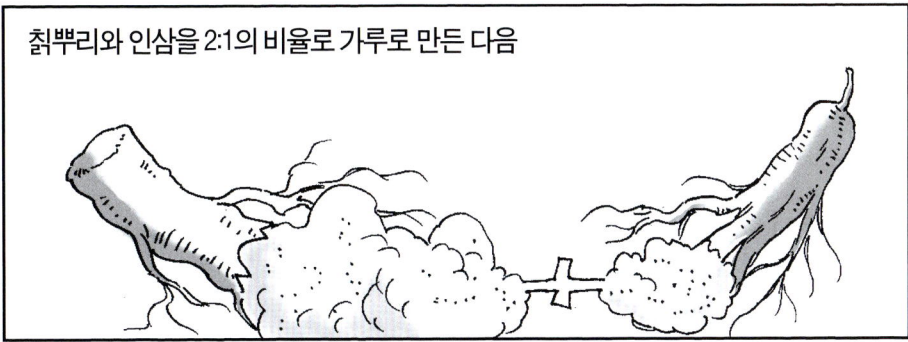

칡뿌리와 인삼을 2:1의 비율로 가루로 만든 다음

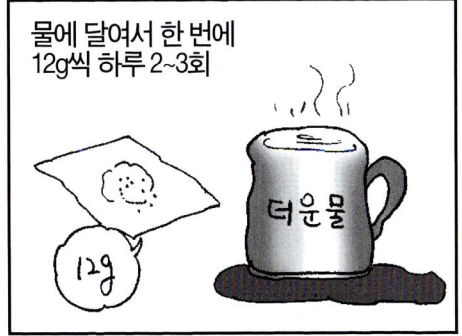

물에 달여서 한 번에 12g씩 하루 2~3회

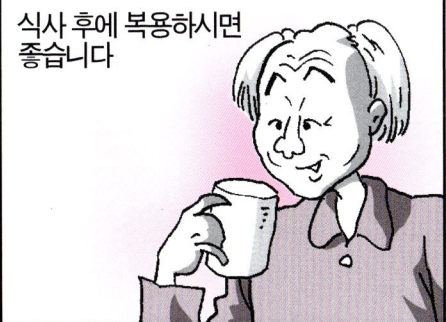

식사 후에 복용하시면 좋습니다

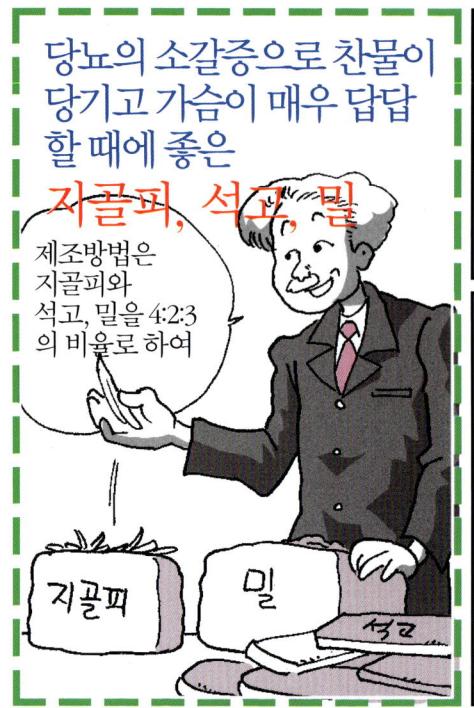
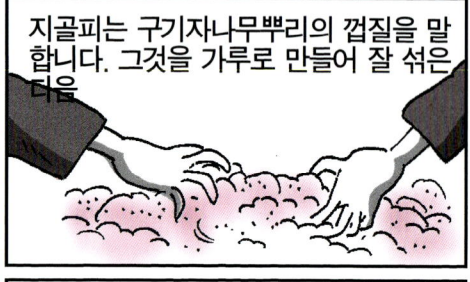
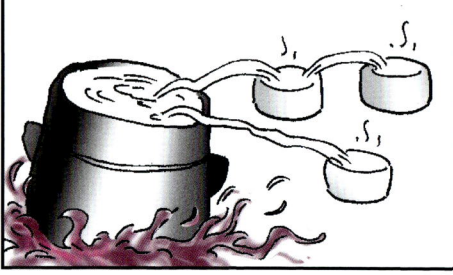
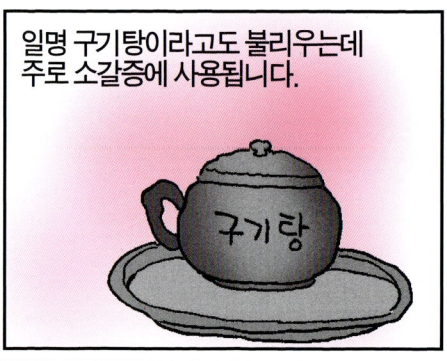
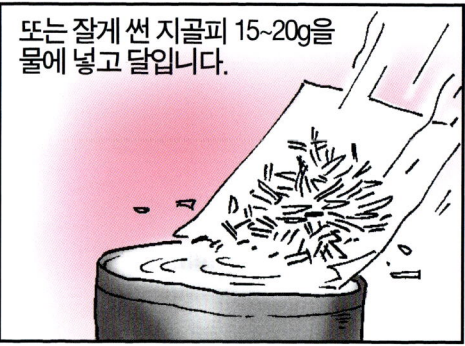
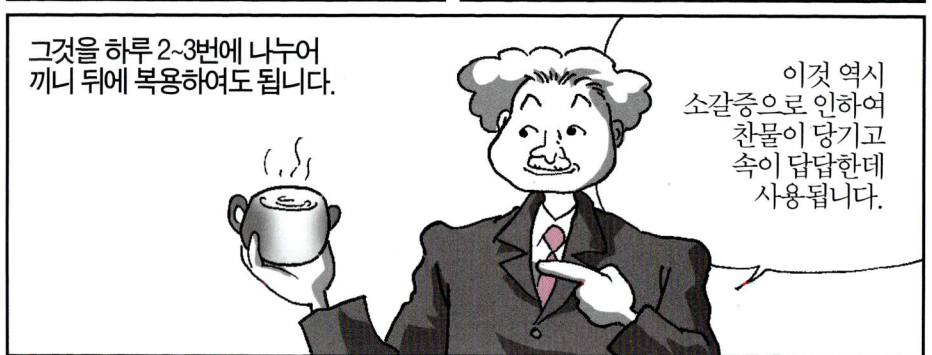

구기자

구기자나무의 뿌리껍질을 건조한 것

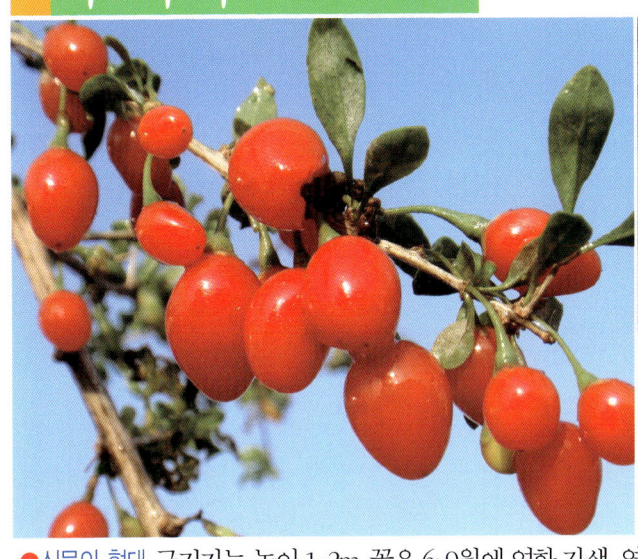
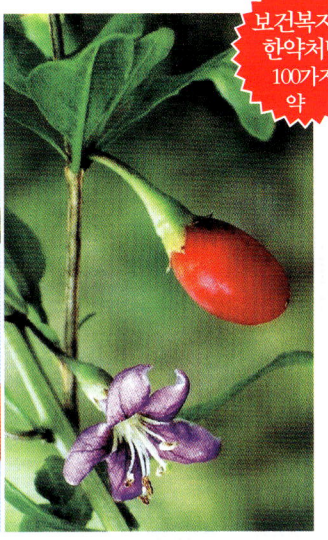

보건복지부 한약처방 100가지 약

● **식물의 형태** 구기자는 높이 1~2m, 꽃은 6~9월에 연한 자색, 열매는 붉은 타원상 구형이다. 약재는 구기자 뿌리이다.

● **주요 함유 성분과 물질** Betaine, β-sitosterol, Zeaxanthin, Physalien, Meliscic acid, Rutin, Kukoamine A, Steroid Saponin 등이 함유되어 있다.

● **약리 효과와 효능** 열이 나고 가슴이 답답한 증상과 해수, 각혈, 소갈증 등에 사용된다.

 지골피는 성질이 차서 몸이 더운 사람에게 좋고, 찬 사람에게는 좋지 않다. 열을 내리고, 몸이 허약해 허열로 식은땀을 흘릴 때, 혈압을 내리고, 혈당을 낮추고, 허리 무릎에 힘이 빠져 약해질 때 많이 쓴다. 폐가 건조해 기침이 나거나 입안이 마르고, 코가 건조해져 코피가 나는 등 음이 허한 경우에도 많이 쓴다.

 혈압강하, 혈당량강하, 해열, 항균 작용이 있다.

● **채집가공과 사용법** 입춘이나 입추 후에 채취하여 근피를 벗겨 그늘에서 말린다.

● **효과적인 복용방법** 하루에 9~15g을 끓여서 마신다.

 잘게 썬 지골피 15~20g을 물에 넣어 달여서 하루 2~3번에 나누어 끼니 뒤에 복용해도 된다. 이것 역시 소갈로 찬물이 당기고 속이 답답한 데 사용된다.

● **복용실례** 상백피, 감초 등과 배합하여 폐의 열로 인한 해수를 다스린다.

● **주의사항** 소화기가 약한 사람은 복용을 피해야 하며, 설사를 하거나 식욕부진이 있는 사람은 복용량을 줄여서 복용해야 한다

당뇨로 인하여 온몸이 나른하고 소갈증에 좋은
하눌타리와 인삼

제조방법은 인삼과 하눌타리뿌리(과루근)를 같은 양으로 가루로 만들어 졸인 꿀로 반죽해서 0.3g이 되게 알약을 만든 다음 한번에 30알씩 하루 2~3번 맥문동 달인 물로 끼니 뒤에 복용합니다. 소갈로 찬물이 당기며 온몸이 나른한 데 사용하는데 옥호환라고도 합니다.

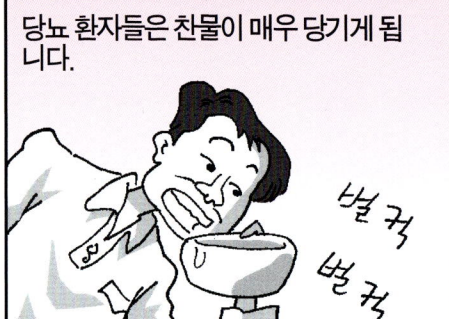

당뇨 환자들은 찬물이 매우 당기게 됩니다.

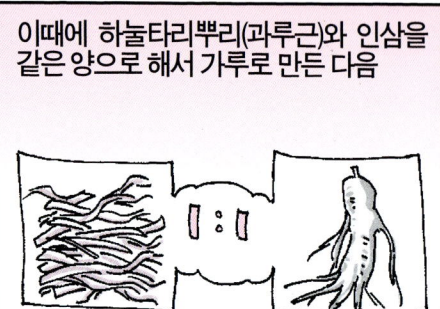

이때에 하눌타리뿌리(과루근)와 인삼을 같은 양으로 해서 가루로 만든 다음

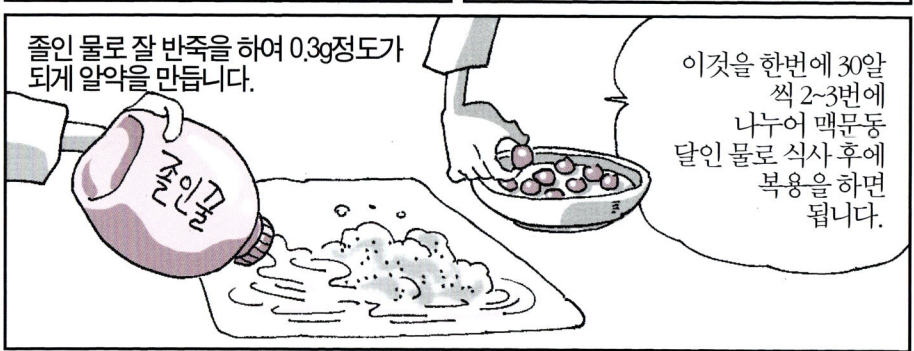

졸인 물로 잘 반죽을 하여 0.3g정도가 되게 알약을 만듭니다.

이것을 한번에 30알씩 2~3번에 나누어 맥문동 달인 물로 식사 후에 복용을 하면 됩니다.

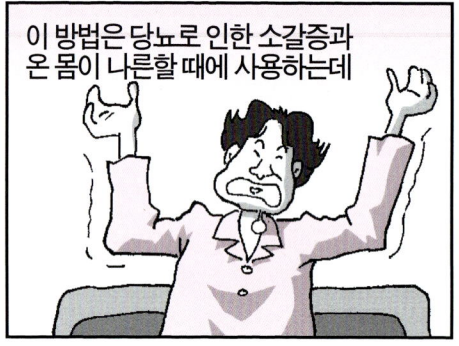

이 방법은 당뇨로 인한 소갈증과 온 몸이 나른할 때에 사용하는데

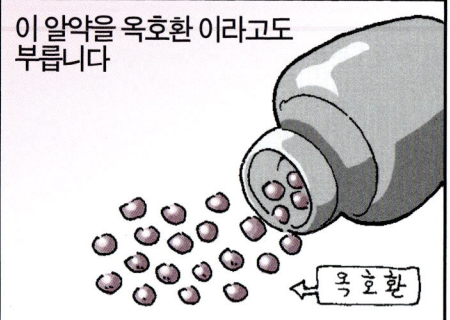

이 알약을 옥호환 이라고도 부릅니다

당뇨환자의 원기회복에 좋은
조개와 굴

제조방법은 굴 조개 날것에 식초와 양념감을 넣어 회를 쳐서 100~200g씩 복용하면 됩니다. 이것은 소갈로 목이 마르고 배가 고프며 온몸이 나른할 때 사용하면 즉효입니다.

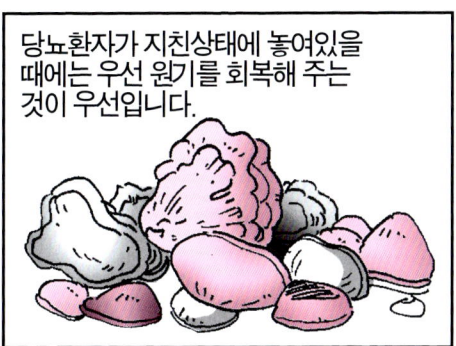

당뇨환자가 지친상태에 놓여있을 때에는 우선 원기를 회복해 주는 것이 우선입니다.

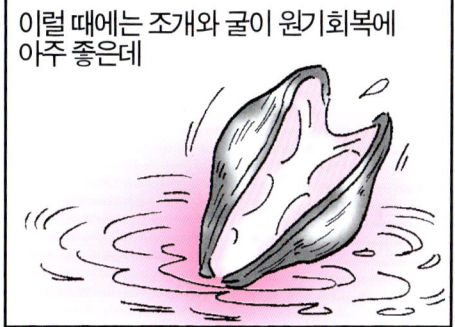

이럴 때에는 조개와 굴이 원기회복에 아주 좋은데

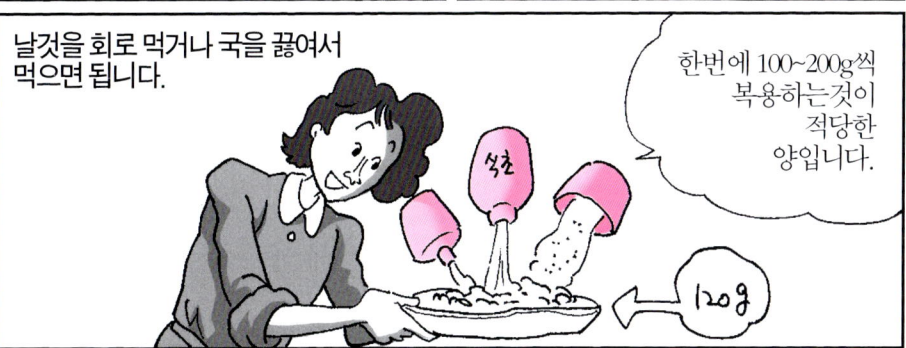

날것을 회로 먹거나 국을 끓여서 먹으면 됩니다.

한번에 100~200g씩 복용하는것이 적당한 양입니다.

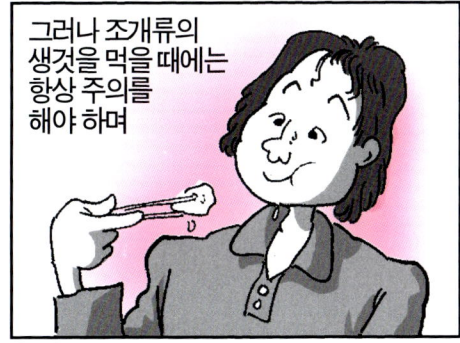

그러나 조개류의 생것을 먹을 때에는 항상 주의를 해야 하며

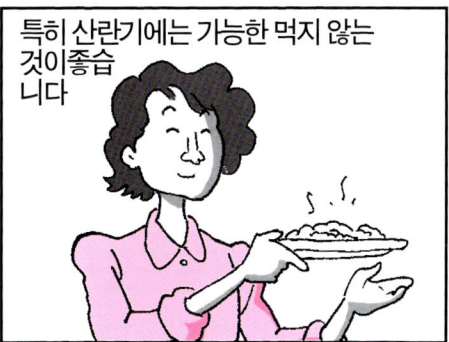

특히 산란기에는 가능한 먹지 않는 것이 좋습니다.

백모근(띠뿌리)

여러해살이 풀인 띠의 뿌리줄기를 말린 것

보건복지부 한약처방 100가지 약

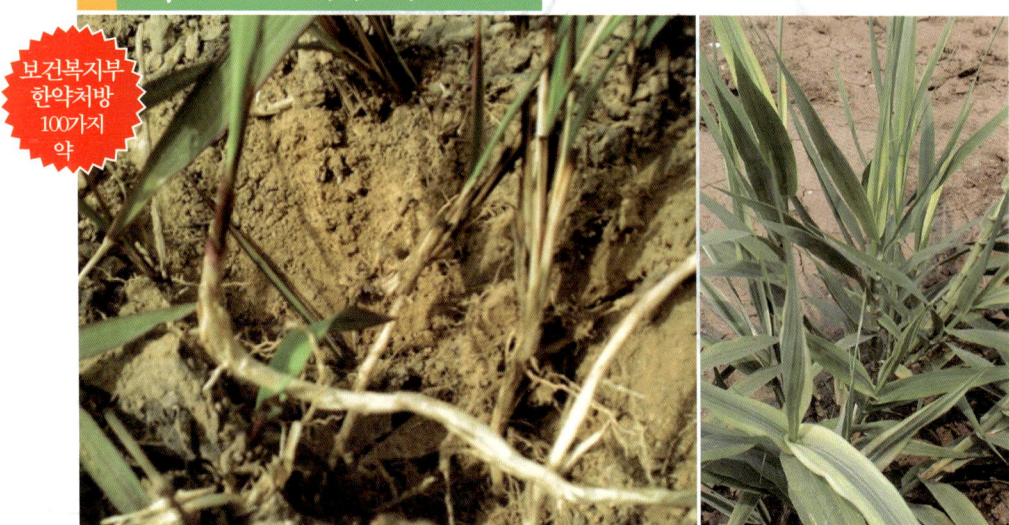

● 식물의 형태

줄기는 30~80cm, 잎은 뿌리에서 나며 편평하고, 꽃은 5~6월에 흰색으로 피며 줄기 끝에 수상화서를 이룬다.

● 주요 함유 성분과 물질 근경에는 manitol, 포도당, 과당, 사과산, coixol, arundoin, cylindrin 등이 함유되어 있다.

● 약리 효과와 효능

황달, 소갈, 타박상, 신장염, 신장성 고혈압, 간염 등에 사용한다.

● 채집가공과 사용법

봄 또는 가을에 뿌리줄기를 캐서 물에 씻어 잔뿌리와 비늘잎을 다듬어 버리고 햇볕에 말려서 사용한다.

● 효과적인 복용방법 하루 6~12g, 신선한 것은 20~30g을 탕약으로 복용한다.

● 복용실례

노근과 배합하여 열병으로 인한 답답함과 갈증, 폐가 열이 있어서 기침하는 증상, 위에 열이 있어 딸꾹질이나 구토하는 증상을 다스린다.

● 주의사항

비위가 약하고 소변이 많으면서 갈증이 없는 사람은 사용하지 말아야 한다.

당뇨로 인한 원활한 소변과 갈증에 좋은
생띠뿌리

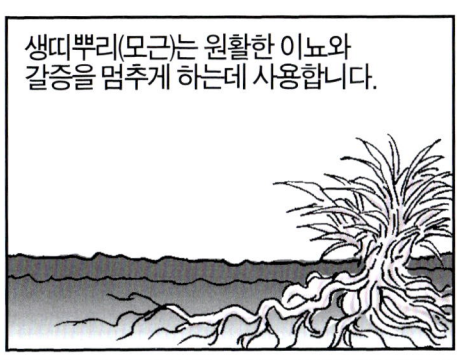

생띠뿌리(모근)는 원활한 이뇨와 갈증을 멈추게 하는데 사용합니다.

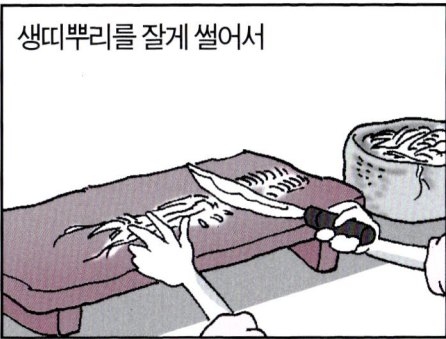

생띠뿌리를 잘게 썰어서

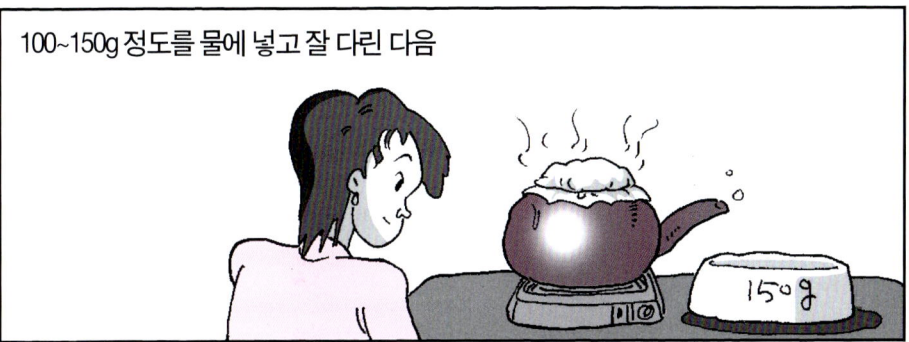

100~150g 정도를 물에 넣고 잘 다린 다음

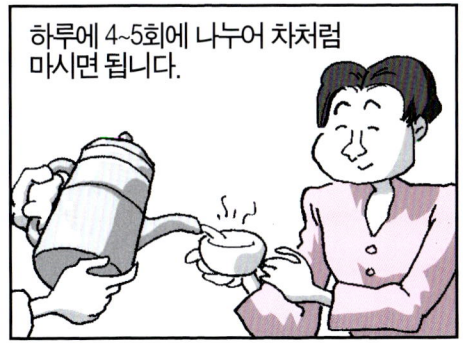

하루에 4~5회에 나누어 차처럼 마시면 됩니다.

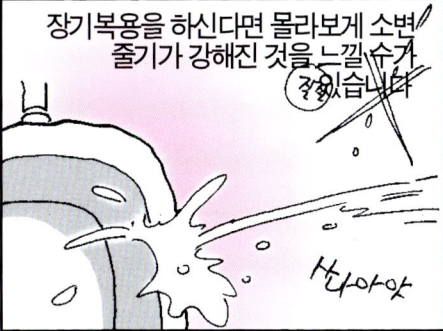

장기복용을 하신다면 몰라보게 소변 줄기가 강해진 것을 느낄 수가 있습니다

당뇨에서 오는 관절, 지혈에 좋은
건지황과 지모

제조방법은 마른지황(건지황)과 지모 각 10g을 물에 넣어 달여서 하루 2번에 나누어 복용합니다.

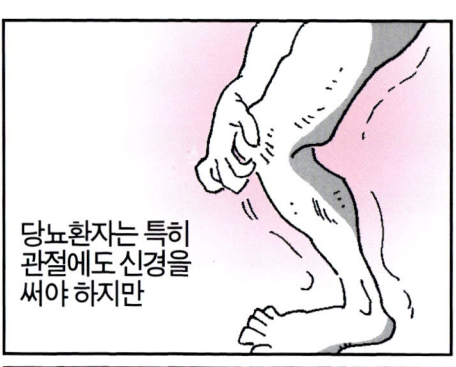

당뇨환자는 특히 관절에도 신경을 써야 하지만

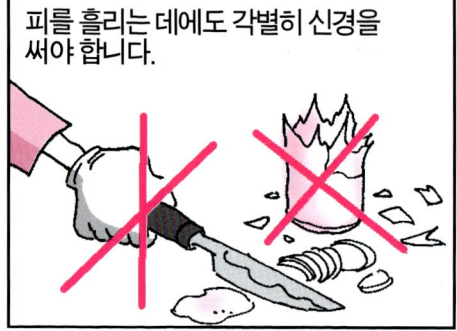

피를 흘리는 데에도 각별히 신경을 써야 합니다.

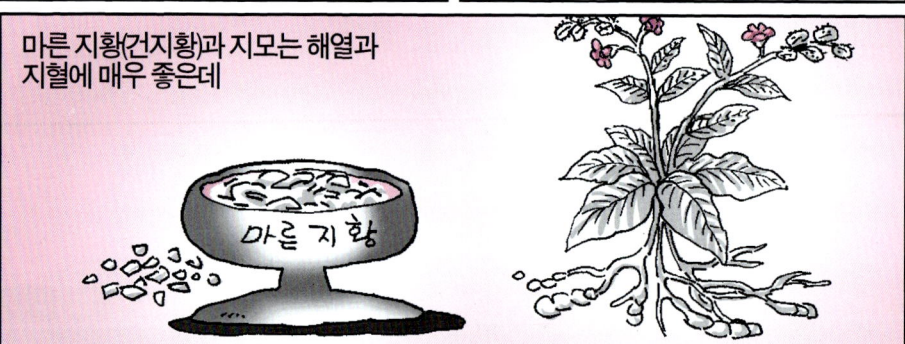

마른 지황(건지황)과 지모는 해열과 지혈에 매우 좋은데

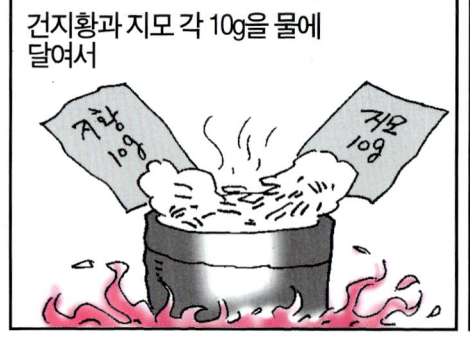

건지황과 지모 각 10g을 물에 달여서

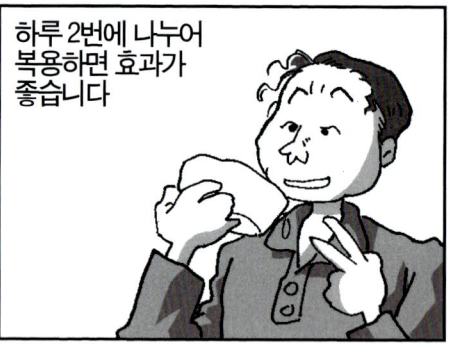

하루 2번에 나누어 복용하면 효과가 좋습니다

지모

지모의 뿌리줄기를 건조한 것

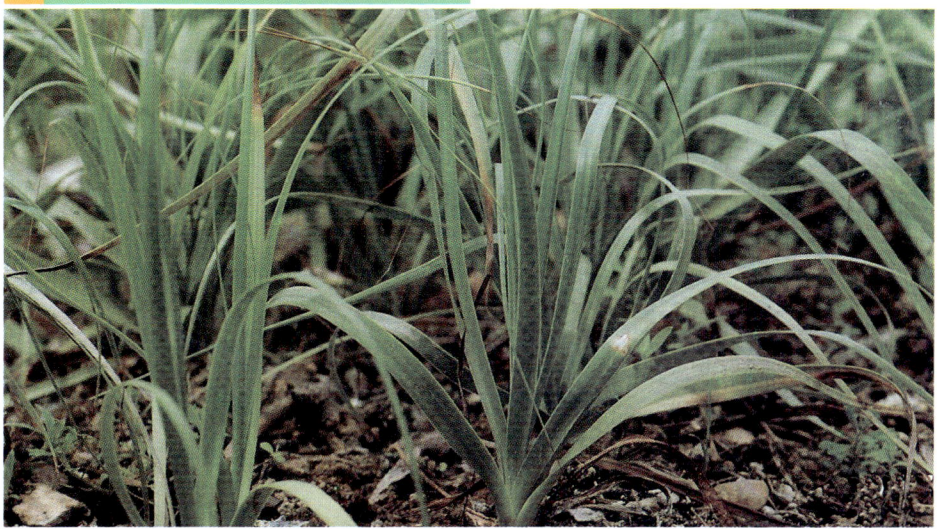

● 식물의 형태

뿌리줄기는 굵으며 끝에서 잎이 모여 난다. 잎은 바늘모양이고, 꽃은 6~7월에 피고, 열매는 긴타원형 삭과이다.

● 주요 함유 성분과 물질 뿌리줄기에 Asphonin, Sarasapogenin, Pantothenic acid, 점액, Tannin질이 있고, 잎에는 Mangiferin, Timsaponin A-I 등이 함유되어 있다.

● 약리 효과와 효능 해열, 진정, 혈당량강하, 항균 작용이 있으며 발열, 소갈, 갈증, 변비, 소변불리, 마른기침 등에 사용한다.

● 채집가공과 사용법

가을에 채집하여 수근을 버리고, 햇볕에 말려 쓰기 좋게 가공한 약재를 물에 담가 수분을 가한 다음 털을 깎아 버리고 썰어서 그대로 쓰거나 소금물로 볶아서 사용한다.

● 효과적인 복용방법 하루에 3~15g을 달여서 복용한다.

● 복용실례 석고 등과 배합하면 열병이 오래도록 낫지 않는 것을 다스린다.

● 주의사항

소화기가 약하고 속이 찬 사람이나 변이 묽고 설사를 하는 사람은 복용을 피해야 한다

녹두

녹두열매 말린 것

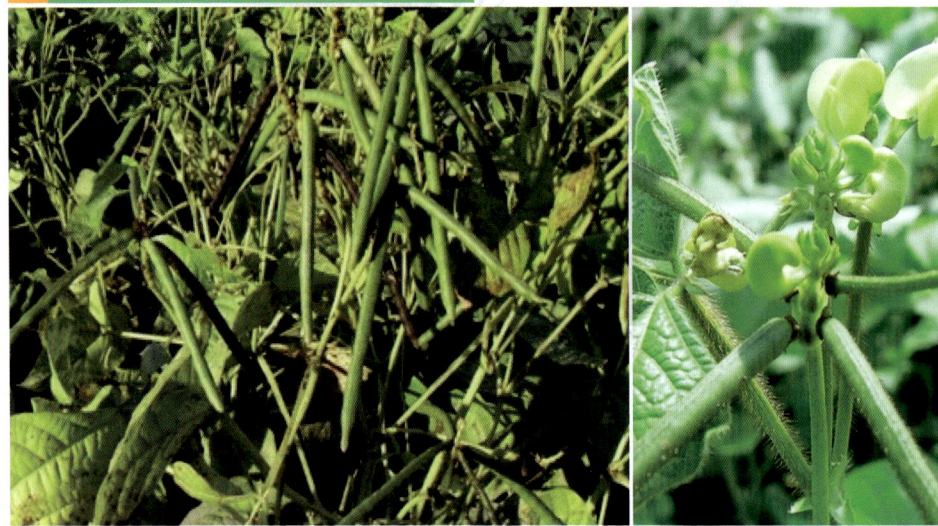

- **식물의 형태** 인도가 녹두 원산지, 잎은 호생 3출엽, 작은 잎은 넓은 피침형·난상 원형, 꽃은 노란색 접형이다.
- **주요 함유 성분과 물질** 팥과 비슷, 당질 45%(거의 전분), 단백질 21%, Arcelin, Arginine, Asparagine, Cystine, Leucine, Genistein, Phaseollidin, Phylloquinone, Phytosterols, Proline, Saponins, Vit-B-6 등이 함유되어 있다.
- **약리 효과와 효능** 열을 식혀 주고 갈증을 해소, 혈당과 혈압을 강하작용, 빈혈이나 저혈압환자도 좋고 해독작용과 해열작용이 있다.
- **채집가공과 사용법** 가을에 성숙한 종자를 채취하여 그늘에서 말려서 사용한다.
- **효과적인 복용방법** 물에 적당량의 녹두를 넣고 삶아서 그 물을 먹거나 또는 즙을 짜서 복용한다.
- **복용실례** 여름에 더위로 열날 때 녹두 한 가지만 먹어도 좋다. 당뇨병 환자는 녹두 삶은 물을 자주 복용하고, 고혈압 환자는 녹두를 삶아 거르고 남은 녹두 껍질을 말려 베게 속으로 이용하면 혈압이 내려간다.
- **주의사항** 평소 속이 찬 사람과 설사가 잦은 사람은 복용을 하지 말아야 한다

당뇨로 인하여 극심한 허기를 채울때 좋은
녹두즙과 녹두죽

제조방법은 물에 녹두를 넣고 삶아서 그 물을 먹거나 또는 즙을 짜서 복용합니다.

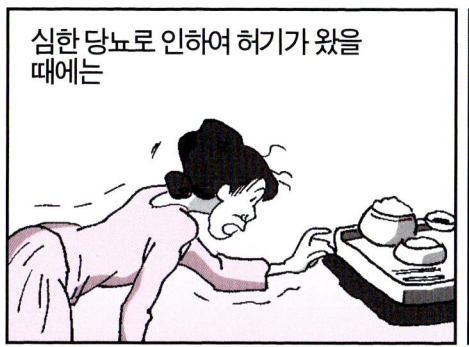

심한 당뇨로 인하여 허기가 왔을 때에는

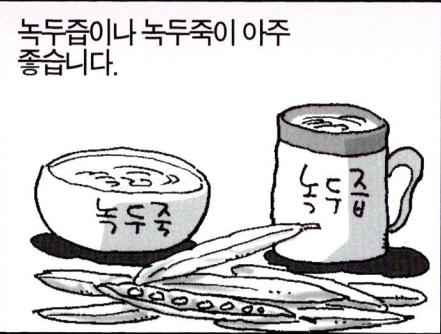

녹두즙이나 녹두죽이 아주 좋습니다.

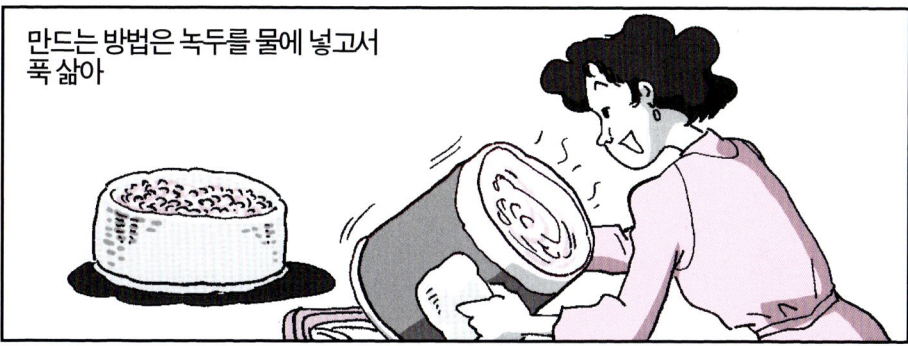

만드는 방법은 녹두를 물에 넣고서 푹 삶아

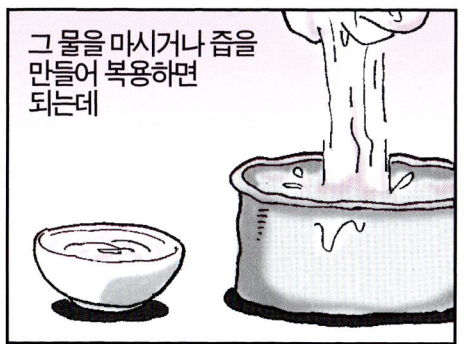

그 물을 마시거나 즙을 만들어 복용하면 되는데

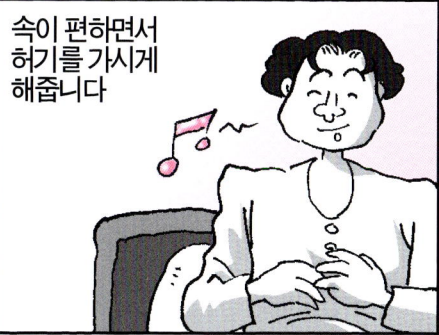

속이 편하면서 허기를 가시게 해줍니다

당뇨로 인하여 극심한 허기를 채울때 좋은
돼지 췌장

제조방법은 돼지췌장을 약한 불에 말린 다음 가루로 만들어 한번에 4~6g씩 하루 3번 끼니 뒤에 복용합니다.

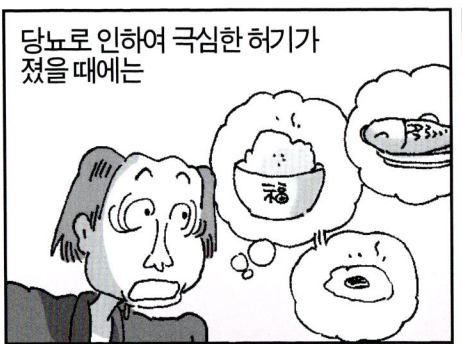

당뇨로 인하여 극심한 허기가 졌을 때에는

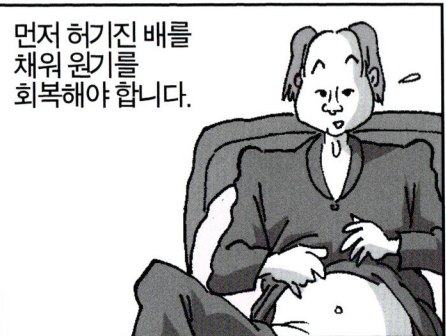

먼저 허기진 배를 채워 원기를 회복해야 합니다.

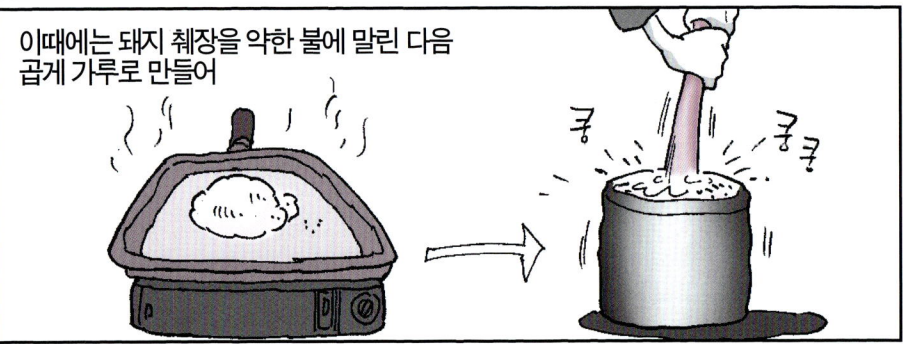

이때에는 돼지 췌장을 약한 불에 말린 다음 곱게 가루로 만들어

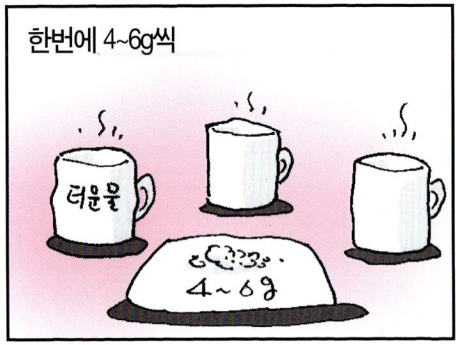

한번에 4~6g씩

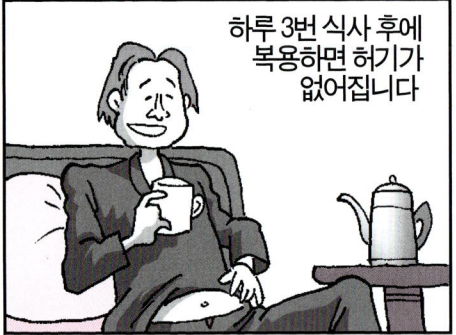

하루 3번 식사 후에 복용하면 허기가 없어집니다

오랜 당뇨로 고생한 환자의 영양에 좋은
소의 젖

제조방법은 소젖으로 쌀죽을 쑤어 항상 먹습니다.

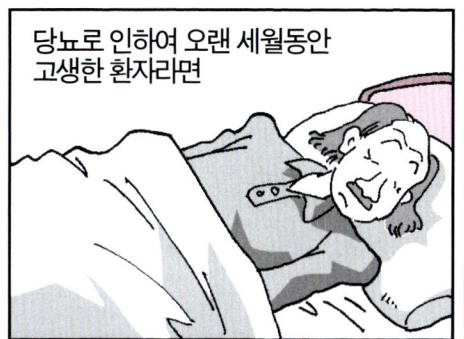

당뇨로 인하여 오랜 세월동안 고생한 환자라면

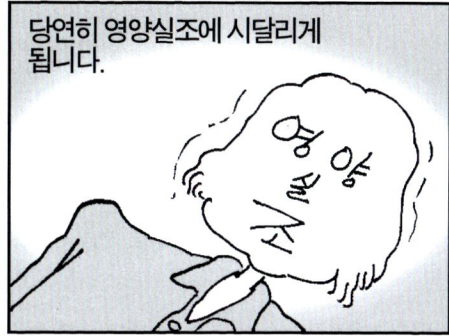

당연히 영양실조에 시달리게 됩니다.

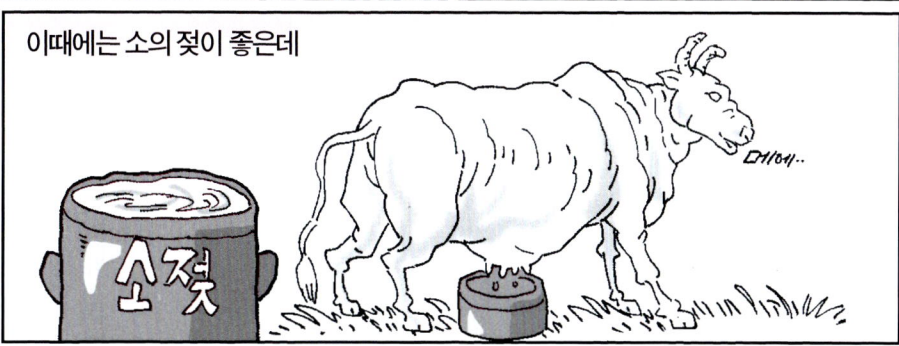

이때에는 소의 젖이 좋은데

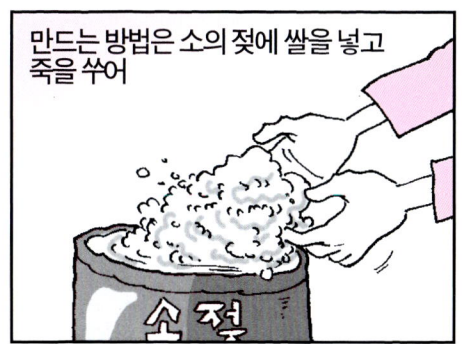

만드는 방법은 소의 젖에 쌀을 넣고 죽을 쑤어

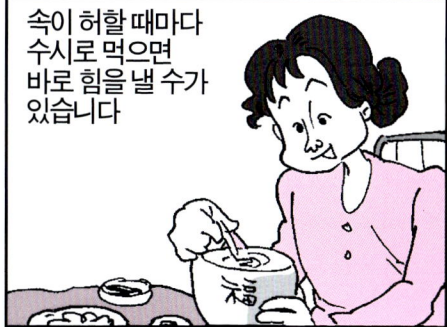

속이 허할 때마다 수시로 먹으면 바로 힘을 낼 수가 있습니다

생강

여러해살이풀인 생강의 뿌리줄기를 말린 것

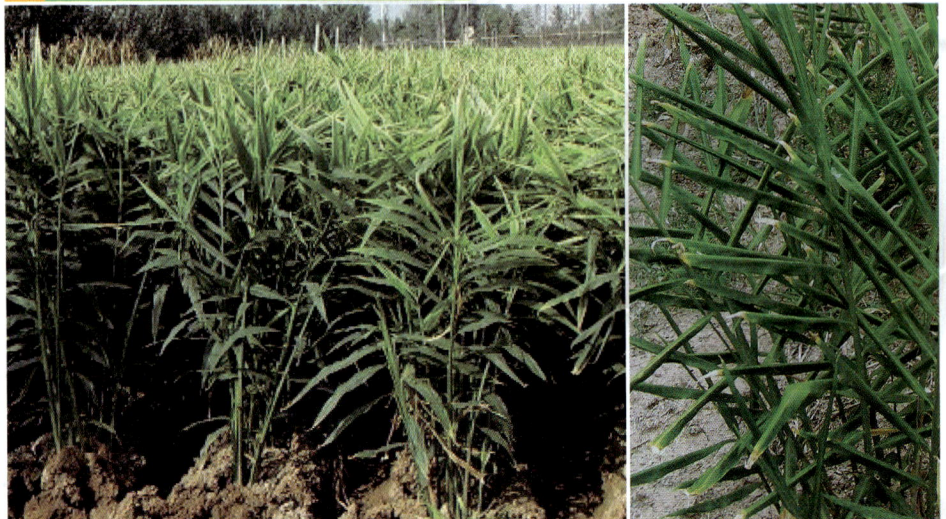

- ●식물의 형태 높이 30~50cm. 뿌리줄기는 굵은 육질이고, 꽃은 8~9월에 노란색으로 핀다.
- ●주요 함유 성분과 물질
- ●약리 효과와 효능 약리실험 결과 구토를 멈추게 하고 소화작용, 억균작용, 트리코모나스를 죽이는 작용 등이 밝혀졌다.
- ●약초의 성미 맛은 맵고 성질은 따뜻하며 비, 위, 폐에 작용한다. 지혈삭용을 하고 배가 차고 아프며 설사하는 데, 손발이 찬 데, 한담(담 중에서 차가운 성질이 있는 것)으로 기침이 나고 숨이 찬 데, 이질, 비증, 구토, 감기 등에 사용한다.
- ●채집가공과 사용법
가을에 뿌리줄기를 캐서 물에 씻어 햇볕에 말려 사용한다.
- ●효과적인 복용방법 하루에 3~15g을 달여서 복용한다.
- ●복용실례 인삼, 백출, 감초 각 4g과 건강 4g을 넣은 것을 이중탕 혹은 인삼탕이라고 하는데 속이 차서 자꾸 설사하고, 구토하는 중에 자주 쓰는 유명한 처방이다.
- ●복용법 하루 3~9g을 탕약으로 먹는다.
- ●주의사항
열성 질환을 앓고 있거나, 고혈압, 경련 등의 양기가 성한 질환에는 쓰지 않는다

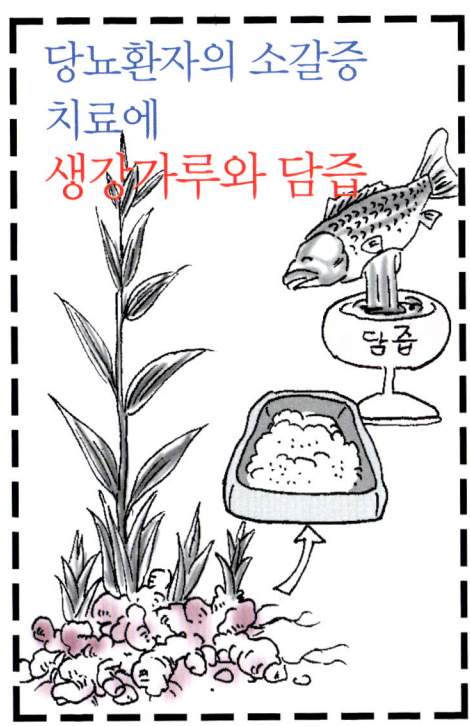
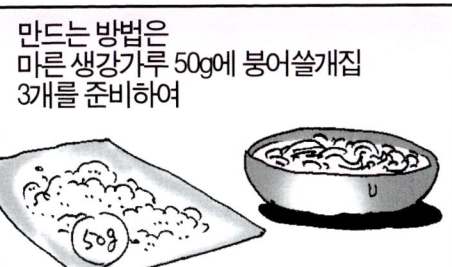
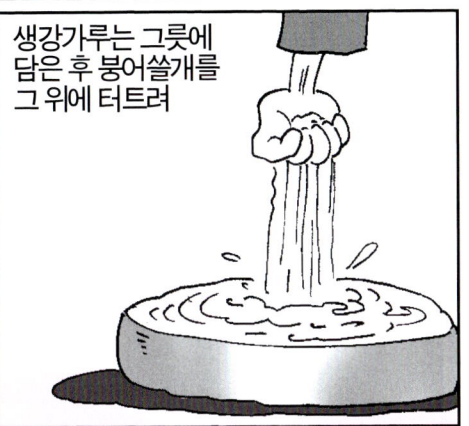
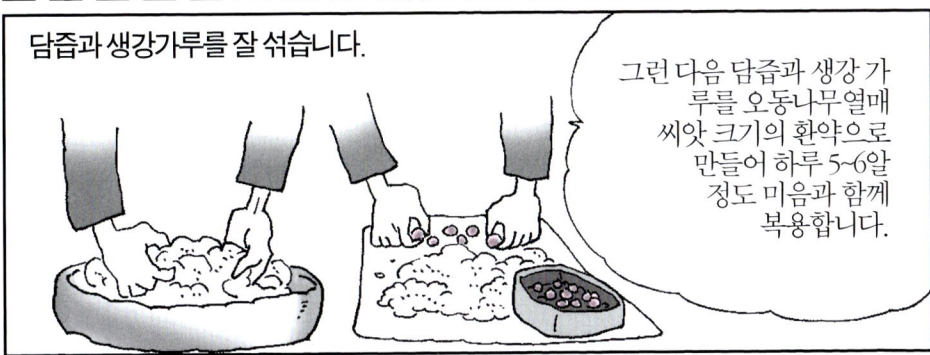
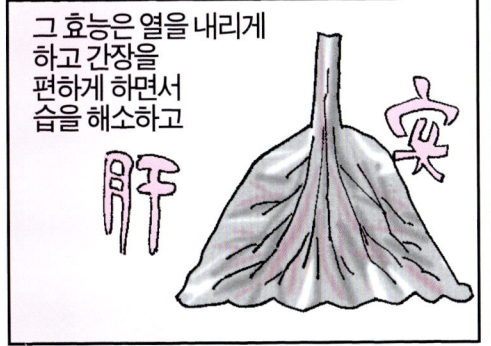
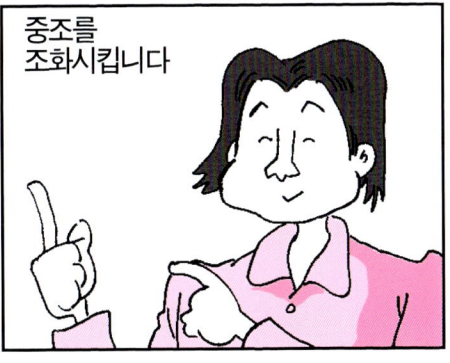

당뇨환자의 위장을 보호해주는
시금치 뿌리와 계내금(닭의 위속 껍질)

시금치뿌리 250g, 계내금(닭의 위속껍질) 10g, 쌀 50g을 재료로 준비합니다. 제조방법은 시금치뿌리 잘게 썬 것과 잘게 부순 계내금을 함께 물에 넣어 30분간 끓인 다음 미리 씻어놓은 쌀을 부어 죽을 쒀 하루 2회 시금치뿌리까지 모두 먹습니다. 효능은 갈증을 멎게 하고 조(操)를 윤택케 하며 위장을 보하면서 당뇨병을 치료합니다.

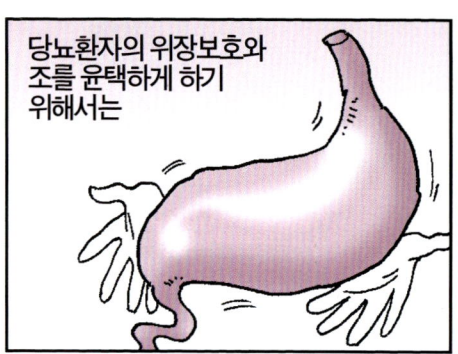

당뇨환자의 위장보호와 조를 윤택하게 하기 위해서는

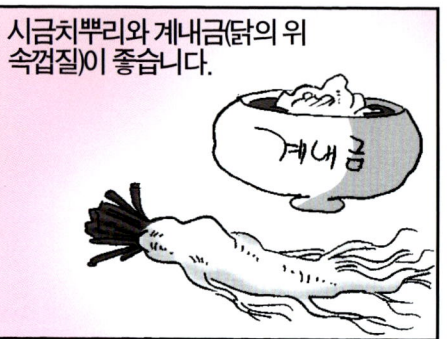

시금치뿌리와 계내금(닭의 위 속껍질)이 좋습니다.

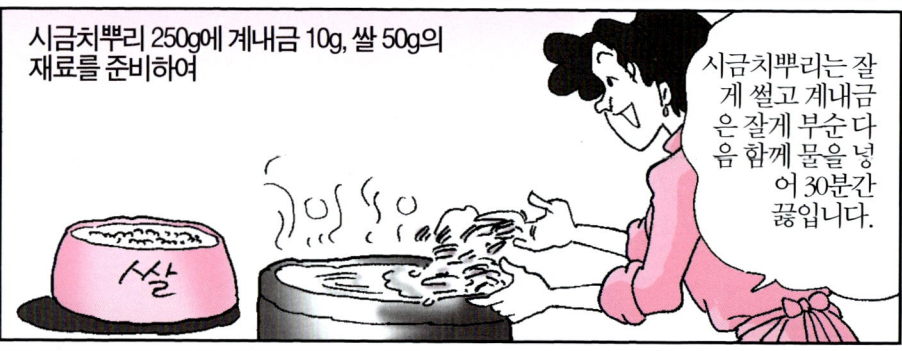

시금치뿌리 250g에 계내금 10g, 쌀 50g의 재료를 준비하여

시금치뿌리는 잘게 썰고 계내금은 잘게 부순다음 함께 물을 넣어 30분간 끓입니다.

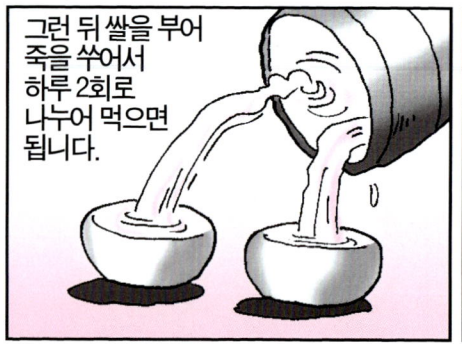

그런 뒤 쌀을 부어 죽을 쑤어서 하루 2회로 나누어 먹으면 됩니다.

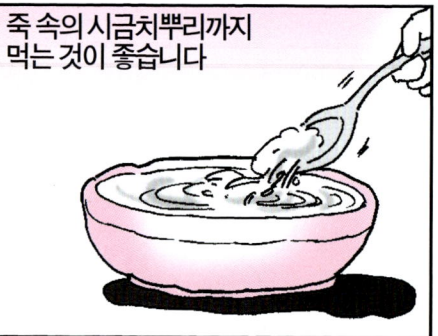

죽 속의 시금치뿌리까지 먹는 것이 좋습니다

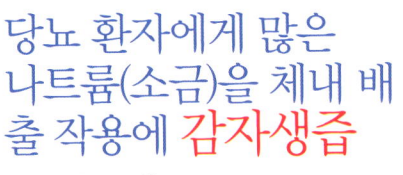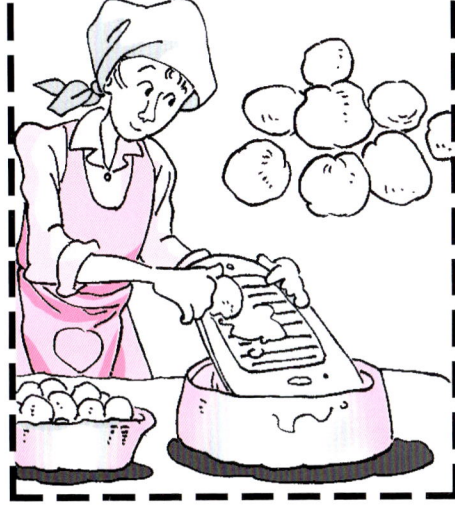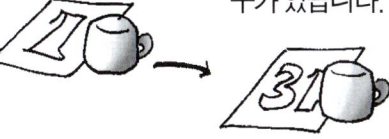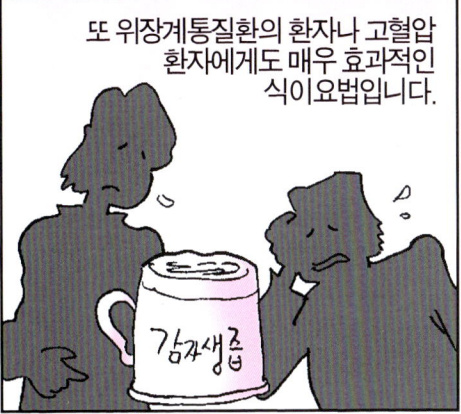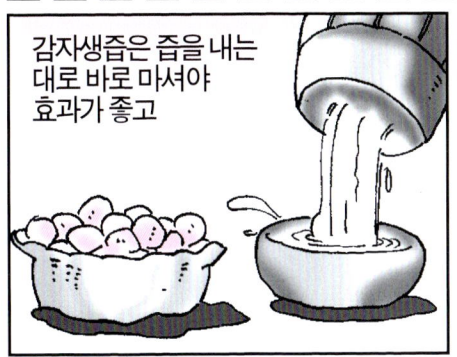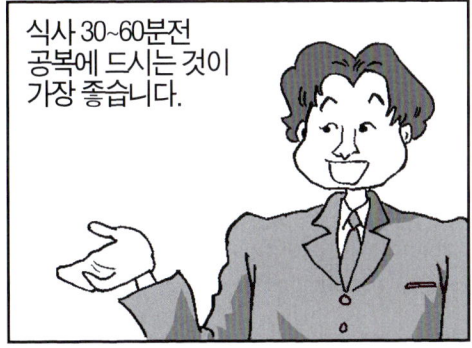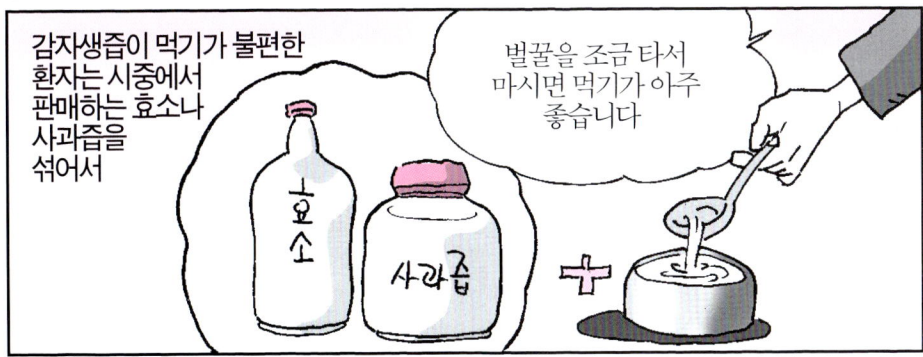

당뇨환자의 다뇨증에 좋은
목이버섯과 편두

바싹 말린 검은 목이버섯과 편두를 같은 양으로 가루로 만들어 매회 92g씩 하루 2회 더운물로 복용하는데 일주일간 지속적으로 해야 합니다. 효능은 기를 도우면서 열을 내리고 습(濕)을 몰아내며 당뇨병과 다뇨다음증을 치료합니다.

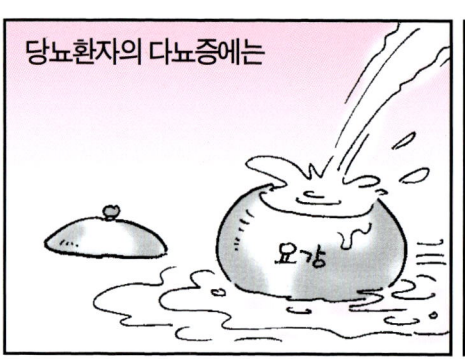

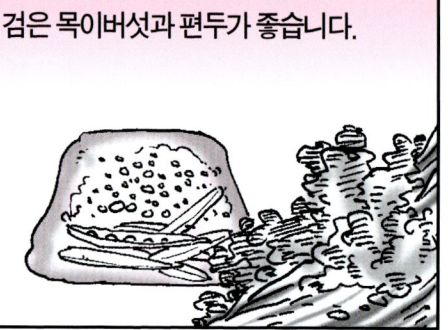

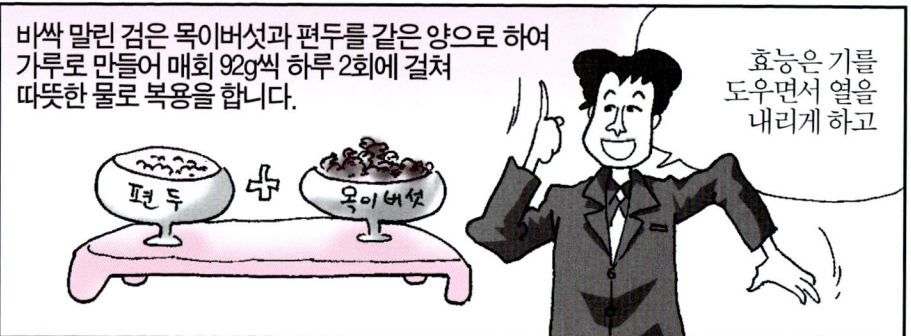

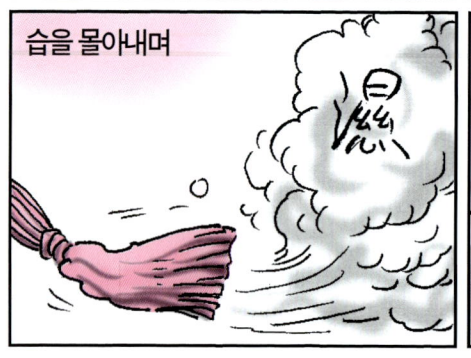

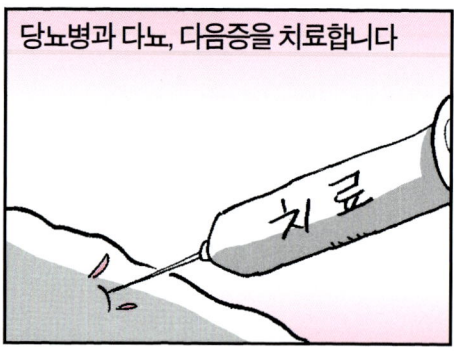

목이버섯

목이과의 진균 목이의 자실체

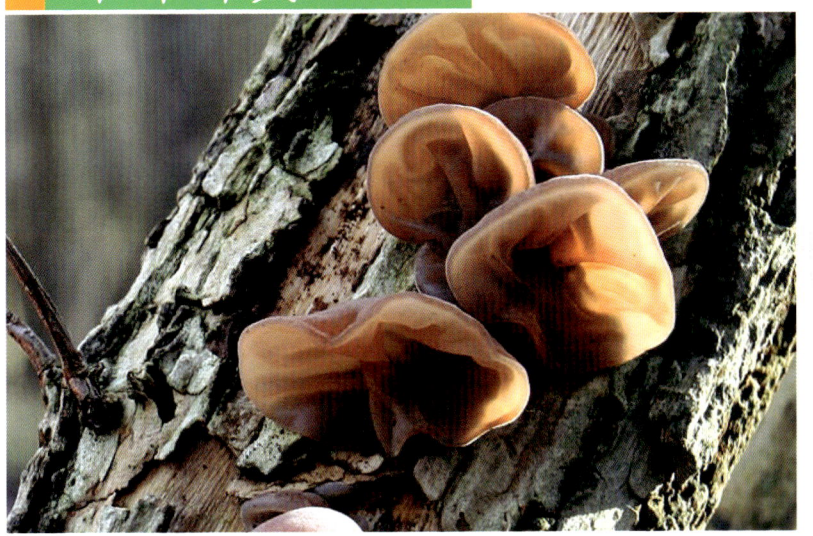

● **식물의 형태**

자실체의 모양은 사람의 귀와 비슷하며, 지름이 약 10cm정도이다.

● **주요 함유 성분과 물질**

protein, phospholipid 등이 함유되어 있다.

● **약리 효과와 효능**

치질 때 뒤로 새빨간 피가 나오는 것, 피가 섞인 대변을 누거나 순 피만 누는 이질, 소변에 피가 섞여 나오는 증상, 월경주기와 무관하게 불규칙적인 질 출혈이 일어나는 병에 효능이 있다.

● **채집가공과 사용법**

여름과 가을철에 채취해 햇볕에 말려서 사용한다.

● **효과적인 복용방법**

10~30g 또는 가루로 만들어 복용한다.

● **약재의 기미와 성질**

맛이 달고 성질이 평하다

당뇨의 합병증인 고혈압에 좋은
누에 번데기

제조방법은 번데기 20개를 준비해 깨끗이 씻은 다음 식물성기름으로 볶아 익히면 됩니다. 이때 번데기를 물로 달여도 관계없습니다. 볶은 것은 직접 복용하고 삶은 것은 즙으로 마시면 도는데, 하루에 한번씩 여러 날 계속해서 복용하면 됩니다. 효능은 당분대사를 조절하기 때문에 당뇨병 또는 합병증으로 발생한 고혈압에 적용됩니다.

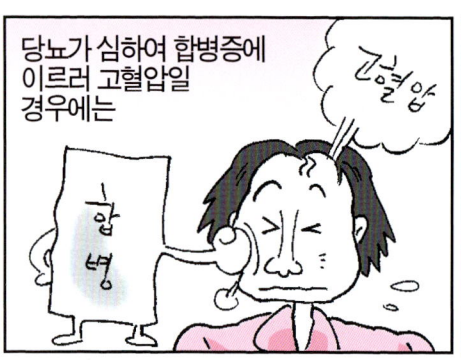

당뇨가 심하여 합병증에 이르러 고혈압일 경우에는

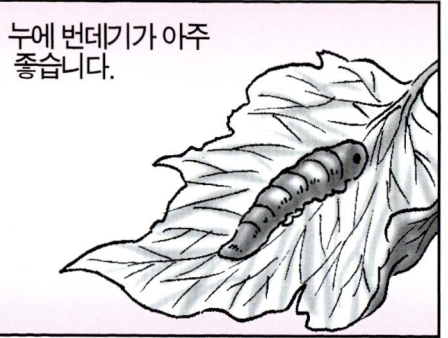

누에 번데기가 아주 좋습니다.

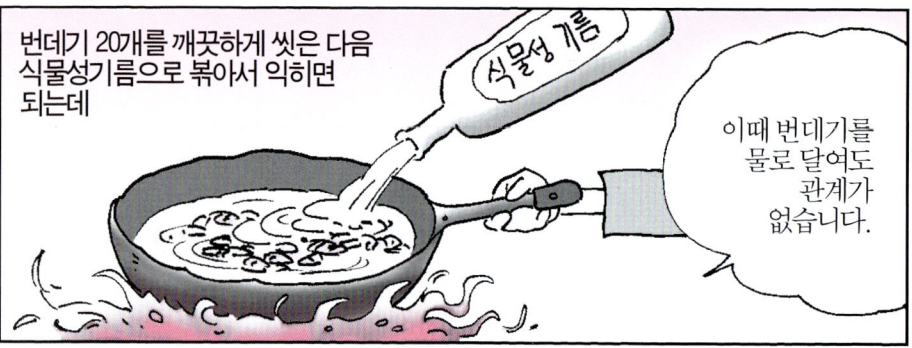

번데기 20개를 깨끗하게 씻은 다음 식물성기름으로 볶아서 익히면 되는데

이때 번데기를 물로 달여도 관계가 없습니다.

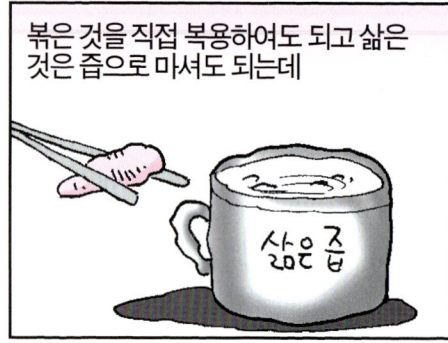

볶은 것을 직접 복용하여도 되고 삶은 것은 즙으로 마셔도 되는데

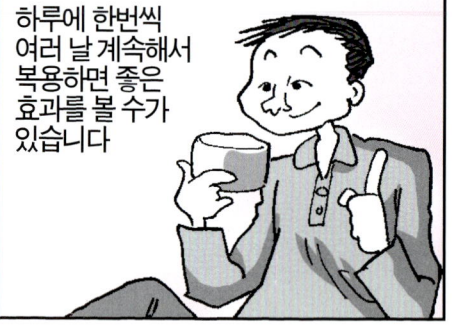

하루에 한번씩 여러 날 계속해서 복용하면 좋은 효과를 볼 수가 있습니다

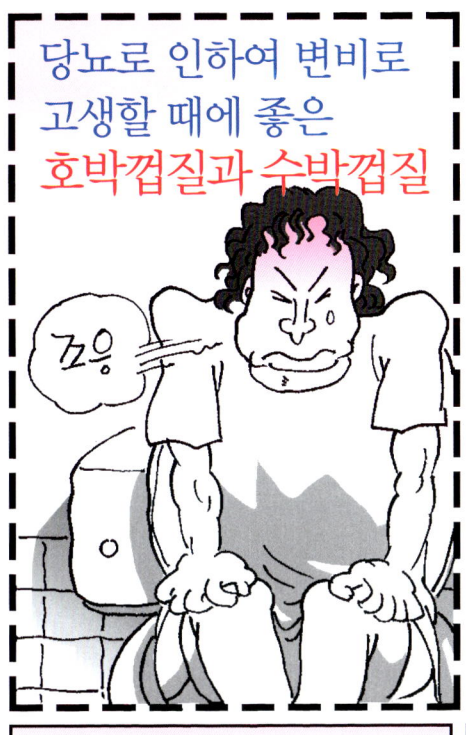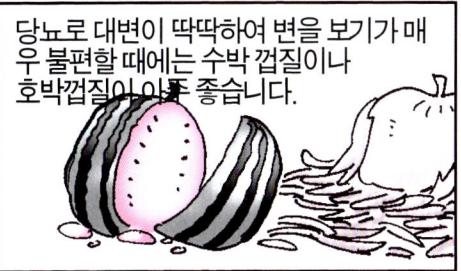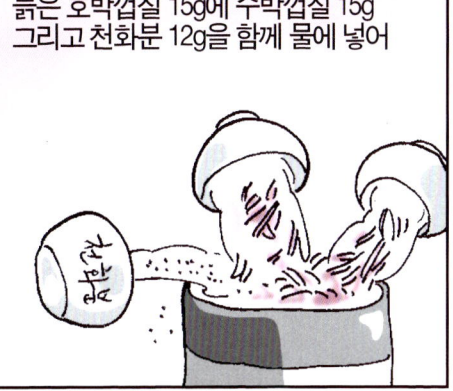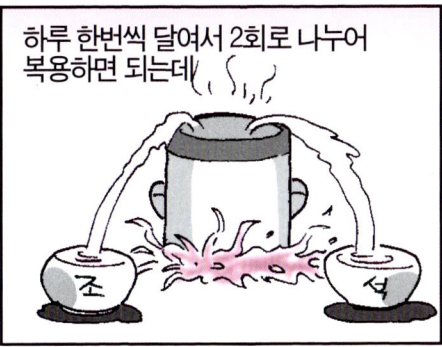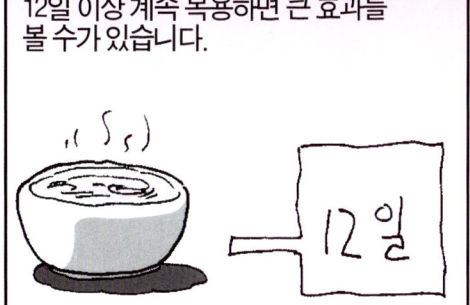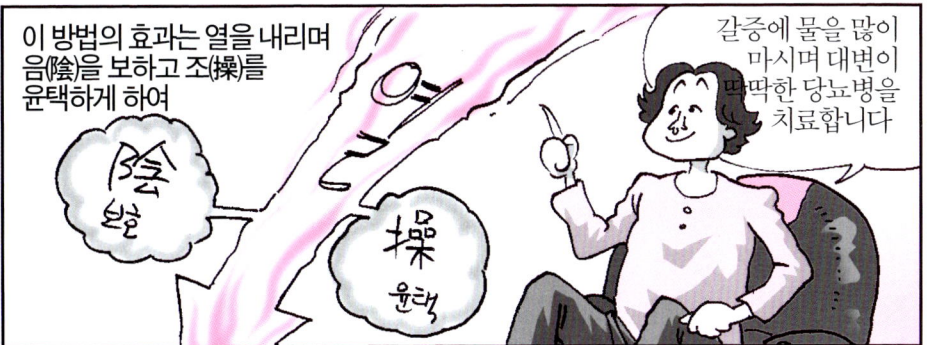

당뇨에 좋은
누른 암닭

누른 암닭을 삶아서 탕으로 마시거나, 돼지 위속에 황련을 채워 넣고 솥에 푹 쪄서 짓이긴 다음 조금씩 미음으로 먹거나, 무즙을 달여서 꿀 탕에 섞어 서 마시면 당뇨에 효과가 있습니다.

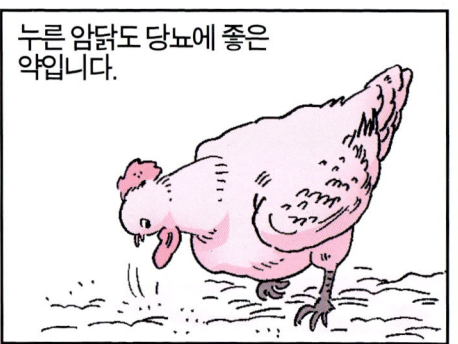

누른 암닭도 당뇨에 좋은 약입니다.

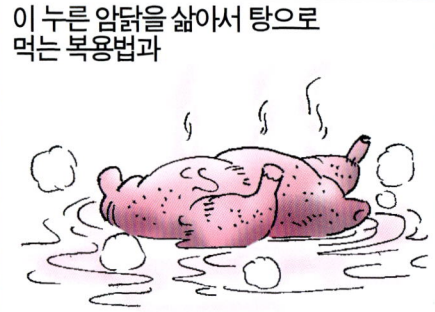

이 누른 암닭을 삶아서 탕으로 먹는 복용법과

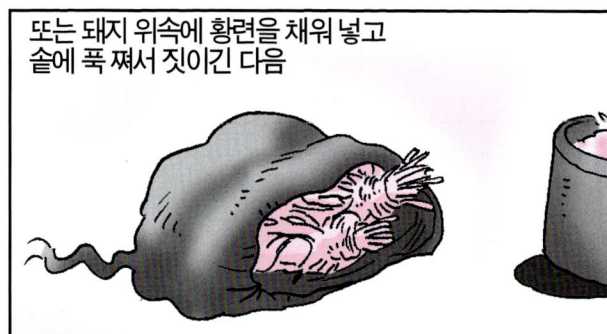

또는 돼지 위속에 황련을 채워 넣고 솥에 푹 쪄서 짓이긴 다음

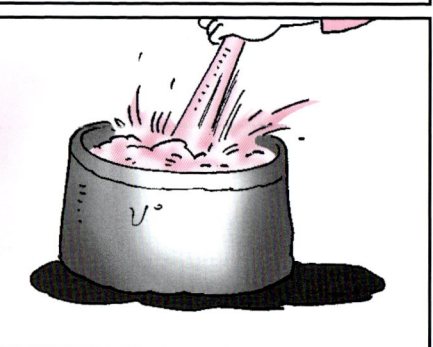

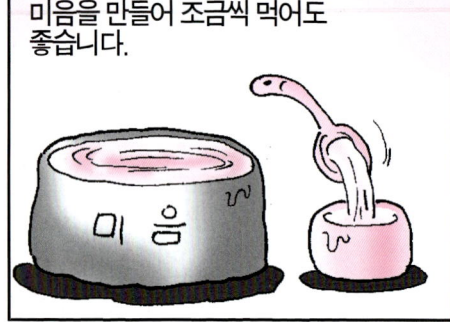

미음을 만들어 조금씩 먹어도 좋습니다.

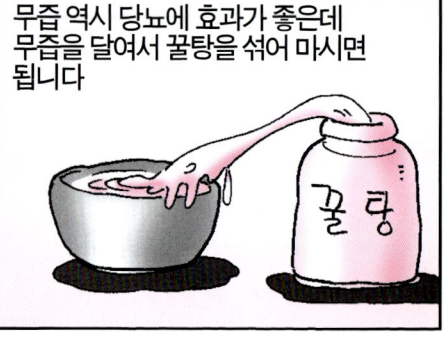

무즙 역시 당뇨에 효과가 좋은데 무즙을 달여서 꿀탕을 섞어 마시면 됩니다

당뇨로 인하여 가슴이 답답할 때에 좋은
참대잎(죽엽)

제조방법은 참대잎 20~40g을 물에 달여서 하루 3번에 나누어 끼니 뒤에 복용합니다. 이것은 가슴이 답답하고 찬물이 당기는 상소에 씁니다.

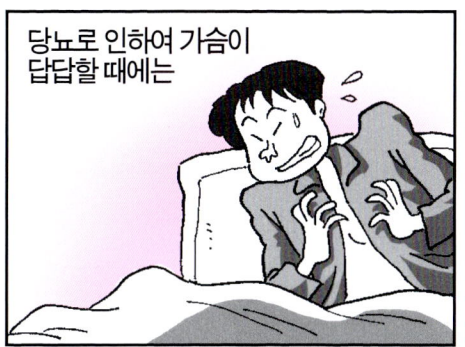

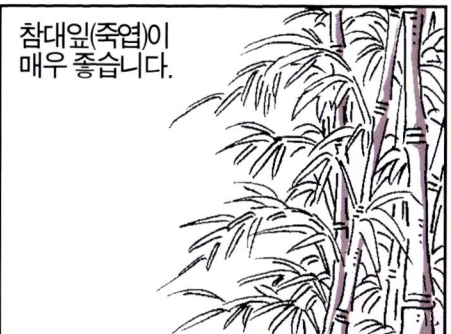

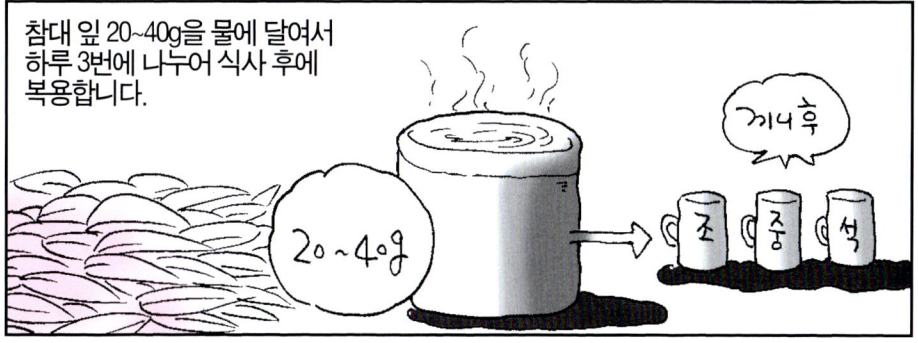

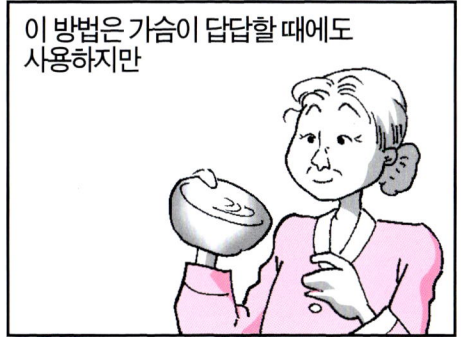

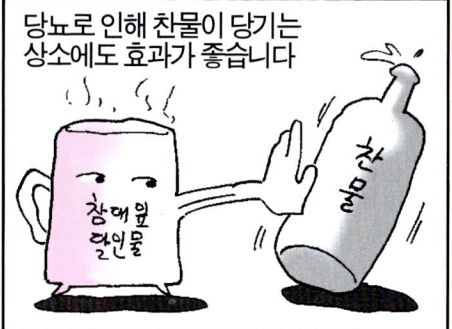

동의보감 당뇨병에 좋은 약초

- 당뇨병으로 인해 몸이 쇠약할 때 좋은 건칠(옻나무진)
- 당뇨병 중증에는 고련나무
- 소갈증으로 물이 몹시 당길 때 과루인
- 소갈로 찬물이 당기고 속이 답답할 때 구기자
- 꾸준히 복용하면 큰 효험이 있는 금은화(인동덩굴)
- 오줌에 거품이 심한 당뇨에 좋은 긴병풀꽃(금전초)
- 당뇨에도 널리 쓰이는 꿀풀
- 심한 당뇨로 인해 허기가 왔을 땐 녹두
- 당뇨의 이뇨작용에 좋은 다래
- 당뇨병의 혈당을 내려주는 담쟁이덩굴
- 당뇨의 혈당을 낮춰주는 대산(마늘)
- 당뇨의 오줌 속 혈당을 완화할 때 독활(땃두릅)
- 당뇨에 탁월한 효과가 있는 두릅나무(오가피)
- 인슐린을 조절하여 당뇨를 개선하는 작용을 하는 둥굴레(옥죽)
- 당뇨의 혈액순환을 도와주는 땅빈대(비단풀)
- 천연인슐린을 가장 많이 함유하고 있는 뚱딴지(돼지감자)

- 당뇨병의 열나고 마른기침일 때는 맥문동
- 항암 효과는 포도보다 100배 뛰어난 머루
- 당분을 줄여주는 무화과
- 혈당 조절엔 산딸기(복분자)
- 당뇨병 환자에게 좋은 산수국
- 당뇨병 환자의 위장을 튼튼하게 하는 삽주(창출)
- 당뇨 치료에 획기적인 상백피
- 당뇨병의 원활한 이뇨와 갈증을 멈추어 주는 생띠뿌리
- 당뇨로 인한 허약체질을 개선하는 산마(산약)
- 당뇨병의 혈당 강화에는 생지황
- 혈당을 내려주는 선학초(짚신나물)
- 당뇨병에 좋은 쇠뜨기
- 당뇨병이 심하여 체력이 쇠약해 졌을 때 좋은 쇠무릎
- 당뇨의 이뇨작용에 좋은 압척초(닭의장풀)
- 당뇨병의 갈증과 함께 심한 허기일 때 연뿌리
- 당뇨병의 활발한 이뇨작용에는 우엉
- 당뇨병 환자의 냉증에 좋은 의이인(율무)
- 당뇨의 황달에 효과가 있는 인진쑥
- 혈액순환을 좋게 하고 땀을 잘나게 하는 자소

- 40일에 완쾌되는 당뇨병의 명약 주목나무
- 당뇨에 좋은 영실(찔레꽃)
- 혈당을 낮춰주는 칡뿌리(갈근)
- 당뇨병의 허기 때 무난한 음식 콩(담두시)
- 당뇨병에 잘 듣는 향등골나물
- 당뇨의 이뇨작용에 좋은 헛개나무
- 인슐린 분비를 늘여주는 화살나무

Part 8

당뇨병에는 꼭 식이요법을 해야 하는 이유는?

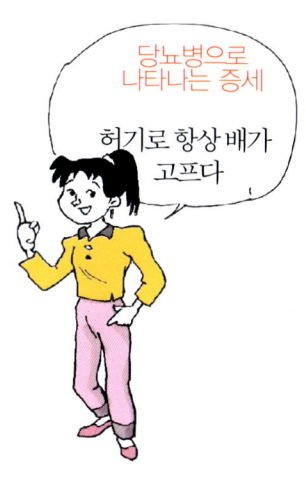

Question
당뇨와 식이요법

answer the question   당뇨에서의 식이요법은 한마디로 끈기와 노력을 필요로 하는 치료의 근본이다. 다시 말해 당뇨병 치료에 있어서 매우 중요한 위치를 차지하고 있는 식이요법은 환자 당사자나 가족들로선 결코 쉽지 않는 치료방법이다.

더구나 인슐린이 발견되기 전부터 당뇨의 치료요법 중 하나로 각광받아온 식이요법은 무조건 절제를 중요시하던 과거와는 달리 환자의 상태에 따라 섭취하는 음식의 양도 다양하다. 이것은 한마디로 식이요법에 대한 사고방식이 달라졌다는 증거이다.

어쨌든 당뇨병을 식이요법으로 고칠 수 있느냐는 것이다. 이에 따라 근시안을 가지고 있는 사람을 예로 들어보자. 근시인은 움직임에 있어서 스스로가 자유롭지 못하는데, 심한 사람인 경우는 일상생활이 도저히 불가능하다. 그렇지만 시력에 알맞은 안경을 착용한다면 정상인과 똑같은 생활을 할 수 있으며 근시안에 대한 불편함을 조금도 느끼지 않는다.

당뇨병도 이것과 마찬가지로 스스로 일상생활을 영위할 수가 없다. 그래서 당뇨병에 적당한 식이요법을 지속적으로 이행하고 있다면, 건강한 사람과 전혀 다를 바 없이 일상생활을 행복하게 살아갈 수가 있다. 한마디로 스스로가 환자임을 잊어버리고 살아가는 것과 같다.

하지만 근시안인 사람이 시력이 점점 나빠지면 안경의 도수를 높여가듯 식이요법 치료가 좋지 않으면 당뇨병증세가 그만큼 깊어지는 것이다.

다시 말해 당뇨병은 세균성 질환처럼 균만 죽이면 신체가 건강해지는 것과는 다른 체질적인 질환이다. 따라서 당뇨병과 식이요법의 관계는 바늘과 실처럼 평생 동안 함께 해야만 하는 운명적인 동반자이다.

그렇기 때문에 당뇨병환자나 그의 가족들에게 필요한 것은 지칠 줄 모르는 끈기와 함께 할 수 있다는 결단이다. 이때 가장 필요한 것은 바로 과학적이고 올바른 식이요법이다.

그러나 마음이 급한 현대인들은 하루빨리 병을 고치고자하는 마음으로 인해 과학적으로 검증도 되지 않은 민간의 비법을 선택했다가 병증만 키우는 사례들도 많다. 이에 따라 사전에 식이요법에 대한 올바른 지식을 알아둘 필요가 있다.

올바른 지식을 터득했다면 정해진 시간에 몸무게를 달고, 혈당과 뇨당을 검사하면서 합병증에 주의한다. 이런 사항이 갖춰졌을 때 비로소 이에 적절한 식이요법을 행한다면 아무리 무서운 당뇨병이라고 할지라도 두려워할 필요가 없다. 이것이야 말로 당뇨를 치료하는데 가장 명쾌한 해답이다.

어쨌든 인간이란 성장하고 생활하기 위해서는 많은 에너지가 필요하다. 이 에너지를 충당하는 것은 바로 음식물의 섭취이다. 음식물에는 3대 영양소라는 단백질, 지방, 탄수화물 등이 포함되어 있다.

한마디로 당뇨병은 3대 영양소 중에 포함되어 있는 탄수화물의 활용에 이상이 생겨 나타난 질환이기 때문에 더욱 중요하다. 포도당의 이상으로 발생되는 특징은 혈액 속에 당분이 많아 이것이 고혈당으로 변하고, 고혈당이 높아지면서 포도당이 혈관으로 흡수되지 못하고 그대로 소변으로 배출된다.

그러나 소변으로 많은 당이 배출된다고 무조건 당뇨병으로 단정 지을 수가 없다. 보편적으로 당뇨병은 3대 특징인 다음, 다식, 다뇨 등이 나타난다.

이것은 한마디로 에너지의 근원인 탄수화물이 인체 내에서 원활하게 활용되지 못하고 몸 밖으로 배출되기 때문에 신체가 피로하고 나른해진다.

이것을 치료하지 않고 그대로 방치하면 자각증상이 심해져 자신도 모르게 식욕이 왕성해진다. 다시 말해 수없이 먹어도 몸무게는 이와 반대로 자꾸만 마른다. 또한 신체는 더더욱 나른해지면서 피로가 자꾸만 쌓여만 간다.

이런 현상들이 바로 당뇨병의 자각증세인데, 이런 증세는 40~60대에서 가장 많이 나타난다. 그렇기 때문에 누구나 할 것 없이 중년이 되면 당뇨병과 관계없이 식이에 주의해야만 한다

Question
당뇨병을 치료하는 식이요법의 3대 요점

answer the question 식이의 실제에 대해 가장 중요한 3가지만 열거해 본다. 이 3가지 키 포인트를 생각하면서 실제로 식단을 만들고 요리하는 것이 무엇보다 중요하다는 것을 알게 될 것이다.

첫째, 어떤 방법으로 어떻게 해야만 에너지를 획득할 수 있느냐에 달렸다.

한마디로 당뇨병은 에너지의 원천인 탄수화물의 활용이 비정상이 되면서 나타는 것이기 때문에 영양분을 충분하게 섭취하지 않으면 매우 위험해 진다.

영양분을 충분하게 섭취해주지 않으면 신체는 곧바로 피로해지기 쉽고, 항상 나른해지면서 점차적으로 신체가 마르게 된다.

그렇다면 어떻게 해야만 충분한 영양소를 섭취할 수 있을까. 예를 들어 당뇨병 환자가 100g의 당을 섭취했지만, 당뇨가 나오지 않았다. 그렇지만 130g을 섭취한 결과 뇨당이 5g이 배출되었다. 또한 200g의 당을 섭취했는데, 뇨당이 40g이 나왔다고 가정해보자.

다시 말해 100g의 당을 섭취했을 때 뇨당이 제로가 나오면 100g의 당이 이용된 셈이다. 하지만 130g을 섭취했을 때 뇨당이 5g이 나왔다면 이용된 당은 125g인 것이다. 즉 200g일 때 40을 빼면 160g의 당이 이용된 셈이다.

즉 100g과 130g을 섭취할 때보다 200g을 섭취하면 신체 안에서 가장 많은 당이 활용 되고 있는 것이다. 한마디로 신체에 있어서 200g의 경우가 가장 적당하다. 다시 말해 이것은 뇨당이 많이 나오거나 적게 나온다는 것을 말하는 것이 아니라, 단지 신체 내에서 얼마만큼의 당이 제대로 활용되었느냐 하는 것을 중요시 한다. 즉 많이 활용되면 될수록 그만큼 좋다는 의미다.

그렇다고 이것이 무제한이라는 의미가 아니라 분명한 한계점이 있다. 다시 말해 적당한 양을 알고 적당한 양을 섭취해서 에너지를 실속 있게 획득하는 것이 중요하다.

이를 근거로 해서 어느 정도의 당류를 섭취해야만 가장 합리적인 것이냐가 관건이다. 하지만 안타깝게도 이런 사항은 전문의가 정할 수밖에 없다.

둘째, 인슐린 분비능력의 유지를 어떻게 할 것인가가 관건이다.

과거 인슐린이 발견되기 전까지 당뇨병환자의 식이요법으로 가장 적합하다고 생각되어 실행된 방법은 탄수화물을 완전하게 제거한 식이요법이나, 극히 미량의 당만 섭취한 것 등이 있었다. 이것은 한마디로 당뇨병은 당이 배출되는 질병이기 때문에 당이 나오는 것을 방지하기 위해서 그 근원이 되는 당을 아예 제거해 버리거나, 또는 당을 적게 섭취하면 해결될 수 있다는 잘못된 방법이었던 것이다.

그러나 이런 방법을 몇 년 동안 지속적으로 이행해왔지만 좋은 성과를 거둘 수가 없었다. 다시 말해 당뇨병이 호전되기는커녕 도리어 이런 치료법을 사용하기 전보다 신체 내의 당 이용률이 반대로 더 떨어졌다는 사실을 알게 되었다. 그래서 지금은 과거에 사용되었던 엄격한 식이요법을 사용하는 일이 거의 없다.

앞에서도 언급했지만 소변으로 당이 배출된다고 무조건 당뇨병이라고 속단할 수가 없다. 하지만 기아당뇨는 오랫동안 기아상태에 놓여있던 사람에게 탄수화물을 어느 정도 섭취하게 하면 소변을 통해 당이 배출되는데, 이것은 당뇨병이 아니다.

원래 당은 오랫동안 섭취하지 않다가 한꺼번에 섭취해도 신체 내에서 충분하게 활용되지 못하고 소변으로 배출된다.

더구나 탄수화물만 적다고 당뇨병이 낳는다고는 할 수 없다. 그렇기 때문에 당뇨병환자에게 가장 적합하고 가장 잘 활용될 수 있는 양을 찾아서 섭취하는 방법이 생긴 것이다. 이것을 단련요법이라고 한다.

한마디로 적당한 양을 사용해 인체 내에서의 인슐린 분비능력을 가장 좋은 상태로 유지해 간다는 것이다.

셋째, 당뇨병에 의한 합병증과 연관된 것이다.

최근 들어 발달된 최첨단 의학기술 때문에 당뇨병이 악화되거나, 이것으로 목숨을 잃는 경우가 거의 없다. 즉 당뇨병환자일지라도 건강한 사람과는 별 차이가 없이 똑같이 수명을 영위해가고 있다.

다만 정상인과의 차이는 장기간 동안 당뇨병을 앓고 있기 때문에 그것으로 인해 합병증이 유발되는 것이다. 다시 말해 장수를 누릴 수는 있지만 도중에 합병증이 발생하기 때문에 목숨에 대한 위험이 따른다.

당뇨병합병증 중 두 번째로 위험한 것이 바로 동맥경화증이다. 이것으로 과거와 마찬가지로 현대에서도 목숨을 잃는 경우가 많다 예를 들면 뇌일혈,

협심증, 뇨독증 등이다.

  동맥경화성 질환 외에 망막증이란 질환이 있는데, 이것은 실명이 따르는 무서운 질병이다. 그리고 당뇨병성 신증도 발병하는데, 이것은 혈관장해 외에 감염증까지 동반된다.

  이에 피부에 종기가 생겨 잘 낫지 않고 자꾸만 커져가기 때문에 이것을 치료하기 위해 병원에 갔다가 당뇨병으로 진단받는 경우도 흔하다. 이 질환의 특징은 피부가 화농하기 쉽거나, 신우염을 일으키기 쉽다.

  특히 당뇨병 환자에게 신우염이 발생하기 쉬운 것도 이 질환의 특색인데, 일단 신우염에 걸리면 좀처럼 치료하기가 어렵다. 또한 폐렴, 폐결핵 등이 악화되면 당뇨병과 부딪치기 때문에 더더욱 악화된다.

  이밖에 신경통, 신경마비, 위장장애, 간강 질환 등의 합병증까지 나타난다. 이처럼 위험한 당뇨합병증을 예방하는 것이 무엇보다 중요하고, 걸렸을 경우엔 악화되지 않게 방지하는 것도 중요하다.

  위에서 언급한 세 가지를 염두에 두면서 치료하지 않으면, 당뇨합병증의 개선이나 치료를 기대할 수가 없다.

Question

당뇨의 식이요법 – 순서가 중요하다

answer the question   식이요법은 당뇨병을 치료함에 있어서 보조 작업이 아니라 근본적인 치료방법이다. 만약 식이요법을 우선적으로 결정한 후에, 필요가 있다면 1920년에 발견된 '인슐린'이나 기타 내복약이나 운동 등을 병행해서 생각하면 훨씬 좋은 효과를 기대할 수가 있다.

이제부터 당뇨병 치료에 중요한 식이요법의 순서를 어떤 식으로 정할 것인가에 대해 기술하겠다.

만약 식이요법에 준하지 않고 임의적으로 당뇨병 환자에게 일반적인 식단을 그대로 준다는 것은 타오르는 불에 기름을 붓는 것처럼 매우 위험하다.

즉 질병을 치료함에 있어서 그에 맞는 치료방법이 있듯이 식이요법 역시 시작부터 방법을 우선적으로 결정해야 한다. 이에 따라 간단히 순서로 시행하는 방법을 소개하겠다. 물론 사람에 따라 제각기 다른 특징들을 가지고 있기 때문에 그에 맞는 철저한 식이요법을 행하지 않으면 치료에 아무런 도움이 되지 못한다.

먼저 당뇨병환자에게 알맞은 칼로리부터 계산해야 한다. 즉 환자가 하루 동안 움직이는데 어느 정도의 칼로리가 필요한가를 말한다. 그래서 칼로리 계산을 하기 위해서는 당사자의 표준체중과 운동량을 알아야만 한다.

예를 들면 보편적으로 표준체중이 50kg의 사람으로서 사무계통에 종사하고 있다고 가정하면 그 사람은 1kg당 1일에 35 40%의 칼로리가 필요하다

즉 체중 50kg의 사람으로서는 1일 2000cal정도가 요구되는 셈이다. 이 수치는 일반적인 것이 아니라 환자 개개인의 상태를 면밀하게 계산하여 필요량을 산출한 것이다.

그래서 이렇게 계산된 칼로리를 3대 영양소인 탄수화물, 단백질, 지방으로 나누면 당뇨 식단이 완성된다. 즉 탄수화물과 단백질은 1g에서 4cal, 지방은 9cal가 생산되기 때문에 이것을 기준으로 계산한 것이다. 단백질의 필요량은 대체적으로 정해져 있어 체중 1kg이면 1.5g이 된다.

이것을 기준으로 예를 들면 50kg의 체중인 사람은 75g의 단백질이 필요하다. 그래서 1g의 단백질은 4cal의 열량을 생산하기 때문에 300cal가 된다. 즉 1일 필요량인 2,000~300cal를 빼면 1,700cal가 탄수화물과 지방이 된다.

그렇지만 탄수화물량은 어느 정도 이하로 줄이는 일을 하지 않기 때문에 적으면 150g, 많으면 300g 정도가 된다. 보편적으로 200~300g을 취한다고 가정하면 칼로리는 800~1,200cal가 되며, 지방은 나머지 30g에서 50g(많아도 80g 이하)으로 300~700cal가 된다.

이런 계산을 통해 탄수화물이 얼마, 단백질이 얼마, 지방질이 얼마라는 것을 정한다. 이것이 정하여지면 다음은 식품의 선택이다. 즉 식품의 선택이 끝나면 이것을 이용하여 식단표를 짜면 된다.

결론적으로 당뇨병환자의 식이요법은 한 쪽으로 기울어진 것이 아닌, 영양적으로 골고루 균형이 잡힌 것이다. 이와 함께 환자의 입맛을 알맞은 식이를 선택함으로써 치료식단이 완성되는 것이다.

식품의 선택에 있어서 금지해야할 것은 대체적으로 설탕이나 설탕으로 만들어진 과자류 등이다. 비록 이것이 탄수화물일지라도 이것을 원료로 만든 과자는 섭취함과 동시에 체내에서 흡수가 빠르기 때문이다. 다시 말해 혈당수치를 향상시키는 원흉이다.

다시 말해 질병에 나쁘기 때문에 동일한 탄수화물일지라도 가능한 한 체내에서 흡수가 느린 것으로 선택해야 한다. 예를 들면 쌀도 흡수가 빠른 백미보다는 7분 현미가 흡수 속도가 느리다.

콩류는 탄수화물이 포함되어 있지만 흡수속도가 느리기 때문에 뇨당이 되기가 힘들다. 그렇기 때문에 과거부터 지금까지 당뇨병식단에 콩비지가 많이 애용되고 있다. 또한 과실의 당분 역시 다른 포도당보다 느리기 때문에 해가 되지 않는다.

모든 영양분이 골고루 들어 있는 식단을 환자의 기호에 맞게 주기 때문에 좋지만, 항상 똑같은 메뉴를 준다는 것은 생각해볼 필요가 있다. 그래서 영양분이 같은 음식으로 대체하는 것도 좋은 방법 중의 하나다. 예를 들면 병원에서 처방한 내복약이 약국에 없을 때 그것과 약효가 같은 대체약품을 주는 것과 같은 것이다.

따라서 동일한 식단에 대한 지루함을 없애기 위한 새로운 식단을 짜기 위해서는 먼저 몸무게를 2주일에 1회 정도의 비율로 측정하면서 환자의 체중과 운동량을 재검토해서 바꾸면 된다.

더구나 식단에 환자에게 필요한 에너지가 포함되어 있다면 몸무게가 줄지 않을 것이다. 그렇지만 비만형의 사람은 자신의 표준체중이 될 때까지 체중을 점차적으로 줄여야만 한다. 왜냐하면 비만이 줄어드는 만큼 당뇨병이 좋아지기 때문이다.

만약 식이요법이 귀찮다고 무시하거나 부정한다면, 인슐린주사의 양을 정할 수가 없다. 그렇게 되면 가장 두려운 것이 비로 주사의 효과가 지나쳐 저혈당이 나타나는 것이다

Question
계획표를 철저하게 지켜야 한다

answer the question 식이요법은 계획표에 따라 철저하게 지켜져야만 당뇨병치료에 효과를 거둘 수가 있다. 그렇기 때문에 계획표를 어떤 식으로 어떻게 적용시키느냐가 관건이다.

확실하게 정해진 순서가 중요하다.

식이요법에서 가장 중요한 것은 확실한 계획표를 먼저 세우지 않으면 모든 것이 수포로 돌아간다. 한마디로 당뇨를 치료하기 위해서는 계획표가 튼실해야 한다는 것을 간과해서는 안 된다.

계획표를 만들기 위해서는 탄수화물 섭취량을 얼마, 단백질 섭취량을 얼마, 지방 섭취량을 얼마라는 것 등을 당사자의 병증증상, 체격, 운동량 등을 기준으로 만들면 된다.

단 탄수화물은 섭취량에 따라 병증에 영향을 미치기 때문에 전문의에게 확인해야 한다. 다시 말해 뇨당이 나오는 양과 인슐린의 양을 기준으로 정하기 때문이다.

이와 함께 표준체중공식은 신장(cm) - 체중 105kg이 유지되도록 항상 노력을 기울여 너무 비만이거나 너무 마르면 안 된다. 이것 역시 전문의와 상담해서 처리하는 것이 환자에게 훨씬 유리하다.

보편적으로 체중이 1일을 기준으로 150~300g, 200~250g정도가 빠진다고 생각해보자 이럴 경우에는 1일 기준으로 밥이 서너 공기가 되는 것이다 처음부터 전문의가 한 끼 식사가 몇 그램이라고 정해주기 때문에 우동이나 빵이 먹고 싶으면 다음 표에 의해 밥 분량만큼 섭취해주면 동일하게 된다.

이와 동시에 단백질과 지방은 당분이 이전보다 줄어들었기 때문에 넉넉하게 섭취하면 된다. 다시 말해서 계란과 어육류는 단백질이 많지만 그 대신 탄수화물의 함유량이 적기 때문에 다량을 섭취해도 관계없다. 또한 우유는 단백질이 많지만 당뇨와는 관계가 없기 때문에 많은 량을 섭취할 수 있는 장점이 있다.

또한 식이요법에서는 곡물의 양이 50%로 감소되기 때문에, 이것으로 단백질의 섭취량 역시 50%로 줄어든다. 이에 따라 나머지 50%는 생선이나 육류 등을 많이 취해야 균등한 영양섭취가 되는 것이다.

콩류 중 대두는 많은 양을 섭취해도 당뇨에 미치는 영향이 적기 때문에 좋다. 하지만 소화가 잘 되지 않기 때문에 유념하면서 조리해야 한다. 또한 피넛 역시 좋지만 탄수화물의 양이 많이 함유되어 있기 때문에 그것을 계산하지 않으면 당뇨에 영향을 줄 수 있다.

야채류는 부족한 비타민을 채워주는 보급창고 역할을 하기 때문에 가능한 한 많은 양을 섭취해주는 것이 좋다.

과일류는 당뇨병환자가 금기해야할 과자 대용으로 섭취하면 된다. 즉 탄수화물 덩어리로 불리는 과자류는 설탕을 원료로 사용했기 환자가 삼가야할 식품이다. 그렇다고 모든 과일을 섭취해도 된다는 의미가 아니다. 과일 중에서도 당류가 많은 파인애플 건포도 등의 건과류 설탕이 함유된 통조림과 주스류 등은 먹지 말아야 한다.

위에 언급한 것들을 기초로 삼아 1일에 어느 정도의 식품을 섭취할 것인가에 대한 식단표를 만들어 사용하면 치료에 효과를 볼 수 있다. 이 식단표가 바로 당뇨병환자들에게 꼭 필요한 식량구성표이다.

하지만 식량구성표에서 곡물의 양은 반드시 전문의가 정해야 하는데, 이것을 기준으로 식단를 작성하면 된다. 다음 표는 중등도의 증상에 따라 적절하게 만들어진 식량구성표이기 때문에 참고가 될 것이다.

식단은 1주일이나 10일로 나눠서 작성하는 것이 원칙이며, 처음엔 전문가들의 의견과 함께 점검받는 것이 좋다.

모든 일을 시작할 때 '첫 숟갈에 배부르지 않다'는 속담처럼 어색하겠지만 몇 번의 경험과 함께 시간이 지나면 전문가가 될 것이다. 하지만 반드시 지켜야 할 사항은 병리적으로 본 원칙을 벗어나서는 안 된다.

식량구성표에서 매우 중요하게 다뤄야 하는 것은 기준식량구성에 적합한 재료의 양을 잘 분배해주는 것이다. 이런 과정을 통해 작성된 식량구성표는 기준이 되기 때문에 후에 별도로 계산하지 않고 사용해도 무방하다.

특히 당뇨병환자가 식상하지 않도록 계절에 맞고 가격도 저렴한 식단을 운용하는 것이 효과적이다. 식이요법은 단시간에 끝나는 치료법이 아니라 장기간을 요하는 것이기 때문에 환자나 가족들은 전문가가 된다는 신념과 끈기가 있어야 한다.

Question

당뇨병인 사람의 탄수화물식품의 선택방법?

answer the question 탄수화물은 인체 내에서 없어서는 안 될 에너지원이다. 다시 말해 신체를 움직이는 에너지의 5/6가 탄수화물에 의해 공급되고 있기 때문에 1일 최저 필요량으로 100g의 탄수화물이 소요된다.

당뇨병환자를 예로 들면 중증환자일지라도 인슐린주사와 함께 150g정도의 탄수화물 섭취가 병행되어져야 한다.

탄수화물이 많이 함유된 식품들은 쌀밥, 빵, 면류, 감자류, 우유, 야채, 과일 등이기 때문에 보편적으로 섭취하기가 쉽다.

하지만 곡물을 선택할 때 가장 중요한 것은 가능한 한 당뇨와 관계없는 것을 택해야만 한다. 음식물이 당뇨에 미치는 영향은 그 속에 함유된 탄수화물량뿐만 아니라, 소화흡수의 속도에 있다.

예를 들면 사탕수수는 감자보다 소화흡수의 속도가 몹시 빠르기 때문에 이것을 처리하기 위한 인슐린이 효력을 발휘하지 못하는 단점이 있다. 이와 반대로 감자는 소화흡수작용이 매우 느리기 때문에 처리가 가능하다. 그래서 사탕수수보다 감자가 체내에 활용되는 비율이 더 많다고 할 수 있다.

다시 말해 흰 빵보다 검은 빵이, 백미보다 현미나 보리밥이 당뇨병의 식이요법에 더 효과적이라는 것도 이런 맥락이다.

그렇기 때문에 같은 탄수화물식품을 선택할 때에도 성분표에 의지하는 것보다 체내에서의 이용률이 높은 것으로 선택하면 된다. 다음은 중간정도의 증세를 기준으로 여러 가지 식품에 대한 선택방법을 열거했다.

쌀밥과 대체식품

1일 600g(공기로 2개)인 쌀밥의 대체식품으로는 국수, 빵, 마카로니, 오트밀, 고구마 등이 있다. 이때 만들어 놓은 탄수화물등량표로 사용량을 결정하면 문제가 없다. 하지만 주식류에 비타민 B1과 칼슘의 첨가가 반드시 필요하다.

더구나 전병류도 백미의 가공식품이기 때문에 섭취할 때는 반드시 전체의 양에서 감소시켜 계산해만 한다.

우유와 유제품

우유는 1일 2홉이 필요한데, 섭취방법은 커피나 홍차에 첨가하거나, 또는 젤라나 크림 등으로 사용해도 된다. 그렇지만 이때 단맛을 내기 위해서는 설탕이 아닌 대용품으로 사용해야 좋다.

가벼운 증상일 경우에는 전문의의 지시에 따라 소량의 설탕을 섭취해도 된다. 이것은 오직 심리적인 위로일 뿐이다. 이때 생크림이나 무당연유 등은 무관하지만 야쿠르트는 삼가야 한다. 야쿠르트는 사탕수수가 들어가 있기 때문에 우유의 대용품으로 사용할 수가 없다.

야채류

기본적으로 탄수화물이 5%이하 함유되어 있는 야채의 섭취는 무조건 괜찮다. 탄수화물이 5%가 함유된 야채들은 시금치, 갓, 평지, 피망, 캐비지, 무, 순무, 죽순, 동과, 토마토, 배추, 셀러리, 양상추 등이다.

그렇지만 홍당무, 칼리프다워, 피, 고사리, 연근, 양파 등은 탄수화물의 함유량이 5%이상이기 때문에 제한식품으로 분류된다.

야채류는 신선한 것을 선택해 깨끗하게 씻은 다음 날것으로 섭취하는 것이 훨씬 효과적이다. 야채류 대신 해초류를 사용해도 관계없다.

과실류

모든 과실에는 단맛이 있으며 탄수화물이 비교적 적게 함유되어 있다. 그렇기 때문에 증상에 따라 적당하게 사용하면 효과적이다. 예를 들면 귤, 딸기, 벗, 앵두, 석류, 비파, 참외, 복숭아, 사과 등이다.

그렇지만 단맛이 강한 배, 감, 포도 등의 섭취는 가급적 피하는 것이 좋다. 또한 주스, 잼, 통조림 등은 탄수화물을 많이 포함되어 있기 때문에 삼가야 한다.

Question
당뇨병인 사람의 단백질식품의 선택방법은?

answer the question 당뇨병환자들에게 단백질식품의 절대필요량은 몸무게 1kg에 1~1.5g이다. 더구나 당뇨병은 중년 이후의 고령자들에게 많이 발생되기 때문에 단백질의 과다 섭취는 오히려 질환을 악화시킬 뿐이다.

그렇기 때문에 표준체중을 기준으로 몸무게 1kg당 1~1.5g으로 정한다. 이것을 기준으로 하면 보편적으로 단백질 섭취량이 60~90g이 된다.

단백질은 보통 수육, 조육, 어패류 등에서 섭취하면 된다. 하지만 이것을 너무 많이 섭취하면 혈액이 산성으로 변하되면서 인슐린작용을 약화시키기 때문에 주의가 필요하다. 다음은 단백질이 함유된 식품들을 소개하겠다.

① 수와 조육류 및 제품

쇠고기, 돼지고기, 닭고기, 소시지, 베이컨, 론비프 등을 사용한다.

② 어육류 및 제품

신선한 바다고기, 강고기, 어포 등을 사용한다.

③ 난류(卵類)

계란, 오리알, 메추리알, 연어 알, 캐비아, 은어 알, 해삼창자 젓, 성게알젓, 대구알젓, 말린 청어 알, 은어알젓 등을 사용한다.

④ 패류(貝類)

글리코겐이 포함된 굴을 제외한 패류는 일부분을 사용한다.

⑤ 우유와 제품

우유는 탄수화물 45%, 단백질 3%가 포함된 완전 영양 식품으로 당뇨에는 많은 영향을 미치지 않기 때문에 1일 2~3홉 정도를 섭취해도 된다.

⑥ 콩류와 제품

콩, 두부, 유부, 비지 등을 사용한다. 콩은 단백질 34%, 탄수화물 27%가 포함되어 있으며 당뇨에 큰 영향을 미치지 않은 좋은 음식이다.

Question
당뇨병인 사람이 지방의 섭취방법은?

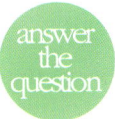 앞에서도 언급했지만 당뇨병환자들에겐 탄수화물의 섭취가 극히 제한되어 있다. 따라서 부족한 칼로리를 지방이 보충해주고 있다.

그렇지만 최근엔 지방을 많이 섭취하면 혈관장해가 일어난다는 전례가 있기 때문에 이런 사고방식은 선호하지 않는다.

- 마아가린 80%
- 버터 80%
- 베이컨 69.2%
- 호도 60.3%
- 참깨 50%
- 땅콩 47%
- 돼지고기 39%
- 계란노른자 32.5%
- 밀크초콜릿 30.8%
- 튀김 30.4%
- 뱀장어 30%
- 치즈 27.2%

- 약과 25.8%
- 다랑어 25%

 그렇지만 고령자들의 당뇨병에서는 지방을 제한하고 있다. 왜냐하면 지방 중에서 동물성지방은 혈중콜레스테롤을 증가시키기 때문이다. 이와 반대로 콩기름, 고추기름을 비롯해 콩류에 포함된 레시틴 등은 콜레스테롤을 감소시키는 역할을 한다.

 하지만 식물류에는 전혀 함유되어 있지 않은 비타민 A가 동물성버터에는 많이 들어 있기 때문에 이것을 사용할 때 특별히 유념하지 않으면 안 된다.

 지방의 적량을 정하는 방법은 단백질과 당분과의 밸런스와 함께 칼로리 등을 계산하면 되는데, 대체적으로 40~60g이 적당하다.

Question

당뇨병인 사람의 비타민과 무기질의 섭취방법은?

answer the question   수많은 비타민 종류에서 비타민 B1은 인체 내에서의 탄수화물 대사에 절대적으로 필요한 영양소이다. 또한 비타민 B2 역시 단백질과 지방의 대사에 없어서는 안 될 중요한 영양소이기 때문에 공통점을 찾아 사용하면 효과적이다.

특히 비타민 B1과 B2는 현미에 다량으로 포함되어 있지만 비타민 B2는 백미에 없기 때문에 현미와 보리 등이 당뇨환자들에게 많이 애용되고 있는 것이다.

그리고 필요한 무기질 섭취는 곡류, 콩류, 야채, 과일, 소어 등에서 취하면 되고 칼슘은 인체 내에서 흡수가 어렵기 때문에 식이로 필요량을 취하지 못할 경우도 있다. 그렇기 때문에 다른 영양소와 함께 섭취하면 해결이 된다.

Question

당뇨병인 사람의 조미료와 기호식품의 섭취방법은?

answer the question 인간이 탄생되면서 사용되어온 조미료는 간장, 소금, 초, 맛나류, 토마토소스, 마요네즈 등이 다. 하지만 설탕과 미림 등은 탄수화물이 높기 때문에 사용할 수가 없다. 예를 들면 자연 조미료의 영양은 일본요리에 많지만 중화요리나 양식요리 쪽에는 영향이 적다.

또한 맛은 자극성이 적은 것이 좋으며 향신료로는 무강즙, 후추, 겨자, 카레 등의 사용은 좋다. 그리고 홍차나 커피는 전연 제한지 않으며, 코코아는 사용을 금해야 한다.

알코올은 많이 섭취하면 좋지 않지만 소량으로 사용하면 무관하다. 그렇지만 단맛이 짙은 과실주, 리큐드, 맥주 등은 사용하지 말아야 한다. 이에 따라 맛을 내기 위해 설탕대신 사카린을 사용하면 된다.

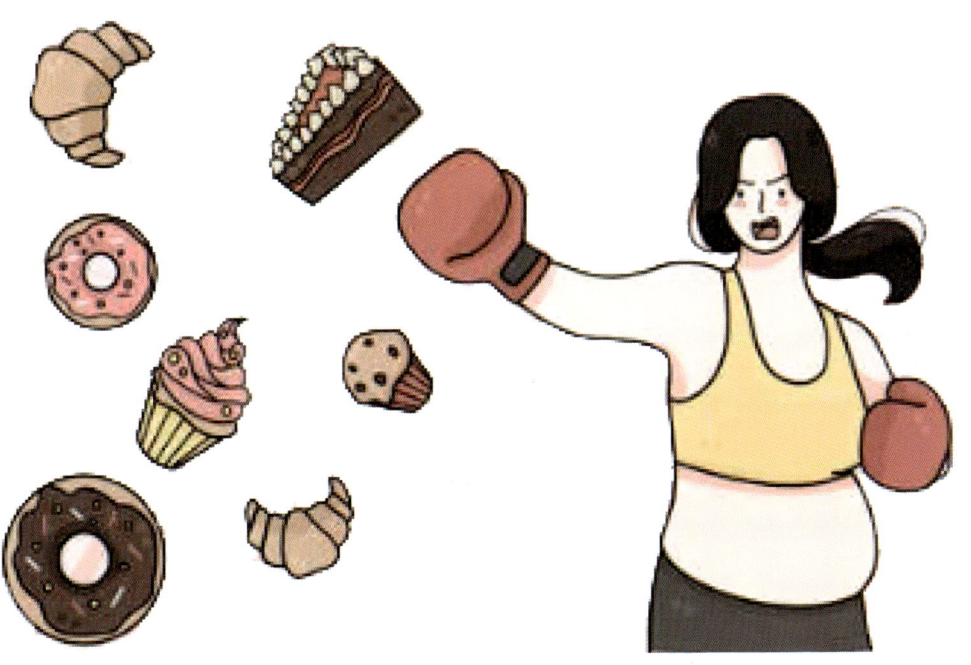

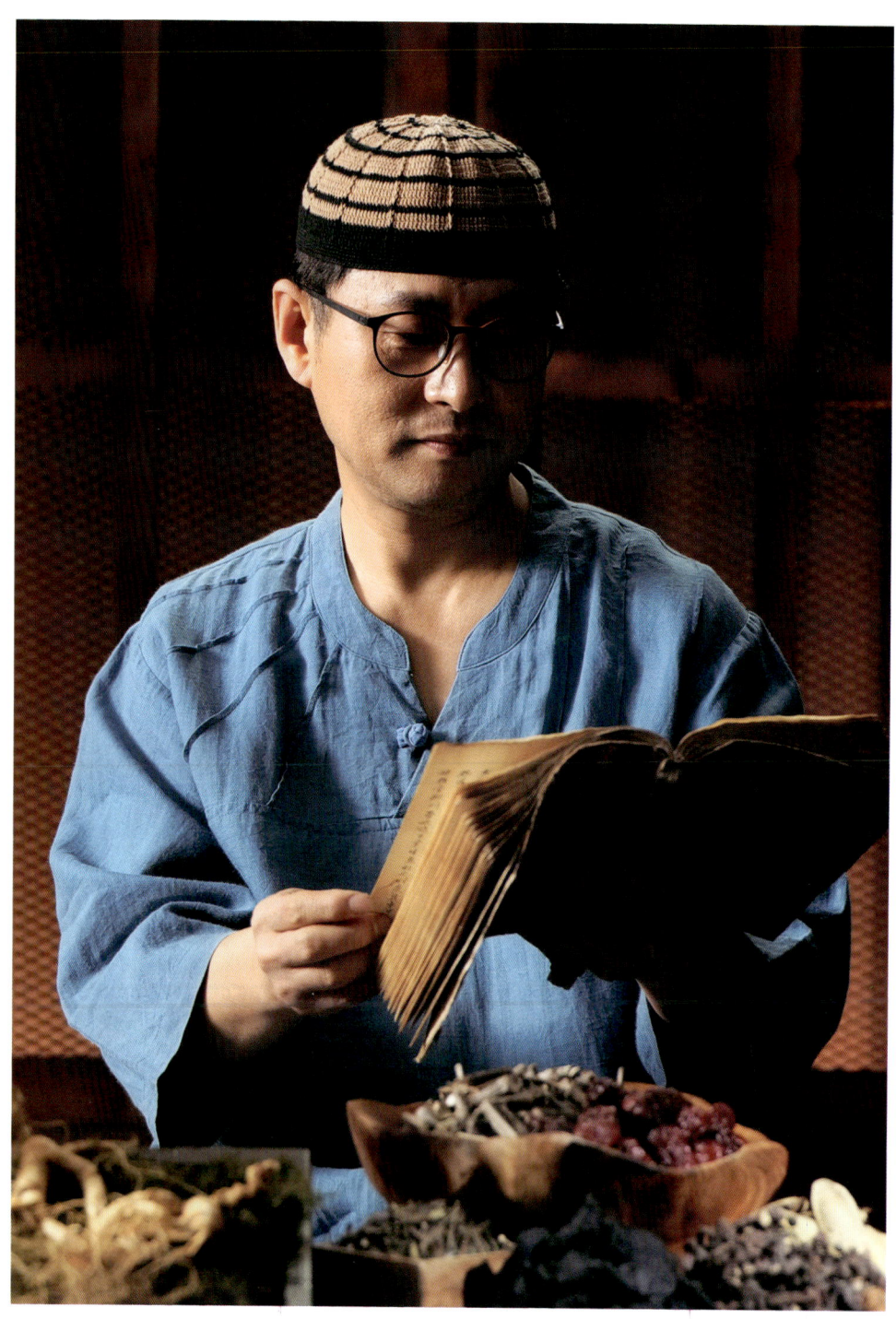

김오곤 원장의 동의비책(東醫祕策)

당뇨병에 기적을 일으키는 산야초 Ⅱ

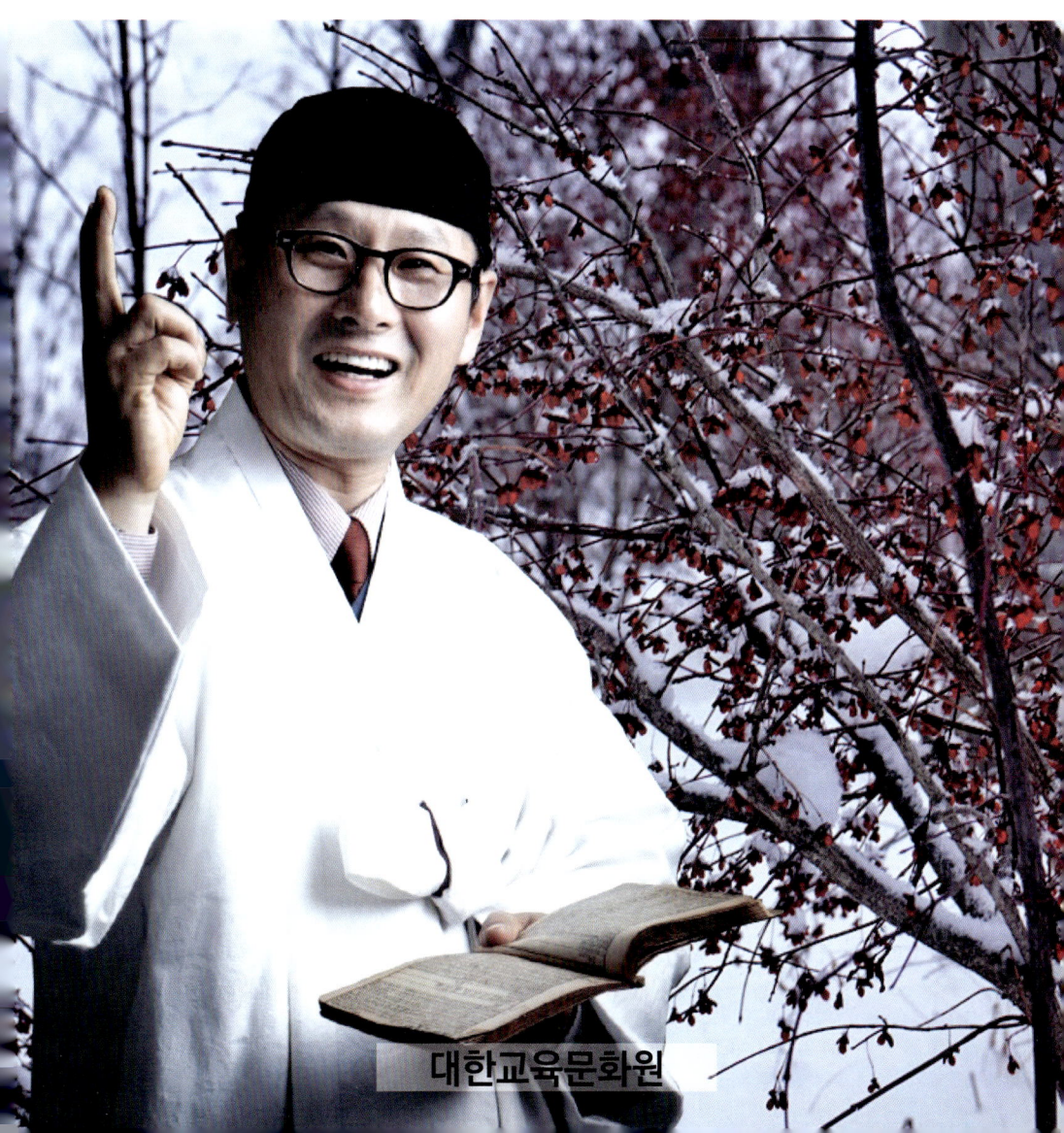

대한교육문화원

건칠(옻나무진)

활엽수인 옻나무의 수지를 말린 것

당뇨병으로 인해 몸이 쇠약할 때 좋은

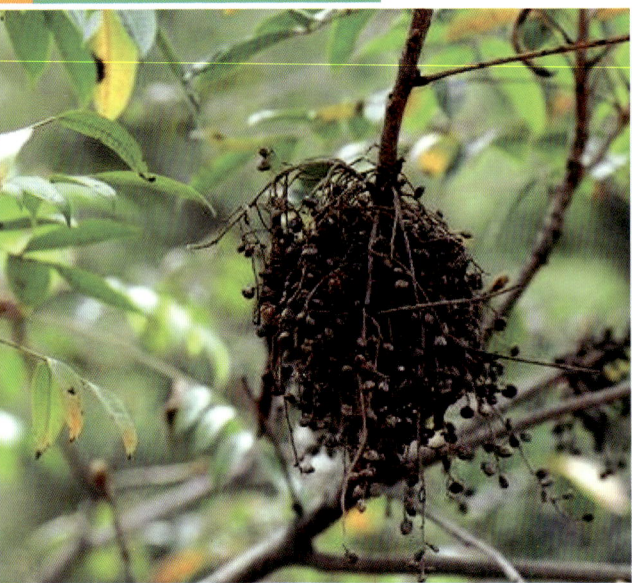
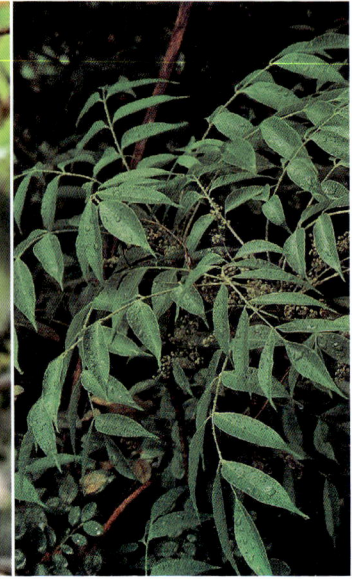

●식물의 형태

크기가 고르지 않은 덩어리 모양으로 유통되며, 표면은 흑갈색으로 부서지기 쉽다. 부서진 면은 갈색으로 광택이 있다. 각 지의 산에서 널리 자란다.

■■ 전문가의 한마디!

맛은 쓰고 매우며, 성질은 따뜻하고 독성이 있다. 경맥을 통하게 하고 혈액을 잘 흐르게 하여 어혈을 풀어주는 효과가 있어 부인들의 월경불순, 월경통, 자궁의 종양에 사용된다.

●주요 함유 성분과 물질

Urushiol(80%), Hydrourushiol, 소량의 고무질, Laccase에 의한 공기 중에 산소를 흡수하여 검은 수지상이다.

●약리 효과와 효능

방부작용, 혈액촉진, 어혈제거, 구충작용, 소화, 어혈과 염증, 신경통, 관절염, 위장병, 간병, 늑막염, 월경불순, 월경통, 자궁의 종양, 골수염, 갖가지 암 치료하는 것으로 알려졌다.

● 채집가공과 사용법

옻나무는 정식한 후 4년째부터 10년째까지 수액인 옻을 채취한다. 채취방법에는 옻나무 줄기 외피에 상처를 수평으로 내면 수액이 흘러나오는데, 이것을 채취한 것을 생옻이라 하며 이것을 건조시켜 굳은 것을 마른옻이라고 한다.

4~6월에 4m이상 자란 나무에 흠집을 내놓고 흘러내린 진을 긁어모아 말리는데 작은 용기에 흰 종이를 깔고 건칠을 넣은 다음 뚜껑을 덮고 그 사이를 진흙으로 봉하여 흰 종이가 누렇게 될 때까지 열을 가한 후 꺼내어 가루 내어 사용하거나 채취한 수지를 까맣게 볶아서 사용한다.

● 효과적인 복용방법

하루 3~6g을 알약, 가루약 형태로 먹는다.

옻의 독을 가열하여 탄화시킨 후 약용을 해야만 독성도 줄고 위장에 손상이 없는데 이것을 닭에다 같이 넣어서 복용하는 방법이 옻닭이다. 달걀흰자만 같이 써도 옻을 탈 위험이 적기 때문에 옻닭은 옻을 먹는 가장 이상적인 방법이다. 옻닭 외에도 오리, 개, 염소와 함께 요리해 먹으면 탁월한 효과가 있다.

● 복용실례

빈랑, 사군자를 배합하여 회충으로 인한 복통에 사용한다.

● 주의사항

독성이 있으므로 나무의 진을 그대로 생용 해서는 안 되며 반드시 위와 같은 방법으로 가공하여 사용하고 탕제에는 넣지 않는 것이 원칙이다. 임산부와 몸이 허약하고 어혈이 없는 사람에게는 쓰지 않는다.

고련나무

멀구슬나무의 뿌리 또는 줄기껍질을 말린 것

당뇨병의 증상에는

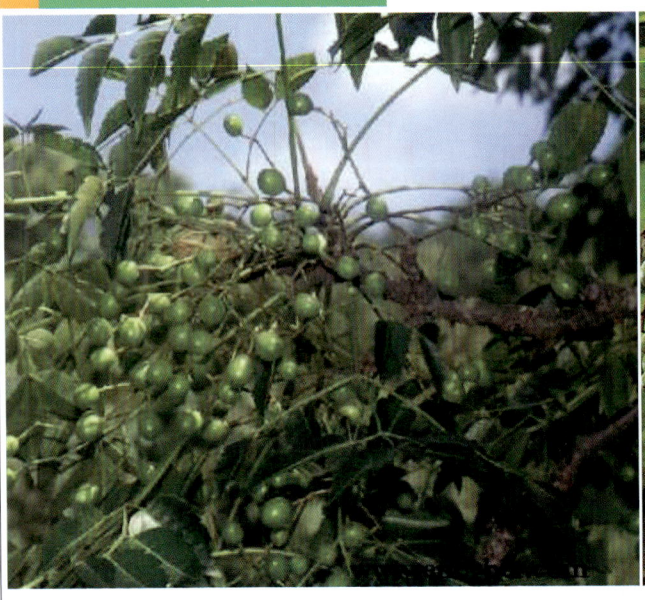 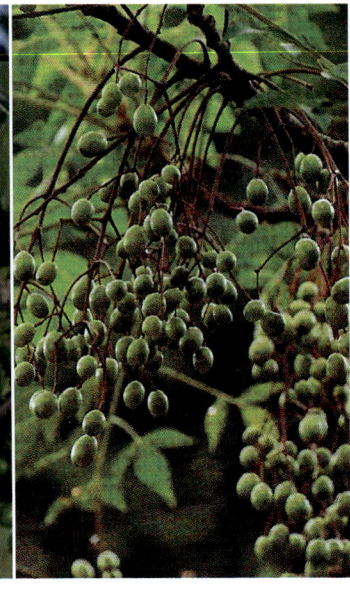

■■ 전문가의 한마디!

고련피는 수간피와 근피 및 과실에 독이 있어 주의를 요하는 약물이고 제충을 살균시키는 요약이다. 풍진, 악창, 개선 등에 전탕하여 세정되며 고토, 설사, 호흡곤란의 증상이 일어나면 백당, 감초를 전복하여 중독증을 없앤다. 몸이 허약한 사람이나 비위가 약한 사람은 복용을 해서는 안된다.

● 식물의 형태

구부러진 반통형 또는 통형으로 길이 20-50cm, 두께 3-5mm정도 되며 표면은 회갈색이고 세로로 찢어진 무늬와 가로로 된 피목이 있으며 절단면은 황백색이고 섬유성이며 질은 단단하면서 꺾어지기 쉽다.

● 주요 함유 성분과 물질

tritepense성분이 들어 있으며 근피에는 쓴맛을 내는 mersosin, toosendanin, nimbolin 등을 함유하고 있다.

● 약리 효과와 효능

맛은 쓰고 성질은 차며 독이 있으며 간 비장 위 대장에 작용하여 회충, 요충, 십이지장충 등을 죽이는 작용을 한다. 장에 쌓인 독을 설사시켜 없애므로 요독증이나 옴 창양등에 사용한다.

산지 : 우리 나라 남부지방에서 재배한다.

● 채집가공과 사용법

늦은 봄부터 이른 여름 사이에 뿌리를 캐서 물에 씻은 다음 껍질을 벗기거나 줄기 껍질을 벗겨 햇볕에 말려 사용한다.

● 효과적인 복용방법

하루 6~10g을 달임약, 알약, 가루약 형태로 복용하거나 외용약으로 쓸 때는 달인 물로 씻거나 가루내어 기초약제에 개어 바른다.

 만드는 방법은 고련나무뿌리의 백피를 한줌 잘게 썰어서 불에 굽는다. 그 다음 사향약간과 함께 물에 넣어 끓여서 그 물을 공복에 마시면 효과를 볼 수 있다.

● 복용실례

인진 울금 등과 함께 복용하여 담도내의 구충을 없애는 작용을 한다.

● 주의사항

고련피를 구충약으로 쓸 때는 설사약을 따로 쓰지 않고, 축적이 되므로 쓰는 양에 주의해야 하며 신체가 허약하고 본디 소화기가 약한 사람은 피해야 한다.

 협통증, 복통, 흉통, 고환이나 허벅지 쪽으로 뻗는 산통 및 기생충증에도 사용된다.

 현호색 등과 배합하여 흉통, 협통을 다스린다.

과루인(하눌타리)

하눌타리의 성숙한 과실의 종자

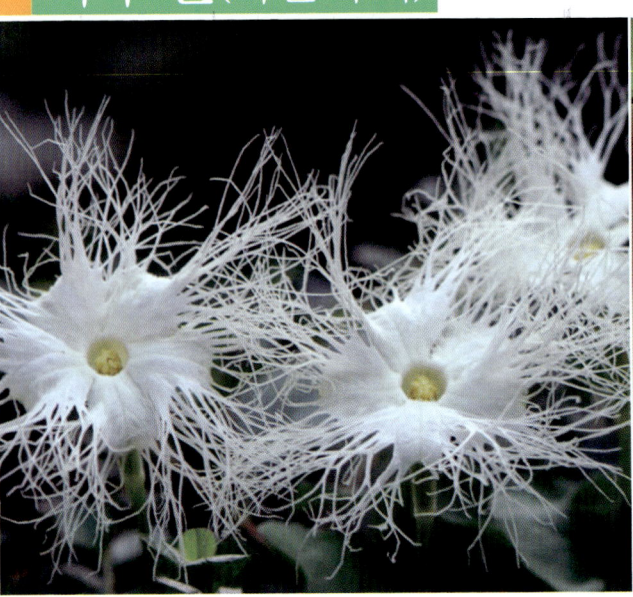
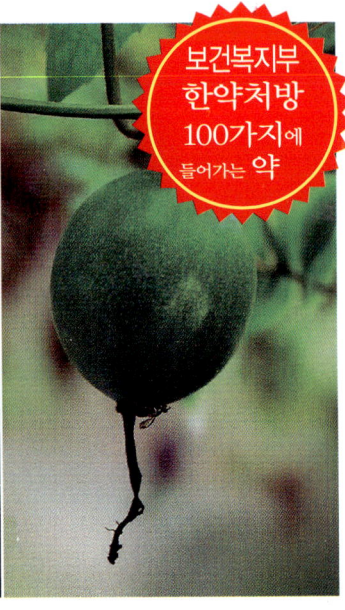

보건복지부 한약처방 100가지에 들어가는 약

소갈증으로 물이 몹시 당길 때

■ ■ 전문가의 한마디!

맛은 달고 쓰며 성질은 차며 폐와 위와 대장에 작용한다. 담을 삭이며 기침을 멈추게 하고 대변을 통하게 한다. 가래가 있으면서 기침이 나는데, 가슴이 답답하고 결리는데, 소갈, 황달, 변비 등에 사용한다.

● 식물의 형태

잎은 어긋나고 손바닥처럼 5~7개로 갈라진다. 꽃은 암수 딴 그루로서 7~8월에 핀다.

● 주요 함유 성분과 물질

씨(과루인)에는 기름 25%(불포화지방산 67%, 포화지방산 30%), 잎에 Luteolin, 열매 껍질에 붉은색소는 Caroten과 Lycopene이 있다.

● 약리 효과와 효능

거담, 진해, 변통 작용, 가슴이 답답하고 결리는데, 소갈, 황달, 변비 등에 사용한다.

● 채집가공과 사용법

가을에 열매가 누렇게 익을 때 따서 말려서 사용한다.

뿌리는 괴근으로 비대한데 이를 괄루근 또는 천화분이라 하며 약재로 사용한다. 종자는 괄루인이라 한다. 당뇨병 치료제로 효능이 뛰어나서 갈증이 심하고 혈당이 높으며 수척한 증상에 긴요하게 쓰인다. 그리고 해소와 변비를 풀어주기도 한다. 종자도 역시 당뇨병에 쓰이고 변비를 치료한다.

● 효과적인 복용방법

하루 12~30g을 탕약으로 먹거나 즙을 내어 복용한다.
 하눌타리 뿌리는 초겨울에, 칡뿌리는 초여름에 채취하여 햇볕에 말려서 곱게 가루를 만들어 반반씩 잘 섞어서 한번에 2g씩 하루에 3번 따뜻한 물에 타서 식전에 복용하면 된다.

● 복용실례

황금, 지실, 우담남성과 배합하여 끈끈한 가래와 함께 기침이 나는 것을 다스린다.

● 주의사항

소화기가 약하고 대변이 묽으며 묽은 가래에는 사용하지 말아야 한다.

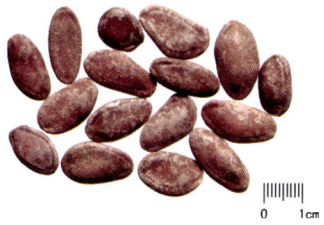

구기자

구기자나무의 뿌리껍질을 건조한 것

소갈로 찬물이 당기고 속이 답답할 때

보건복지부 한약처방 100가지에 들어가는 약

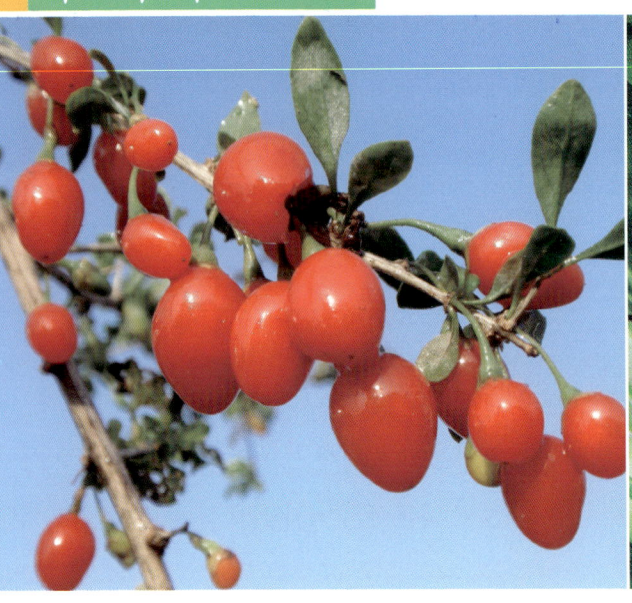
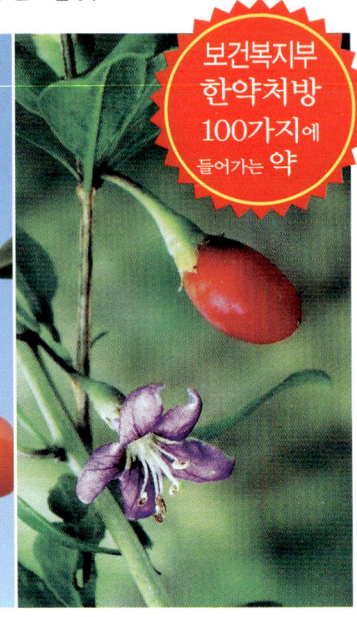

전문가의 한마디!

맛은 달며 성질은 차갑다. 폐와 간, 신장에 작용한다. 강장‧해열제로 폐결핵, 당뇨, 간과 신의 허약증이나 신경통, 두통, 어깨통증, 근육통, 요통, 허리와 무릎의 무력감, 절상, 화상 등에 이용한다.

●식물의 형태

구기자는 높이 1~2m, 꽃은 6~9월에 연한 자색, 열매는 붉은 타원상 구형이다. 약재는 구기자 뿌리이다.

●주요 함유 성분과 물질

Betaine, β-sitosterol, Zeaxanthin, Physalien, Meliscic acid, Rutin, Kukoamine A, Steroid Saponin 등이 함유되어 있다.

●약리 효과와 효능

열이 나고 가슴이 답답한 증상과 해수, 각혈, 소갈증 등에 사용된다.

지골피는 성질이 차서 몸이 더운 사람에게 좋고, 찬 사람에게는 좋지 않다. 열을 내리고, 몸이 허약해 허열로 식은땀을 흘릴 때, 혈압을 내리고, 혈당을 낮추고, 허리 무릎에 힘이 빠져 약해질 때 많이 쓴다. 폐가 건조해 기침이 나거나 입안이 마르고,

코가 건조해져 코피가 나는 등 음이 허한 경우에도 많이 쓴다.
혈압강하, 혈당량강하, 해열, 항균 작용이 있다.

● 채집가공과 사용법

입춘이나 입추 후에 채취하여 근피를 벗겨 그늘에서 말린다.

● 효과적인 복용방법

하루에 9~15g을 끓여서 마신다.

잘게 썬 지골피 15~20g을 물에 넣어 달여서 하루 2~3번에 나누어 끼니 뒤에 복용해도 된다. 이것 역시 소갈로 찬물이 당기고 속이 답답한 데 사용된다.

● 복용실례

상백피, 감초 등과 배합하여 폐의 열로 인한 해수를 다스린다.

● 주의사항

소화기가 약한 사람은 복용을 피해야 하며, 설사를 하거나 식욕부진이 있는 사람은 복용량을 줄여서 복용해야 한다.

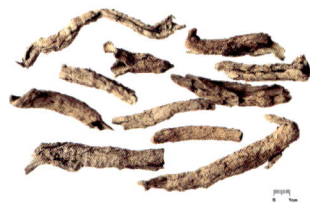

금은화

인동 꽃봉오리 및 잎이 달린 가지

꾸준히 복용하면 큰 효험이 있는

보건복지부 한약처방 100가지에 들어가는 약

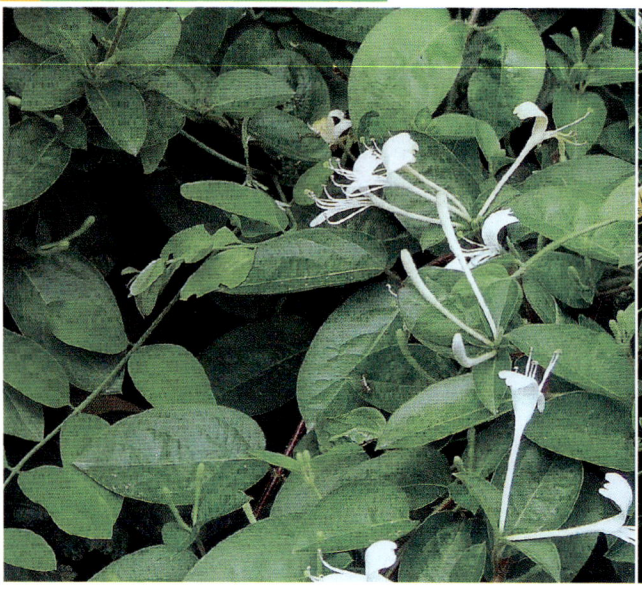
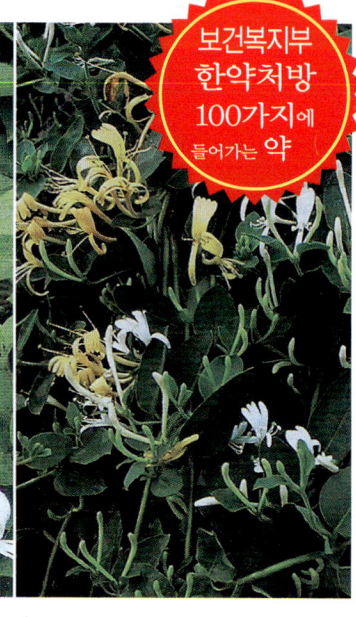

■■ 전문가의 한마디!

달며 성질은 차며 폐와 위와 심에 작용하여 열을 내리고 독을 풀며 경맥을 잘 통하게 한다. 대장염, 위궤양, 방광염, 인두염, 편도선염, 결막염 및 창양, 부스럼을 치료한다. 기타 열로 인하여 생긴 병이나 감기, 호흡기 질병, 매독 등에 효과가 있다.

●식물의 형태

잎은 마주나고, 타원형이다. 꽃은 6~7월에 잎겨드랑이에 1~2개가 달리며, 꽃통은 길이 3~4cm이고 흰색~노란색으로 겉에 털이 있고 끝이 5갈래이다.

●주요 함유 성분과 물질

Saponin, Tannin, 섬유당이 함유되어 있다.

●약리 효과와 효능

염증성 질병에 효과가 있어 대장염, 위궤양, 방광염, 인두염, 편도선염, 결막염 및 창양, 부스럼을 치료한다.

●채집가공과 사용법

꽃은 꽃송이가 피기 직전에 따서 그늘에 말리고 잎과 줄기는 가을철에 베어서 그늘에 말려 두고 사용한다.

술에 담가서 한잔씩 복용해도 좋고, 볶아서 더운물에 우려내 차로 복용해도 무방하다.

● 효과적인 복용방법

15~30g(열중독이 강한 환자에게는 60g까지 사용)을 달여서 복용한다.

 금은화(인동꽃)말린 것 30g에 물 500ml를 붓고 반으로 줄어들 때까지 약한 불로 달여서 하루 세 번으로 나누어 식 전에 먹는다. 3개월 이상 꾸준히 복용하면 큰 효험이 있다.

 금은화는 암 치료약으로도 흔히 사용되고 있는데, 이 금은화를 물에 달여서 차처럼 지속적으로 마시면 위암이나 폐암에 좋은 효과를 거둘 수가 있다.

● 복용실례

 포공영, 야국화, 자화지정과 배합하여 피부의 창양, 종독을 다스린다.

● 주의사항

몸이 허약하면서 설사하는 사람은 피해야 한다.

 항암본초 에는 금은화가 복수 암 세포에 대한 억제작용을 한다고 씌어져 있으며, 이밖에 비인암, 유선 암, 자궁경부암 등에도 사용되고, 회화나무 꽃, 전갈, 벌집 등과 같은 약제와도 함께 사용한다.

긴병풀꽃(금전초)

여러해살이풀인 병꽃풀 곧 적설초의 전초를 말린 것

오줌에 거품이 심한 당뇨에 좋은

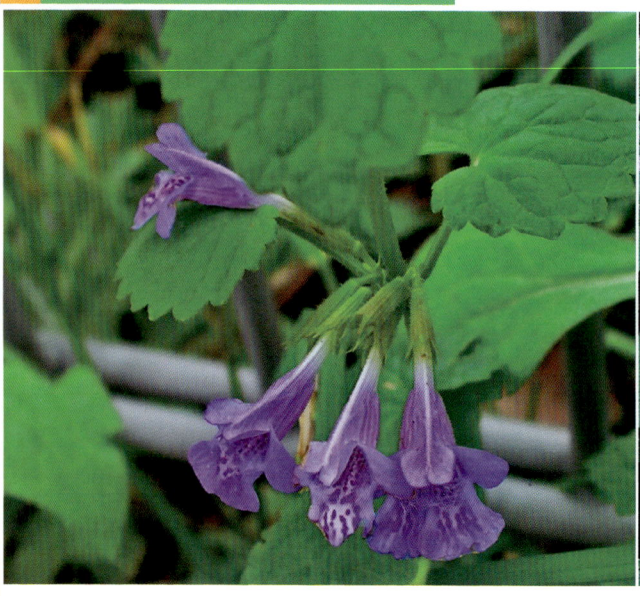
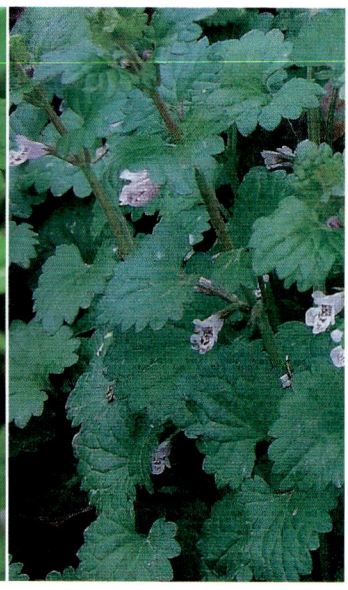

■■ 전문가의 한마디!

맛은 맵고 약간 쓰며 성질은 약간 차고, 간과 담, 신장, 방광에 작용한다. 신장 결석증, 방광 결석, 방광염 및 기타 황달, 기관지천식, 만성 기관지염, 이하선염, 부종, 옹종, 습진등에 사용한다.

●식물의 형태

키는 5~20cm이고 줄기는 모가 지며 곧게 자라다가 옆으로 50cm 가량 뻗는다. 잎은 마주나고 신장상 원형이며 끝이 둥근 모양이다.

●주요 함유 성분과 물질

페놀성 성분인 스테롤, 플라본, 아미노산, 탄닌, 정유 등이 함유되어 있다.

●약리 효과와 효능

해열, 이뇨, 소염, 진해, 가래 삭이는 작용, 신장결석증, 방광결석, 방광염 및 황달, 기관지천식, 만성기관지염, 이하선염, 부종, 옹종, 습진 등에 사용한다.

당뇨병, 중이염, 간염, 기관지염 담낭결석, 신장결석, 천식 등 온갖 질병에 두루 효험이 있는 만능의 약초이다.

● 채집가공과 사용법

긴병꽃풀 채취는 4~5월에 채취해서 햇볕에 말린다.

● 효과적인 복용방법

여름이나 가을에 전초를 베어 햇볕에 말리어 사용하는데 하루 15~30g을 탕약, 약술 형태로 복용한다. 또는 신선한 것을 짓찧어 즙을 내어 복용하기도 한다. 외용약으로 쓸 때는 짓찧어 붙이거나 신선한 것을 짓찧어 즙을 내어 발라야 한다.

만드는 방법은 물 3홉에다가 연전초 잎 2냥을 넣어 2홉이 되게 달여서 하루 3회에 나누어 2주간을 복용하면 당뇨가 낫는다.

● 복용실례

해금사, 활석, 계내금 등과 배합하여 소변이 껄끄럽게 잘 안나오면서 아픈 것을 다스린다.

● 주의사항

소화기가 약해 설사하는 사람은 복용하지 말아야 한다.

당뇨병, 중이염, 간염, 기관지염 담낭결석, 신장결석, 천식 등 온갖 질병에 두루 효험이 있는 만능의 약초이다. 소변을 잘 보게 하고 황달을 고치며 몸이 붓는 것을 낫게 하는 작용이 있다.

꿀풀

조개나물, 단향과 제비꿀의 전초

당뇨병에 널리 쓰이는

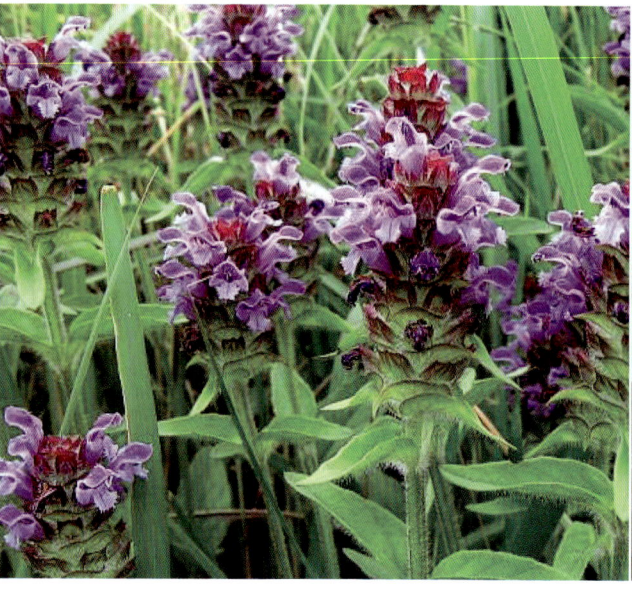
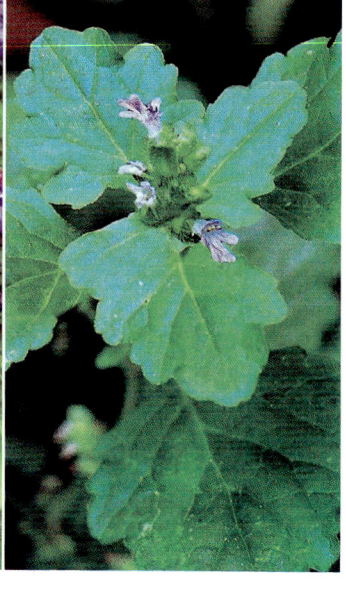

■■ **전문가의 한마디!**

맛은 맵고 쓰며 성질이 차갑다. 간과 담에 작용한다. 유방의 종양이나 암, 기타 고혈압, 자궁염, 폐결핵, 간염, 구안와사, 갑상선종, 발열 등에 사용한다.

● **식물의 형태**

높이 20~30cm, 꽃은 5~7월에 적자색, 열매는 분과로 황갈색이다. 약재는 화축이 많은 포엽 및 꽃받침이 붙어있다.

● **주요 함유 성분과 물질**

수용성 무기염이 들어 있는데 그 중 68%가 염화칼륨이다. 비타민 B1 및 Alkaloid 등도 함유하고 있다.

● **약리 효과와 효능**

꿀풀 하고초는 검증된 4대 항암약초 중의 하나이다. 임상실험 결과 꿀풀 달인액이 암세포를 60%정도 억제하고 갑상선암, 유방암, 간암 등에 쓰인다. 독을 푸고 열을 내리며 혈압을 낮추고 위염, 위궤양, 당뇨에도 널리 쓰인다.

혈압강하, 유방의 종양이나 암, 고혈압, 자궁염, 폐결핵, 간염, 구안와사, 갑상선종, 발열 등에 약용한다.

● 채집가공과 사용법

여름에 이삭이 절반쯤 시들 때에 채집하여 햇볕에 말려 약으로 한다.

● 효과적인 복용방법

열매 8~10g을 1회분으로 하여 달여 마시거나 환제나 산제로 하여 1일 2~3회 복용한다.

● 복용실례

국화와 석결명 등과 배합하여 눈이 붓고 붉어지며 아픈 증상이나 두통, 어지럼증을 다스린다.

● 주의사항

몸이 허약한 사람이나 소화기가 약한 사람은 복용을 피해야 한다.

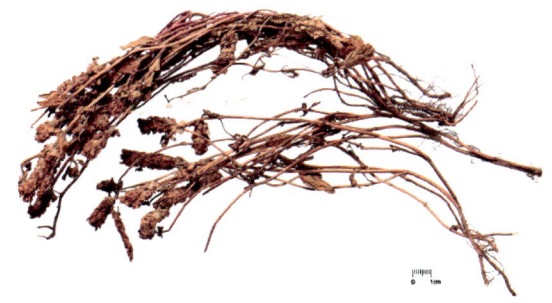

녹두

녹두열매 말린 것

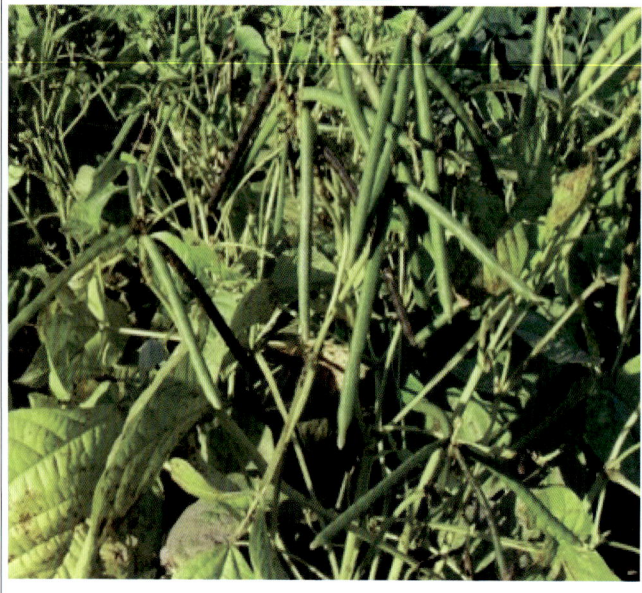
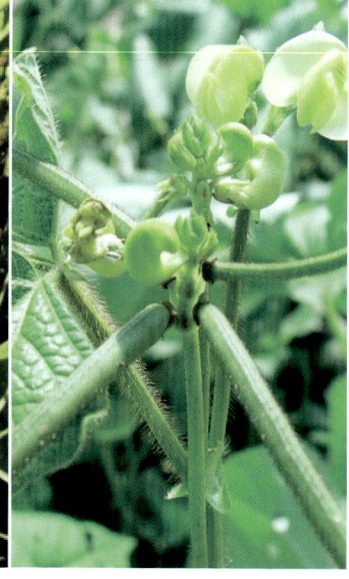

● 식물의 형태

인도가 녹두 원산지, 잎은 호생 3출엽, 작은 잎은 넓은 피침형-난상 원형, 꽃은 노란색 접형이다.

● 주요 함유 성분과 물질

팥과 비슷, 당질 45%(거의 전분), 단백질 21%, Arcelin, Arginine, Asparagine, Cystine, Leucine, Genistein, Phaseollidin, Phylloquinone, Phytosterols, Proline, Saponins, Vit-B-6 등이 함유되어 있다.

● 약리 효과와 효능

열을 식혀 주고 갈증을 해소, 혈당과 혈압을 강하작용, 빈혈이나 저혈압환자도 좋고 해독작용과 해열작용이 있다.

■■ 전문가의 한마디!

달고 성질은 차며 독은 없고 심과 위에 작용한다. 혈당과 혈압을 떨어뜨리는 작용을 하므로 고혈압환자에게는 좋지만 빈혈이 있거나 저혈압환자에게는 안 좋다. 간을 튼튼하게 해주며 위를 보호해 주며 해독작용과 해열작용이 있다.

● 채집가공과 사용법

가을에 성숙한 종자를 채취하여 그늘에서 말려서 사용한다.

● 효과적인 복용방법

물에 적당량의 녹두를 넣고 삶아서 그 물을 먹거나 또는 즙을 짜서 복용한다.

● 복용실례

여름에 더위로 열날 때 녹두 한 가지만 먹어도 좋다. 당뇨병 환자는 녹두 삶은 물을 자주 복용하고, 고혈압 환자는 녹두를 삶아 거르고 남은 녹두 껍질을 말려 베게 속으로 이용하면 혈압이 내려간다.

● 주의사항

평소 속이 찬 사람과 설사가 잦은 사람은 복용을 하지 말아야 한다.

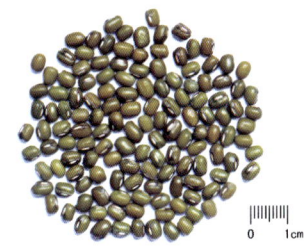

더위 먹음, 부종, 이뇨, 각기, 피부병·여드름, 종기, 단독, 전립선염, 약물중독, 구취, 구토, 이하선염 등에 쓴다. 식체로 토하거나, 더위를 먹어 구역질나고 토할 때, 상한음식을 먹고 심한탈수현상과 구토를 동반할 때, 녹두죽에 달걀흰자 여러 개 넣고 먹으면 낫는다.

다래

다래과의 낙엽 덩굴나무 양다래나무의 열매

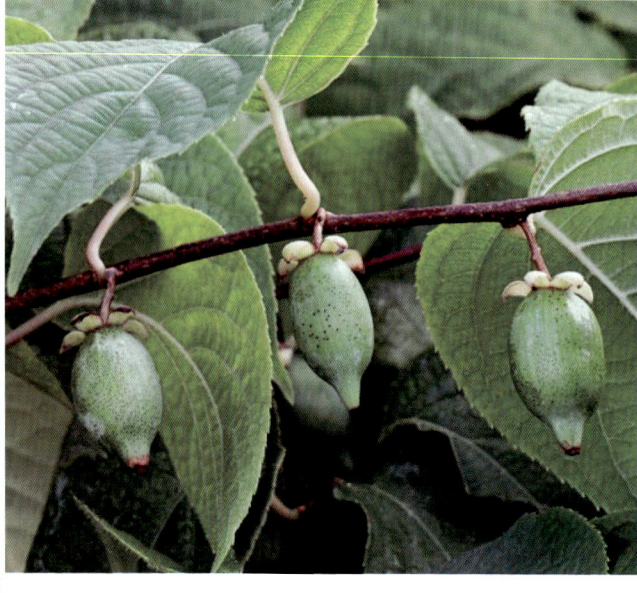
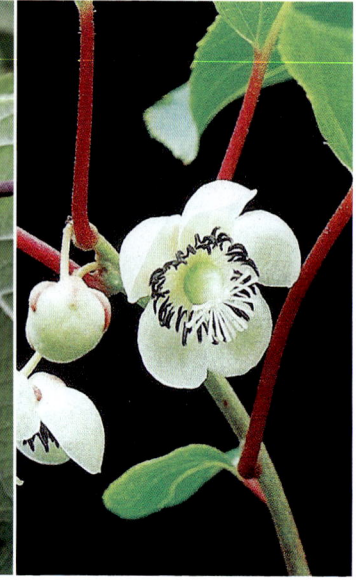

■■ 전문가의 한마디!

맛이 달고 시며, 성질이 차갑다.
다래에는 비타민C가 풍부하여 항암식품으로 인정받고 있다. 특히 위암을 예방하고 개선하는 데 효과가 있다.

●식물의 형태

어린 가지와 잎자루에는 갈색의 털이나 가시 털로 덮여있다. 잎은 어긋나고 둥근 계란모양 또는 거꿀 계란모양이며, 가장자리에 가시 같은 톱니가 있다.

●주요 함유 성분과 물질

당, 비타민, 유기산, actinidine 등이 함유되어 있다.

●약리 효과와 효능

가슴이 답답하고 열이 나는 증, 목이 말라 물이 자꾸 먹히는 병, 온 몸과 눈, 소변이 누렇게 되는 병에 효능이 있다.

●분포

산비탈, 수풀근처나 관목 숲에서 자란다.

● 채집가공과 사용법

70% 쯤도 익은 열매를 채취해 썰어서 햇볕에 말린다.

● 효과적인 복용방법

뿌리 4~6g 또는 열매 20~30g을 1회분 기준으로 달여서 1일 2~3회씩 10일 정도 복용한다. 열매는 생식할 수 있다.

다래에는 여러 가지 약리 작용을 하는데, 열을 내리고 갈증을 멈추게 하며 이뇨작용도 한다. 만성간염이나 간경화증으로 황달이 나타날 때, 구토가 나거나 소화불량일 때도 효과가 있다. 비타민C와 타닌이 풍부해서 피로를 풀어주고 불면증, 괴혈병 치료에도 도움을 준다.

담쟁이덩굴

낙엽성 덩굴관목인 담장이덩굴의 뿌리와 줄기를 말린 것

당뇨병의 혈당을 내려주는

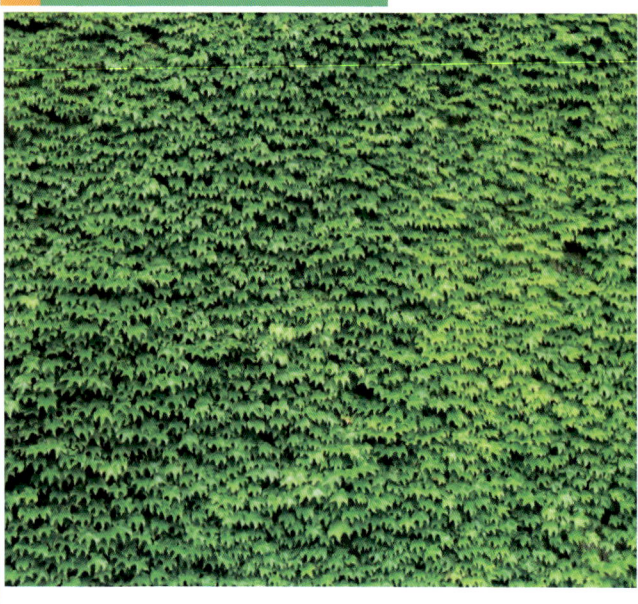
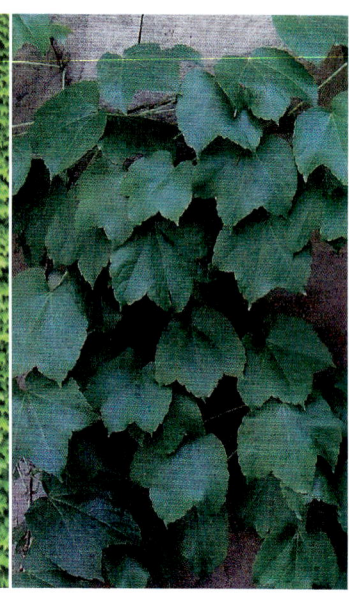

■■ 전문가의 한마디!

맛은 달고 성질은 따뜻하다. 피를 잘 돌게 하고 풍을 없애며 통증을 멈춘다.

● 식물의 형태

바위나 나무 또는 담벼락에 붙어 자라는 식물이 있다. 잎지고 덩굴뻗는 떨기나무이다. 잎은 심장 모양이고 드물게 2~3개로 갈라졌다.

● 주요 함유 성분과 물질

성분은 cyanidin을 함유한다. 씨앗은 기름 성분이 28퍼센트를 차지하며 그 주성분은 palmitic acid, stearic acid, olic acid, palmitoleic acid, linoleic acid 등이다. 또한 담쟁이덩굴의 관류(Crown gall tissue)에는 lysopine와 octopinic acid가 함유되어 있다.

● 약리 효과와 효능

활혈작용이 있어서 산후 어혈, 어혈복통을 제거하고, 거풍 효과로 관절과 근육의 통증을 완화시키므로 관절염과 근육통에 활용된다. 담쟁이덩굴은 줄기와 열매를 약으로 쓴다. 당뇨병의 혈당을 떨어뜨리는 효과가 현저하다.

● 채집가공과 사용법

잎이 떨어지기 전에 줄기를 채취하는데 연중 채취가 가능하며 잘라서 햇볕에 말린다.

● 효과적인 복용방법

15~30g을 사용한다.

담쟁이 넝쿨은 혈당을 떨어뜨려준다. 줄기와 열매를 그늘진 곳에서 말려서 물에 달여 복용한다. 먹는 법은 10~15g을 물에 달여 마시면 당뇨에 효과가 있다.

당뇨병 환자는 당분의 섭취에 많은 어려움을 겪고 있는데 담쟁이덩굴에 포함되어 있는 당분은 비장(췌장)에 직접 영향을 주지 않아서 당뇨병 환자도 안심하고 사용할 수 있는 성분으로 취급된다.

대산(마늘)

나리과에 속한 1년생 혹은 2년생 본초인 마늘의 비늘줄기

당뇨의 혈당을 낮춰주는

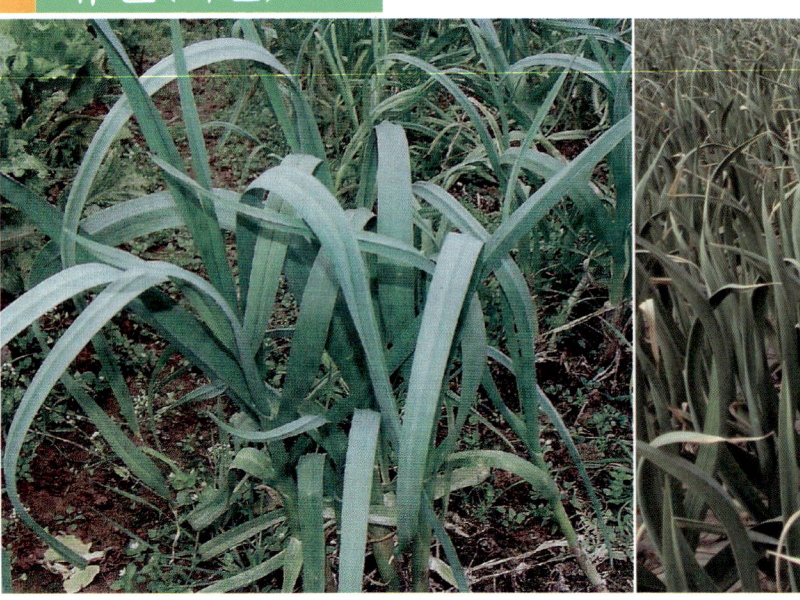

● 식물의 형태

마늘의 비늘줄기는 둥글고 연한 갈색의 껍질 같은 잎으로 싸여있고, 안쪽에 5~6개의 작은 비늘 줄기가 들어있다.

■ ■ **전문가의 한마디!**

맛은 맵고 성질은 따뜻하며, 비장과 위장, 폐에 작용한다. 체한 것을 풀어주며 비위를 따뜻하게 하여 소화기능을 촉진시킨다. 몸속에 뭉쳐 있는 해로운 것들을 풀어준다.

당뇨병환자는 비만, 갈증으로 물을 많이 마셔서 소변 량과 횟수가 증가하며 단 것을 선호하는데 피로해지고 시력저하, 성욕저하, 생리이상, 가려움증, 화농증상이 나타난다.

● 주요 함유 성분과 물질

주성분은 nicotinic acid, ascorbic acid, alliin, allicin, allithiamin, 0.2%의 정유가 있다.

● 약리 효과와 효능

소화기능 촉진, 항균, 살기생충 효능, 뱀이나 벌레에 물린 상처, 이질, 학질, 백일해 등에도 효능이 있다.

● 채집가공과 사용법

봄, 여름에 채취하여 햇볕에 말리거나 생용 또는 볶아서 사용한다.

●효과적인 복용방법

내복시에는 6~12g을 달여서 복용한다.

1. 적당한 물에 마늘 250g을 넣어 물이 완전히 증발되도록 1시간 정도 끓인 다음 마늘이 흐물흐물해지면 계란노른자 1개를 넣고 함께 으깨어 녹말가루로 동그랗게 환을 만들어 복용하면 된다.

●주의사항

몸에 진액이 부족하고 열이 많은 사람과 눈병, 입과 치아, 인후의 질병이나 유행병을 앓고 난 후에 써서는 안 된다.

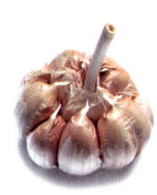 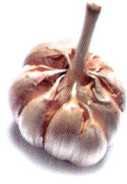

마늘에는 에너지대사를 촉진하는 마늘비타민B1과 주성분인 마늘 알리신이 상호 결합, 알리치아민으로 전환되어 비타민B1보다 강력한 당질대사를 촉진한다. 또한 마늘 알리신은 체내의 비타민B6 와 결합, 췌장의 세포를 활성화시킨다.

독활(땃두릅)

오갈피나무과에 속한 다년생초본인 땃두릅의 뿌리

당뇨의 오줌 속 혈당을 완화할 때

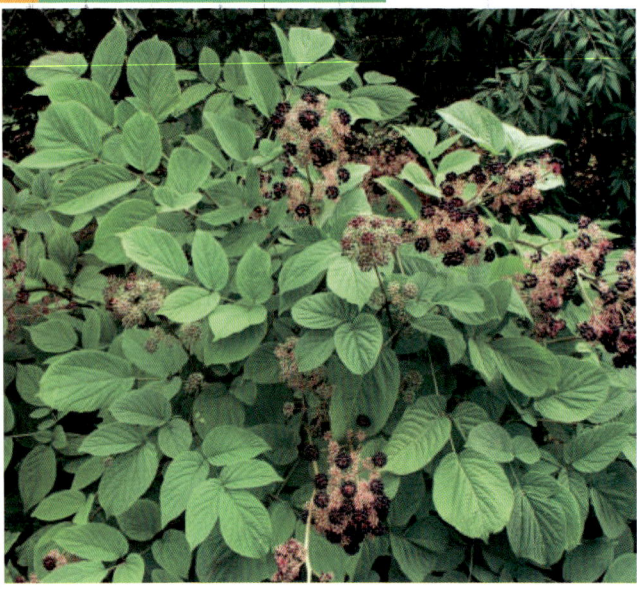
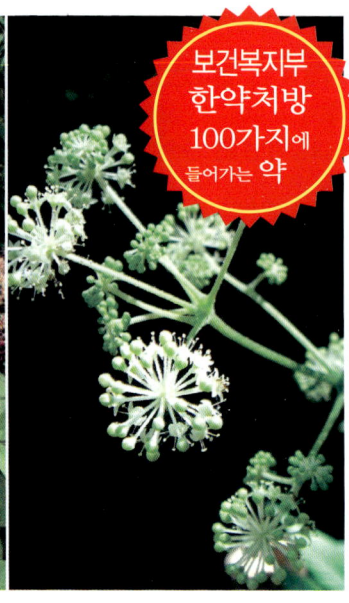

보건복지부 한약처방 100가지에 들어가는 약

■■ 전문가의 한마디!

맵고 쓰며 약간 따뜻하며 신장과 방광에 작용한다. 주로 인체의 허리 아래쪽에 작용하여 허리나 대퇴부 등의 근골이 저리고 아픈 데에 효과가 있다. 류머티즘, 관절통 등 각종 신경통에 통증과 경련을 진정시키는 빠질 수 없는 약초이다.

● 식물의 형태

산기슭의 양지쪽이나 골짜기에서 자라는데, 높이가 3~4m이고 줄기는 갈라지지 않으며 억센 가시가 많다. 잎은 어긋나고 길이가 40~100㎝로 홀수 2회 깃꼴겹잎이며 잎자루와 작은 잎에도 가시가 있다.

● 주요 함유 성분과 물질

정유에는 Limonene, Sabinene, Myrcene, Humulene, 뿌리에는 1-Kaur-16-en-19-oic acid가 함유되어 있다.

● 약리 효과와 효능

인체하부의 저리고 아픈데 효과적임, 류머티즘, 관절통 등 각종 신경통, 통증과 경련 진정, 진통작용 등이 있음, 감기, 두통, 치통, 해열, 강장, 거담, 위암, 당뇨병 등 사용한다.

● 채집가공과 사용법

봄과 가을에 채취하여 잡질을 제거하고 절편한 후 그늘에서 말려 사용한다. 두릅나무 뿌리는 가을에 캐낸 것이 가장 효력이 높다.

● 효과적인 복용방법

3~9g을 끓여 복용한다.

물 4홉에다가 말려서 잘게 썬 두릅나무뿌리 2~3돈을 4홉의 물을 넣어서 2.5홉이 될 때까지 천천히 달인다. 이것을 하루의 양으로 정해서 쉬지 않고 복용하면 차츰 오줌 속의 당분이 적어진다.

● 복용실례

강활, 방풍, 백지, 천궁 등과 배합하여 오한이 들면서 열나고 두통이 있고 몸이 아프면서 무거운 증상을 다스린다.

● 주의사항

기나 혈이 부족한 이의 각기증에는 조심해서 써야 한다.

두릅의 사포닌 성분은 혈당을 떨어뜨리는 효능이 있어 당뇨병 환자에게 좋으며, 변비나 신경통, 간장 질환 등이 있는 사람에게도 좋다. 이 외에도 신경안정 효과와 머리를 맑고 혈액순환을 잘되게 하는 효과가 있다.

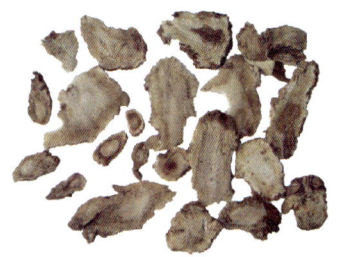

두릅나무(오가피)

두릅나무 낙엽교목인 오갈피의 뿌리껍질을 건조한 것

당뇨에 탁월한 효과가 있는

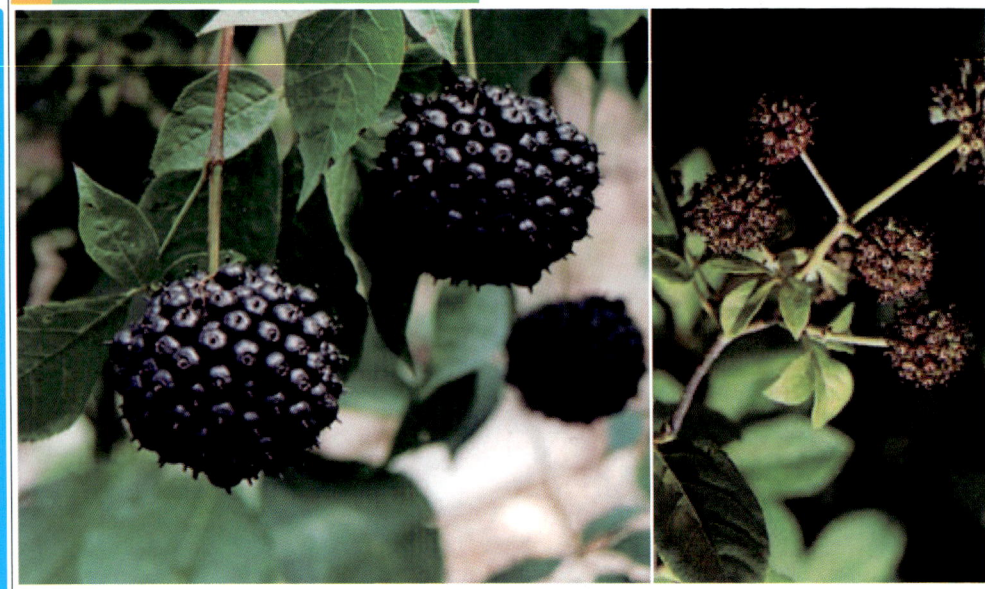

■■ 전문가의 한마디!

맛은 맵고 쓰며 성질은 따뜻하다. 간과 신장에 작용한다. 몸이 저리고 아픈 증상이나 근골이 약하고 힘이 없는 증상 등에 효과가 있다. 또한 부종과 각기 등에도 이용된다.

● 식물의 형태

높이 3~4m, 줄기 껍질은 회색, 잎은 3~5개 장상, 꽃은 8~9월에 자줏빛으로 피고, 열매는 장과로 타원형이다.

● 주요 함유 성분과 물질

정유, acanthoside B, β-sitostanol, campesterol, daucosterol, savinin, sesamin, stigmasterol 등이 함유되어 있다.

● 약리 효과와 효능

중추, 흥분, 비특이적 면역강화, 강심, 강장 작용 등이 있고, 몸이 저리고 아픈데, 부종과 각기 등에 이용된다.

● 채집가공과 사용법

여름과 가을에 채취하여 잡질을 제거한 후 햇볕에 말려서 이용한다.

● 효과적인 복용방법

하루에 8~16g을 복용한다.

 살짝 데쳐서 초고추장에 무치거나 찍어 먹는다. 데친 나물을 쇠고기와 함께 꿰어 두릅적을 만들거나 김치, 튀김, 샐러드로 만들어 먹는다. 오래 보관하기 위해 소금에 절이거나 얼리기도 한다. 두릅을 먹으면 혈당치를 낮춰 당뇨병에 효과가 있다. 그러나 두릅은 냉한 식물이므로 많이 먹으면 설사나 배탈이 나기 쉽다.

● 복용실례

우슬, 두충, 속단, 상기생 등과 배합하여 간과 신이 허약하여 근육과 뼈가 뒤틀리는 증상을 다스린다.

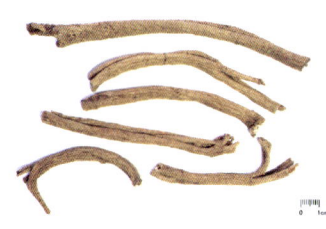

● 주의사항

음액이 부족하여 몸에 열이 나는 사람은 복용을 피해야 한다.

둥굴레

둥굴레와 왕둥굴레 및 옥죽의 건조한 근경

이줄리닌을 조절하여 당뇨를 개선하는 작용을 하는

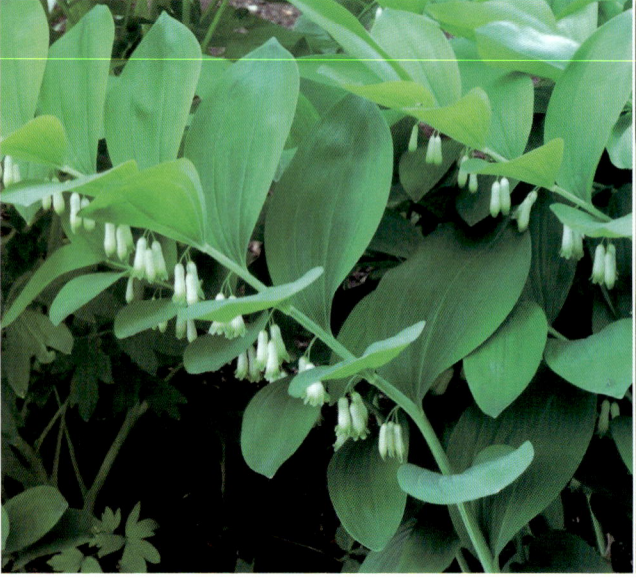
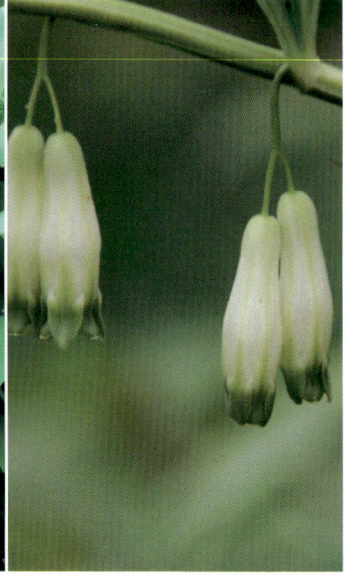

■ ■ 전문가의 한마디!

맛은 달고 성질은 약간 차갑다. 폐와 위에 작용한다. 폐와 위에 열이 있고 건조하여 발생하는 마른기침과 갈증이 나면서 금방 배가 고파지는 증상, 발열, 소변이 자주 마려운 증상 등에 효과를 나타낸다.
한방에서는 둥굴레의 뿌리줄기 말린 것을 위유라고 한다. 위유는 강장강정, 치한, 해열에 효과가 있을 뿐만 아니라 혈압과 혈당을 낮추는 작용을 하여 장기간 복용하면 안색과 혈색이 좋아진다.

●식물의 형태

이명으로 맥도둥굴레, 애기둥굴레, 좀둥굴레, 제주둥굴레 등이 있으며 약재명은 옥죽이다. 산과 들에서 자란다. 굵은 육질의 뿌리줄기는 옆으로 뻗고 줄기는 6개의 능각이 있으며 끝이 비스듬히 처진다.

●주요 함유 성분과 물질

convallamarin, convallarin, vitamin A 등을 함유하고, 전분 25.6~30.6% 및 점액질을 함유하고 있다.

●약리 효과와 효능

자음윤조, 양위생진, 효능이 있으며 심장박동항진, 항산화, 혈당억제, 혈당강하 작용이 있고, 발열, 소변이 자주 마려운 증상 등에 효과를 나타낸다.

● 채집가공과 사용법

봄과 가을에 근경을 채취하여 껍질을 벗긴 후 물에 잘 씻어 햇볕에 말려서 사용한다.

● 효과적인 복용방법

하루에 12~20g을 복용한다.

둥굴레는 인슐린을 조절하여 당뇨를 개선하는 작용이 크다. 갈증이 심한 다갈증. 허기를 자주 느끼는 다식증. 소변이 잦은 다뇨증을 개선하므로 소갈증, 즉 당뇨병에 응용된다.

둥굴레 말린 뿌리나 줄기 4~8g에 물 200ml로 계산하여 은근하게 끓인 다음 건더기는 걸러내고 물을 차처럼 마신다.

보리차 대신 상시로 끓여 놓고 수시로 꾸준하게 복용하면 효험을 거둘 수가 있다. 직장인들은 보온병에 담아서 회사에 가져가 갈증이 날 때마다 마시면 더욱 좋다.

● 복용실례

맥문동, 석곡 등과 배합하여 몸에 음이 부족하여 발생하는 허열과 몸에 진액이 적으면서 갈증이 나타나는 증상을 다스린다.

● 주의사항

비장이 약하여 습열과 담이 있는 사람은 복용을 피해야 한다.

둥굴레는 인슐린을 조절하여 당뇨를 개선하는 작용이 크다. 갈증이 심한 다갈증. 허기를 자주 느끼는 다식증. 소변이 잦은 다뇨증을 개선하므로 소갈증, 즉 당뇨병에 응용된다. 열병으로 폐와 위장이 건조해지고 열이 형성되었을 때 좋다. 기침은 심하고 가래는 적을 때, 심장이 약할 때 쓴다.

땅빈대(비단풀)

대극과의 한해살이풀 땅빈대의 지상부

당뇨의 혈액순환을 도와주는

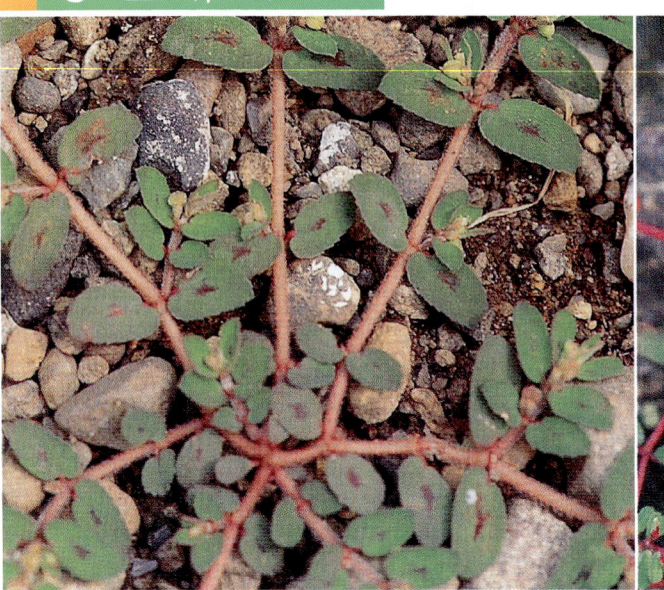
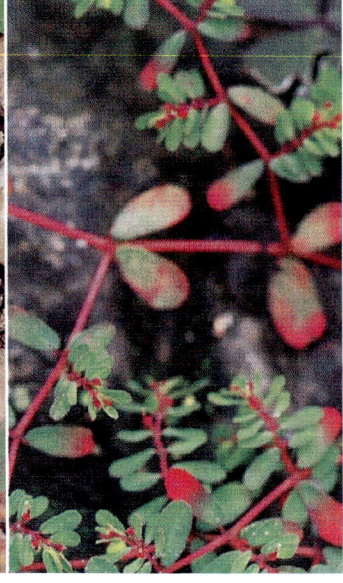

■■ 전문가의 한마디!

비단풀은 맛이 맵고 쓰면서 떫으며 성질은 평하고 독이 없다.
열을 제거하고 해독하며 혈액순환을 촉진시키고 지혈하며 습열사를 제거하며 젖을 통하게 하는 효능이 있다.

●식물의 형태

 전원이나 빈터, 길가, 들판, 풀밭에 흔히 자란다. 열매는 삭과로서 납작한 달걀 모양이고 작으며 3모서리가 있으며 털은 없다. 비단풀이 가장 왕성하게 자랄 시기는 옥수수를 처음 수확할 무렵이다.

●주요 함유 성분과 물질

플라보노이드(quercitin 등), gallic acid, myoinositol이 함유되어 있다. 잎에는 탄닌이 12.89% 함유되어 있다.

●약리 효과와 효능

 이질과 장염에 효과가 있고, 급성전염성간염으로 인한 황달에 쓰이며, 토혈과 변혈, 외상 출혈에도 지혈 작용을 나타낸다. 습진과 화상에 짓찧어 붙인다.

● 채집가공과 사용법

비단풀의 채취는 여름, 가을에 채취하여 햇볕에 말린다.

● 효과적인 복용방법

9-15g. 외용시에는 신선한 것을 적당히 갈아서 붙인다.

그늘에 말린 땅빈대를 하루 20~30g 씩 물에 달여서 먹거나 가루를 내어 먹는다.

열을 제거하고 혈액순환을 촉진시키며 지혈을 하고 젖을 통하게 하는 효능이 있다. 항암작용이 뛰어난 식물의 하나로 암세포만을 골라서 죽이고 억제하는데 놀라운 효과가 있다고 한다.

뚱딴지(돼지감자)

국화과 식물인 뚱딴지의 뿌리

천연인슐린을 가장 많이 함유하고 있는

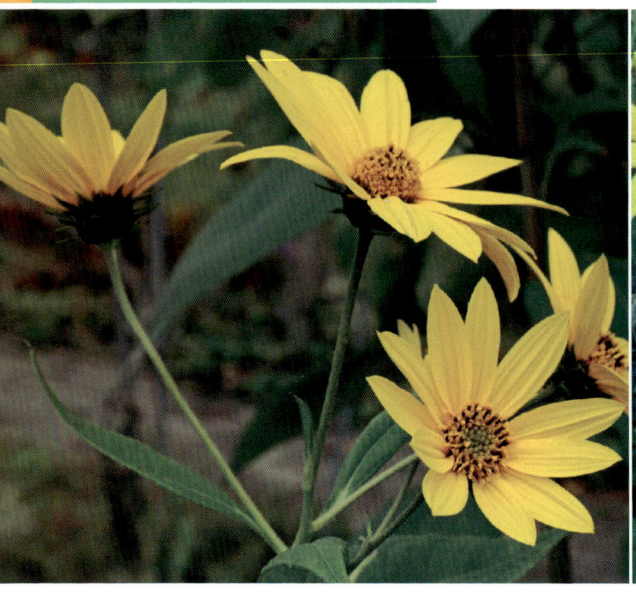
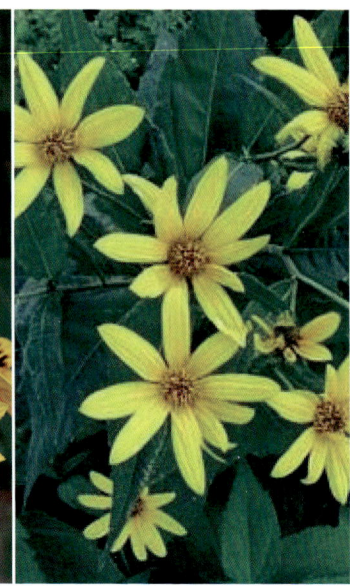

■ ■ 전문가의 한마디!

달고 차다. 천연 인슐린인 '이눌린'은 소화가 되지 않아 칼로리가 없다. 이눌린은 위에서 소화가 되지 않고 장으로 내려가므로 혈당이나 혈중 인슐린의 농도가 증가하지 않아 당뇨환자에게 좋으며 벌써 옛날부터 당뇨 환자용으로 사용되어 왔다.

● 식물의 형태

다년생 초본으로 높이는 1-3m이며 괴상의 지하경이 있다. 줄기는 직립하며 상부에서 분지하고 짧고 거친 털이나 강모가 난다. 키는 1.5~3미터이고 전체에 강모가 산재하고 괴경이 발달하며 줄기 윗부분에 가지가 많이 갈라진다. 땅속줄기의 끝이 굵어져서 덩이줄기가 발달한다. 줄기는 곧게 서고 가지가 갈라지며 높이가 1.5~3m이고 센털이 있다. 잎은 줄기 밑 부분에서는 마주나고 윗부분에서는 어긋나며 긴 타원 모양이고 끝이 뾰족하며 가장자리에 톱니가 있고 밑 부분이 좁아져 잎자루로 흘러 날개가 된다.

● 주요 함유 성분과 물질

cellulose, protein과 각종 유기산, inulin, silicon dioxide, 칼슘, 나트륨, 마그네슘, 알루미늄, 동과 철 등이 함유되어 있다.

● 약리 효과와 효능

해열작용, 효소작용, 항산화작용, 청열양혈, 활혈거어, 열병, 대량출혈을 그치게 하는데, 비만증, 변비, 다이어트, 췌장강화, 당분해억제, 당뇨병을 다스리는 천연 인슐린의 보고 돼지감자이다.

● 채집가공과 사용법

가을에 뿌리를 채취하고 캐내어 신선한 것을 그대로 사용하거나 햇볕에 말린다.

● 효과적인 복용방법

10-20g을 사용한다.

꽃이 필 무렵에 꽃을 튀김을 해서 먹을 수도 있고 잎과 줄기를 물로 달여서 차처럼 음용 할 수도 있다.

이눌린은 칼로리가 의외로 낮아 다당은 다당류로 위액에 소화되지 않고 분해되어도 과당으로 밖에 변화되지 않기 때문에 혈당치를 상승시키지 않으면서 인슐린의 역할을 하며 피로해진 췌장을 쉬게 할 수 있어 돼지감자를 "천연인슐린"의 보고라고 극찬한다. 당뇨병 환자가 돼지감자를 복용하고 당뇨병을 완치한 사례가 많이 보고되고 있다.

맥문동

백합과에 속한 다년생 초본인 맥문동이나 소엽맥문동의 괴근

당뇨병의 열나고 마른기침일 때는

보건복지부 한약처방 100가지에 들어가는 약

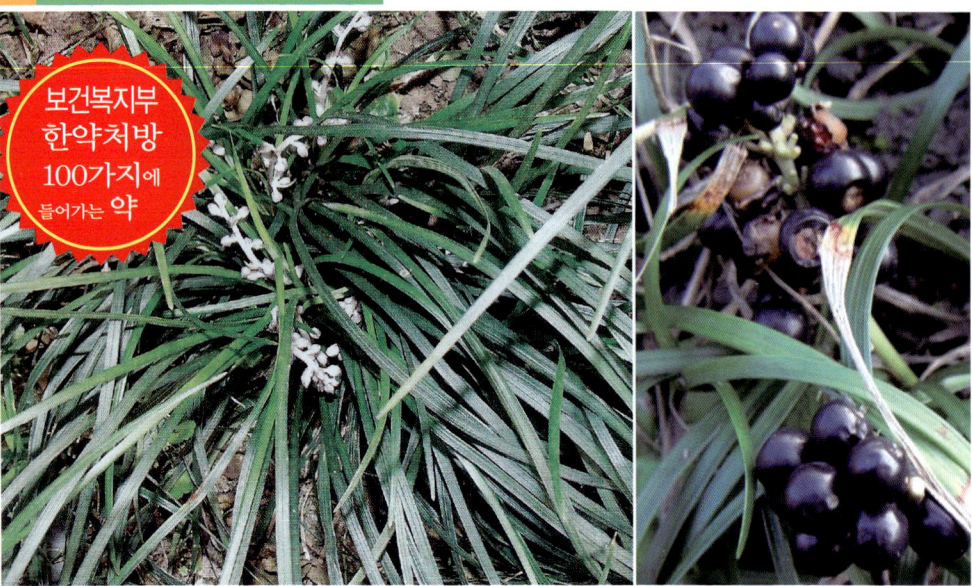

■■ **전문가의 한마디!**

맛은 달고 약간 쓰며 성질은 약간 차며, 폐와 위와 심장에 작용한다. 맥문동은 인체에 진액을 만들어주는 용도로 사용되는 유명한 약재이다. 특히 폐의 진액을 보충해지므로 호흡기 질환을 오래 앓아서 생긴 마른기침을 다스린다.

● **식물의 형태**

뿌리줄기는 굵고 딱딱하며 뿌리는 가늘지만 강하고, 수염뿌리 끝이 땅콩처럼 굵어지는 것이 있다. 꽃은 5~6월에 핀다.

● **주요 함유 성분과 물질**

Ophiopogonin A, B, C, D, B', C', D', 다종의 Steroid saponin, Monosaccharide와 점액질, 스테로이드, 사포닌 등이 함유되어 있다.

● **약리 효과와 효능**

보익재로 폐와 호흡기에 좋고 폐결핵, 만성기관지염, 각혈, 폐열에 사용하고, 점질물이 많아 변비에도 좋다.

● **채집가공과 사용법**

가을에 뿌리를 캐어 물에 잘 씻은 후 건조시켜 사용하며 덩이

뿌리의 심을 제거하고 말려서 사용한다.

● 효과적인 복용방법

한번에 4~16g을 복용한다.

맥문동 20~40g을 물에 달여서 하루 3번에 나누어 끼니 뒤에 복용한다. 소갈로 물이 당기고 가슴이 답답하며 피부가 마르는 데 쓴다.

● 복용실례

천문동, 의이인, 황백, 작약, 복령, 석곡, 상백피 등을 배합하여 폐가 병들어 농을 토하는 것을 다스린다.

● 주의사항

성질이 차가운 약재이므로 소화기가 차거나 약하여 설사를 자주 하는 사람과, 소화가 잘되지 않는 이는 피하는 것이 좋다.

폐를 튼튼하게 하고 원기를 돋우며 겨울철 체력을 증진시켜 주고 기침과 천식을 예방하는데 뛰어난 효과가 있고 갈증해소는 물론 겨울철 감기 피로를 회복시켜 준다. 자양, 강장에 효과가 있고 혈당의 수치를 내려주어 당뇨에도 효과가 있다.

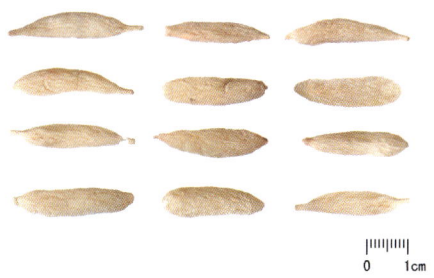

머루

포도과에 속하는 덩굴떨기나무인 왕머루 익은 열매

항암 효과는 포도보다 100배 뛰어난

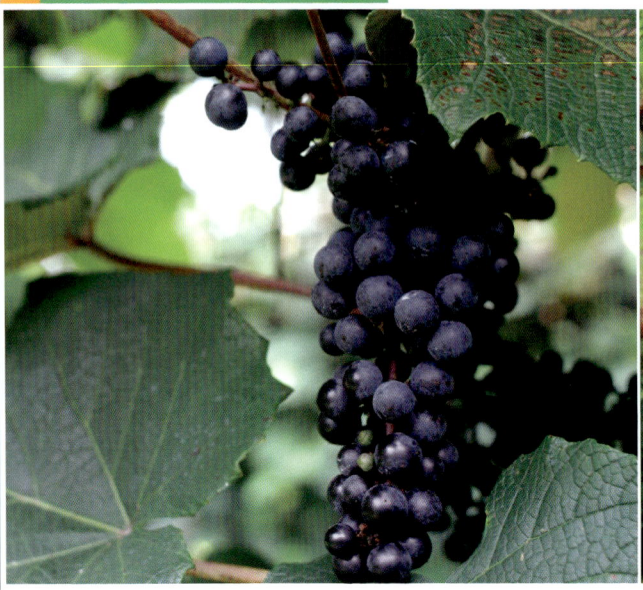
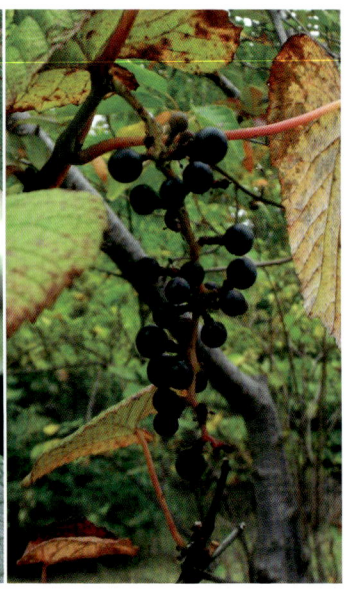

■ ■ 전문가의 한마디!

맛은 시고 달며 성질은 평하다.
포도의 조상으로 그 효과는 포도의 10배 이상으로 좋다. 특히 항암 효과는 포도보다 100배 뛰어나다. 열이 있을 때 갈증 나는 증상을 치료하며 비타민C가 풍부하여 괴혈병, 피로회복에 좋고 비타민A는 야맹증을 치료해 준다.

● 식물의 형태

줄기는 길고 굵으며, 덩굴손이 나와 다른 식물이나 물체를 휘감는다. 잎은 어긋나고 길이 12~25cm정도이며 가장자리에 톱니가 있다. 적갈색 털이 밀생하고 오랫동안 붙어 있다. 꽃은 작고 황록색이며 5~6월에 잎과 마주나온 원추꽃차례에 달린다.

● 주요 함유 성분과 물질

과실에는 당분이 10%, tartaric acid, malic acid, citric acid 등 여러 가지 유기산 및 탄닌(tannin), 지방, 납, 색소, 비타민 등이 들어있다.

● 약리 효과와 효능

소염작용, 이뇨작용, 항암작용, 변비, 열이 나면서 갈증이 있는데, 허약체질개선, 신경쇠약, 늑막염, 만성기관지염, 야맹증, 부종, 기관지천식, 종기, 노인성 쇄골 신경동, 피부암, 비타민C가 들어 있으므로 괴혈병의 예방과 치료, 요로감염을 다스린다.

소염작용, 이뇨작용, 항암작용이 밝혀졌다. 식욕부진, 변비,

열이 나면서 갈증이 있는데, 늑막염, 만성기관지염, 기관지천식, 피부암 등에 쓴다. 비타민 C가 들어 있으므로 괴혈병의 예방과 치료에도 쓰고 야맹증에도 쓴다. 생것을 그대로 먹거나 말려 가루내서 먹는다.

● 채집가공과 사용법

여름철에 덩굴을 채취한다. 가을철에 뿌리와 과실을 채취하여 흙을 제거하고 햇볕에 말린다.

● 효과적인 복용방법

뿌리, 덩굴- 3~10g. 열매- 10~15g. 뿌리는 10% 추출액을 만들어 매번 10-20ml를 복용한다.

내복 : 0.5~1냥을 물로 달여 복용한다. 또는 찧은 즙을 복용한다.

외용 : 찧어서 바르거나 즙을 내어 눈, 귀에 떨어뜨려 넣는다.

머루는 열매 이외에 잎과 줄기, 뿌리를 약으로 쓰는데 몸이 퉁퉁 붓는 부종에는 줄기를 잘게 썰어서 차처럼 해서 조금씩 마시면 잘 낫는다. 단독에는 뿌리를 짓찧어 바르며 옴이 번져 생긴 종기에는 뿌리를 말려 찧어서 가루로 만들어 꿀에 붙여도 좋으며 노인성 좌골 신경통에는 줄기 삶은 물에 목욕을 하면 좋다. 머루를 달여 마시면 폐결핵에 효과가 있으며 부종에 머루나무를 달여 쓰면 효과가 있다.

흥분성 음료로서 허약체질개선, 신경쇠약 등에 사용한다. 열매를 말려 꿀에 잰 후 졸여서 머루정과를 만들어 복용하면 혈액순환을 좋게 하고 몸을 튼튼히 한다.

항산화작용하는 안토시아닌이 풍부하고 몸이 차고 냉한 부인병, 저혈압환자, 성장기 어린이 두뇌발전에 좋으며 자기 전에 먹으면 불면증 치료에 효과가 있고, 변비해소, 숙취해소, 피부미용에 효능이 있다. 칼슘, 인, 철분, 회분이 다량 함유되어 보혈, 자양작용이 탁월하다, 열매 뿐 아니라 잎과 줄기 뿌리도 약재로 쓸 수 있다.

무화과

뽕나무과 무화과나무의 열매

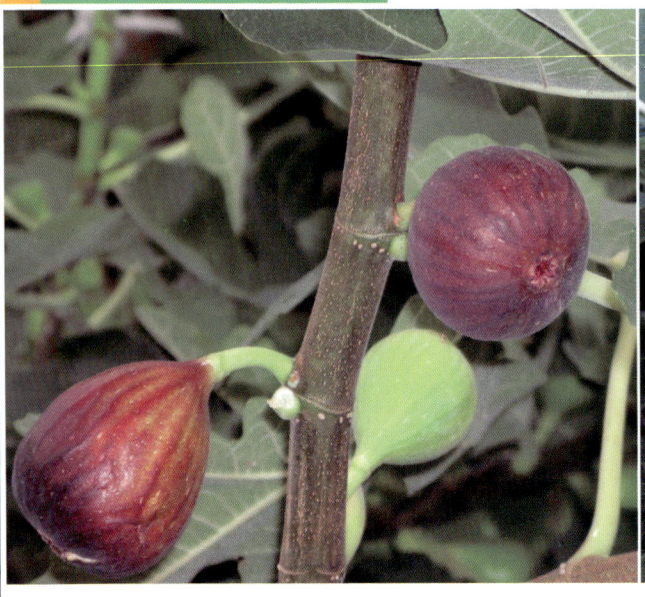
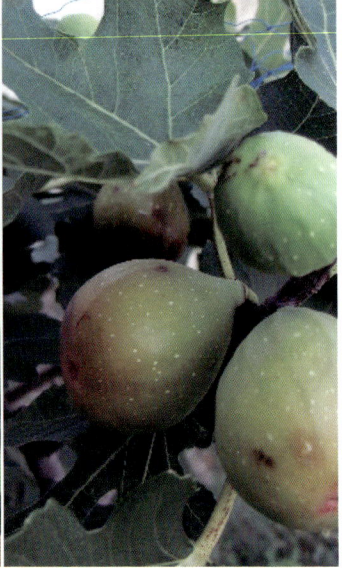

■■ 전문가의 한마디!

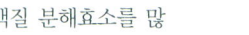

단백질 분해효소를 많이 함유하고 있어서 육식을 한 뒤에 먹으면 소화를 도와주고 변비에도 특효가 있다고 알려져 있다. 건위장, 소종, 해독의 효능이 있어 한방에서는 소화불량, 식욕부진, 장염, 변비, 이질 등에 치료제로 사용한다.

●식물의 형태

무화과는 여름철에 고온, 강우량이 적은 기후에 적합, 무화과는 꽃의 종류, 수분의 필요 유무에 따라 원예적으로 카프리계, 스미르나계, 보통계, 산페드로계의 4종이 있다.

●주요 함유 성분과 물질

무화과에 Ficin(단백질분해효소)와 Lipase, Amylase, Paraoxydase, Oxydase 등 및 그 외 Stigmasterol, Bergaten, Psoralen, Teraxasterol, β-Sistosterol, Ficusogenin, Rutin, Octacosan-Amylin, Lupeol 등이 함유되어 있다.

●약리 효과와 효능

건위작용이 있어 설사나 변비 등의 병증, 인후종통, 치질과 피부의 버짐에 응용한다.

●채집가공과 사용법

가을에 성숙한 과실을 채취하여 햇볕에 말려서 사용한다.

●효과적인 복용방법

물 3홉에다가 그늘에 말린 무화과열매 2~3개를 넣어 2/3량으로 달여서 차 대신에 복용하면 된다. 끓인 물은 달콤하여 먹기에도 편하고 당분 또한 차츰 오줌으로 섞여 나오면서 당분이 적어진다.

뽕나무과 식물 무화과의 건조된 꽃턱으로, 위를 건강하게 해주고 부은 것을 가라앉히고 해독하는 효능을 가진 약재이다.

혈당 조절엔

산딸기(복분자) 낙엽관목인 화동복분자와 산딸기 나무의 과실

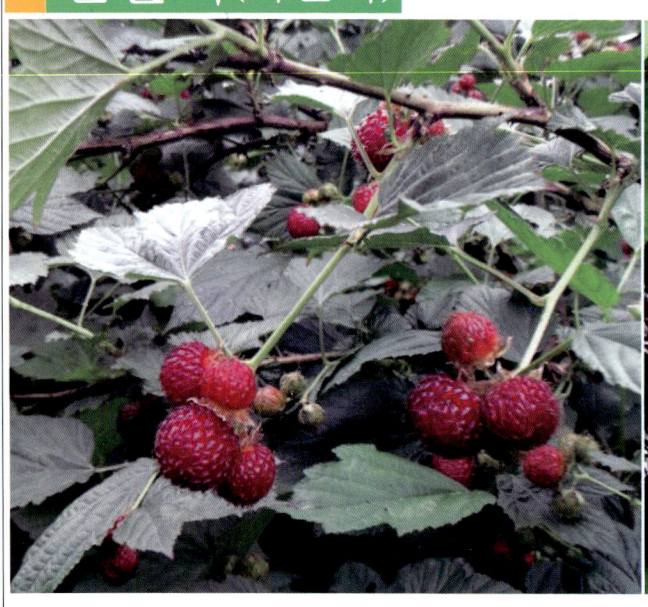
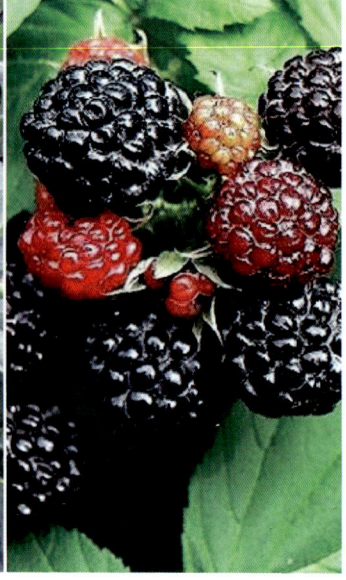

■■ 전문가의 한마디!

맛은 달고 시며 성질은 따뜻하다. 간과 신장, 방광에 작용한다. 강장제로 특효가 있으며 신장과 간의 기능을 원활하게 하여 유정, 몽정, 혈액을 맑게 하고 눈을 밝게 하는데도 이용된다.

●식물의 형태

높이 2~3m, 줄기가 휘어 지면에 뿌리를 내림, 줄기는 자줏빛, 갈고리모양 가시, 꽃은 5~6월에 연한 붉은 색이다.

●주요 함유 성분과 물질

유기산, 당류, 소량의 vitamine C를 함유하고 있으며, 무기질의 인과 철 칼륨도 함유되어 있다.

●약리 효과와 효능

산딸기의 가지와 뿌리를 삶은 물은 당뇨에 탁월한 효과가 있다.

해열, 강심, 이뇨작용 및 신장의 양기를 북돋아주는 작용이 있다고 애용되었고, 남성의 정력 강장제, 신장과 간의 기능 강화 등의 효능과 유정, 몽정, 유뇨증, 소변을 자주 보거나 불임증 등에 사용한다.

● 채집가공과 사용법

이른 여름에 열매가 녹색에서 녹황색으로 변할 때 채취하여 끓는 물에 2~4분 정도 익힌 후 햇볕에 말려서 이용한다.

● 효과적인 복용방법

하루에 8~16g을 복용한다.

만드는 방법은 물 한말에 짧게 자른 뿌리와 가지 3근을 넣어서 달이는데, 물이 반으로 줄면 건더기를 건져내고 엿기름을 약간 넣어서 다시 뭉긋한 불로 달여 조청을 만듭니다. 이것을 매일 몇 차례씩 백비탕(생수를 팔팔 끓인 물)에 타서 마시면 된다.

● 복용실례

토사자, 오미자 등과 배합하여 신장의 기능이 약하여 발생하는 발기불능과 조루 등을 다스린다.

● 주의사항

신장이 약하면서 열이 있어 배뇨시 통증이 있는 사람은 복용을 피하는 것이 좋다.

산딸기는 한의학적으로 맛이 달면서 시고 성질은 따뜻한데 원기회복에 좋고 성인병과 뇌졸중 예방, 성기능 개선에 효능이 있는 것으로 알려져 있다.

복분자는 신기능을 북돋아 유정, 몽정, 유뇨 등에 사용하며 시력약화에 쓰고 몸을 가볍게 하며 머리를 검게 한다. 또한 살결을 부드럽고 아름답게 하기도 한다.

산수국(팔선화) 범의귀과 식물인 수국의 뿌리와 잎, 꽃잎

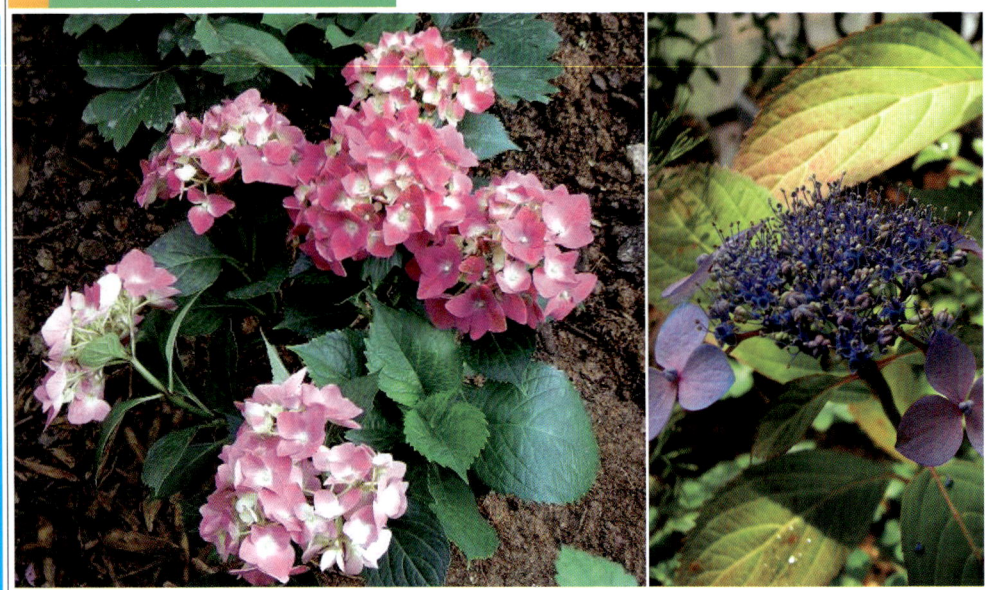

■ ■ **전문가의 한마디!**

구강을 상쾌하게 하고 음용 후 양치의 효과가 있다. 여름에 시원하게 먹었을 시 갈증해소의 효과가 있다. 숙취해소의 효과가 있고 간 해독에 효과가 있다.

●식물의 형태

쌍떡잎식물 장미목 범의귀과의 낙엽관목으로 꽃은 중성화로 6~7월에 피며 10~15cm 크기이다. 잎은 마주나고 달걀 모양인데, 두껍고 가장자리에는 톱니가 있다. 꽃잎은 작으며 4~5개이고, 수술은 10개 정도이며 암술은 퇴화하고 암술대는 3~4개이다.

●주요 함유 성분과 물질

항 malaria alkaloid가 함유되어 있고, 꽃에는 rutin이 건조된 꽃 안에는 0.36%이상이 함유되어 있고 뿌리와 기타 부분에는 daphnetin methyl ether와 umbelliferone이 함유되어 있다. 뿌리에는 또 hydrangenol, hydrangea산, lunular산이 함유되어 있고 잎에는 skimmin 등이 함유되어 있다.

● 약리 효과와 효능

항 Malaria 약으로 효능은 상산과 같다. 말라리아, 심열경계, 번조를 치료한다. 또 심장병에도 응용된다.

● 채집가공과 사용법

봄, 가을에 채취해서 햇볕에 말린다.

● 효과적인 복용방법

9-12g을 달여 복용한다.

외용 외용시에는 적량을 사용한다. 전즙으로 씻거나 갈아서 낸 즙을 바른다.

장기적으로 음용 시 성인병예방 노화방지에 도움을 준다. 당뇨병 환자에게 피부를 윤기 나게 하며 체중감량의 효과가 있다.

삽주(창출)

삽주의 덩이 줄기를 건조한 것

당뇨병 환자의 위장을 튼튼하게 하는

보건복지부 한약처방 100가지에 들어가는 약

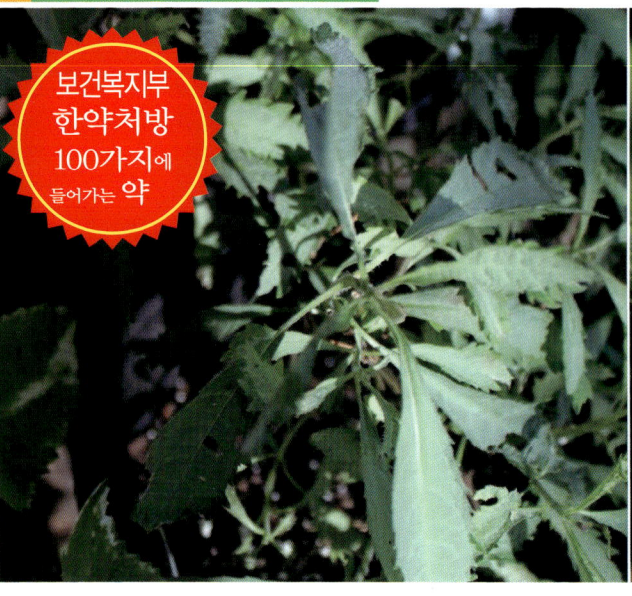
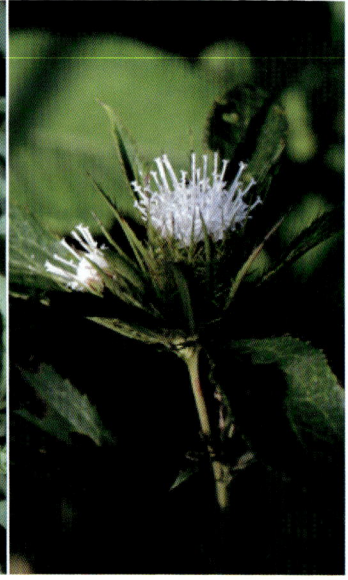

■■ 전문가의 한마디!

맛은 쓰고 매우며 성질은 따듯한다. 비장과 위, 간에 작용한다. 체온이 낮아져 생기는 모든 병과 기가 허해서 생기는 병, 발열, 중풍, 배뇨곤란, 결막염, 고혈압, 현기증, 노인의 천식 등에 사용한다.

● 식물의 형태

높이 30~100cm, 뿌리줄기가 굵고 마디가 있다. 줄기 잎은 긴 타원형, 열매는 수과로 긴털과 관모가 있다.

● 주요 함유 성분과 물질

정유에는 Hinesol, βEudesmol, Elemol, Atractylodin, βSelinene, 2-Furaldehyde, Atractylon, Atractylodinol 등이 함유되어 있다.

● 약리 효과와 효능

소화불량이나 설사, 복부팽만, 발한, 감기, 발열, 중풍, 배뇨곤란, 결막염, 고혈압, 현기증, 노인의 천식 등에 사용한다.

● 채집가공과 사용법

가을 또는 봄에 뿌리줄기를 캐서 흙을 털어 버리고 물에 씻어 햇볕에 말린다.

● 효과적인 복용방법

하루 6~12g을 탕약, 알약, 가루약, 약엿 형태로 먹는다.

봄철에 부드러운 순을 따서 나물로 무쳐 먹거나 쌈을 싸서 먹을 수도 있다. 삽주 싹은 가장 값진 산채 중 하나다.

캔 뿌리를 깨끗이 씻어 쌀뜨물에 반나절이상 담갔다가 꼭지부분과 잔뿌리를 잘라내고 말려서 적당한 크기로 잘라서 적당량을 보리차처럼 끓여 마신다.

● 복용실례

후박, 진피 등과 배합하여 식욕이 부진하고 배가 더부룩하면서 설사하는 것을 다스린다.

● 주의사항

기가 약하고 부족하여 땀이 나는 자와 음이 허하여 몸에 열이 나는 사람은 복용을 피해야 한다.

삽주는 오래 먹으면 무병장수할 수 있는 약초로 널리 알려지기도 했다. 허균의 〈임노인 양생설〉을 보면 강릉 지방에 사는 한 노인이 나이가 102살인데도 살결이 어린아이 같으며 얼굴에서는 잘 익은 대춧빛이 나고 귀와 눈도 어두워지지 않았으며 기력이 청년과 같아서 그 연유를 물었더니 젊어서부터 늘 복용한 삽주 뿌리 때문이라고 말했다는 내용이 있다.

상백피 (뽕나무껍질)

뽕나무 및 동속 근연식물의 건조한 근피

당뇨 치료에 획기적인

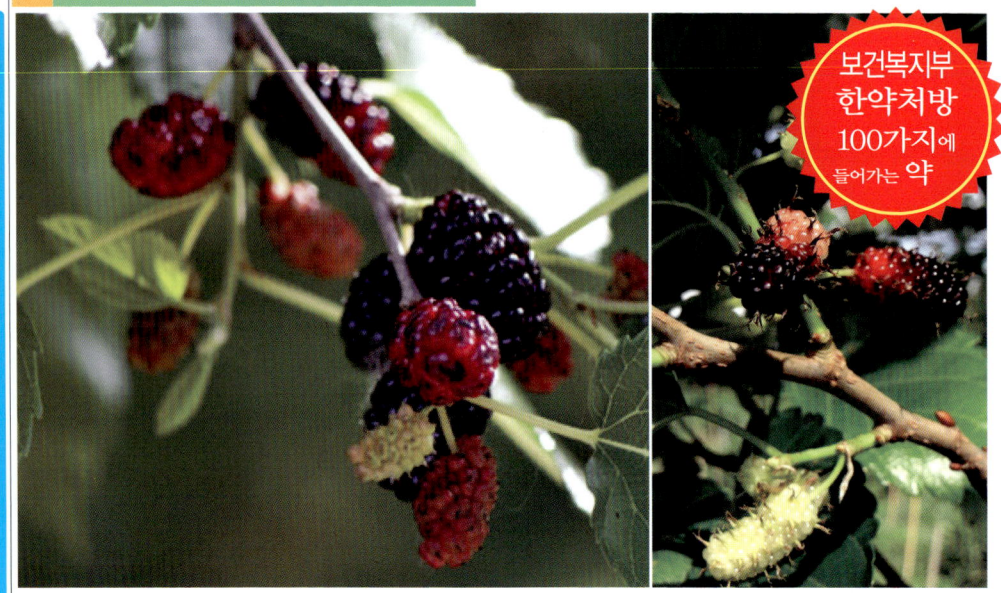

보건복지부 한약처방 100가지에 들어가는 약

■■ 전문가의 한마디!

맛은 달고 성질은 차갑다. 폐에 작용한다. 기침을 멈추고 이뇨효과와 함께 종기를 없애는 작용이 있어, 폐에 열이 있어 발생하는 기침, 가슴이 답답하면서 기침을 할 때 효과를 나타낸다. 강압효과가 밝혀져 고혈압 약으로도 이용된다.

● 식물의 형태

높이 6~10m, 꽃은 암수딴그루로서 6월에 피고, 열매는 집합과로 열매 이삭은 긴 구형으로 검은색으로 익는다.

● 주요 함유 성분과 물질

Umbelliferone, Scopoletin, Flavonoid(Morusin, Mulberrochromene, Mulberrin), Tannin, Mucin 등이 함유되어 있다.

● 약리 효과와 효능

혈압강하, 거담, 항균, 진해, 이뇨, 소종 작용이 있어, 폐열로 인한 기침, 소변불리에 효과가 있다.

약리실험 결과

혈압강하작용, 거담작용, 이뇨작용, 항균작용 등이 있다.

● 채집가공과 사용법

겨울에 채취하여 코르크층을 제거한 뒤 햇볕에 말려서 사용한다.

● 효과적인 복용방법

하루에 2~12g을 복용한다.

만드는 방법은 뽕나무가지를 잘게 썬 것 40~60g을 물에 달여서 하루 4~6번에 나누어 목이 심하게 마를 때마다 마시면 해소된다.

● 복용실례

지골피, 감초 등과 배합하여 기침과 가래가 많은 것을 다스린다.

● 주의사항

폐의 기운이 허약한 사람과 소변을 많이 보는 사람, 감기로 인해 오한과 함께 기침을 하는 사람은 복용을 피해야 한다.

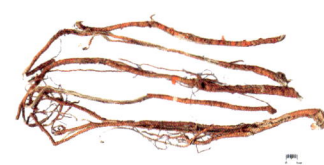

잎은 누에를 기르는 데 이용되며, 열매를 오디라고 하는데 술을 담그거나 날것으로 먹는다. 뿌리껍질은 한방에서 해열, 진해, 이뇨제, 소종에 쓰고 목재는 가구재로 이용한다.

생띠뿌리(백모근)

여러해살이 풀인 띠의 뿌리줄기를 말린 것

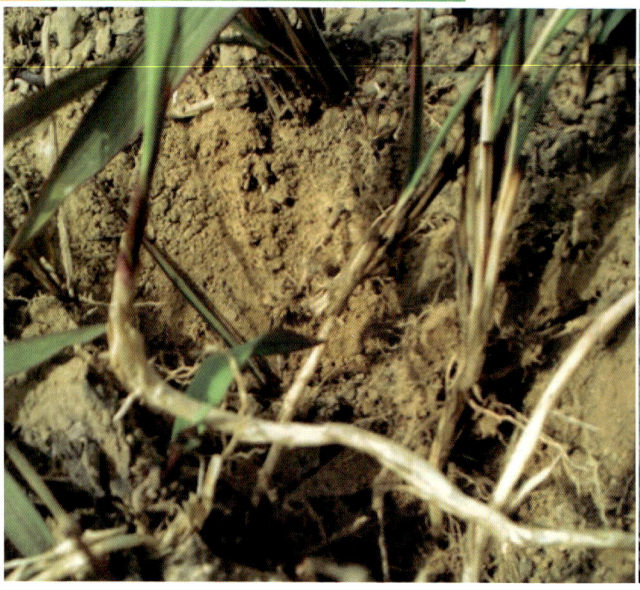
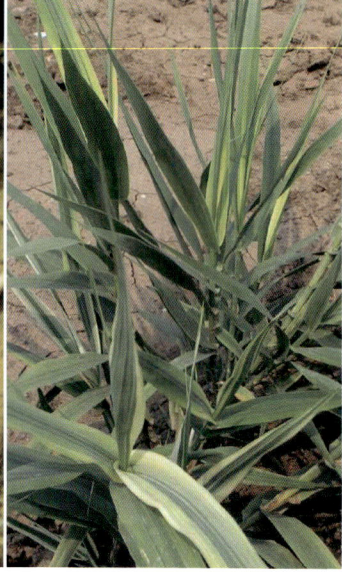

당뇨병의 원활한 이 뇨와 갈증을 멈추어 주는

■■ 전문가의 한마디!

맛은 달고 성질은 차며, 심, 비장, 위장에 작용한다. 혈의 열을 없애 피 나는 것을 멈추고 어혈을 삭이는 작용을 하므로 피를 토하거나 코피, 혈뇨, 부정자궁 출혈, 생리 불순 등에 사용하면 좋은 효과가 있다.

●식물의 형태

줄기는 30~80cm, 잎은 뿌리에서 나며 편평하고, 꽃은 5~6월에 흰색으로 피며 줄기 끝에 수상화서를 이룬다.

●주요 함유 성분과 물질

근경에는 manitol, 포도당, 과당, 사과산, coixol, arundoin, cylindrin 등이 함유되어 있다.

●약리 효과와 효능

양혈지혈, 이습퇴황, 청열이뇨, 보중익기 효능이 있고, 토혈, 코피, 혈뇨, 부정자궁 출혈, 생리불순 등에 사용하고, 황달, 소갈, 타박상, 신장염, 신장성 고혈압, 간염 등에 사용한다.

●채집가공과 사용법

봄 또는 가을에 뿌리줄기를 캐서 물에 씻어 잔뿌리와 비늘잎을 다듬어 버리고 햇볕에 말려서 사용한다.

● 효과적인 복용방법

하루 6~12g, 신선한 것은 20~30g을 탕약으로 복용한다.

만드는 방법은 생 띠뿌리를 잘게 썬 것 100~150g을 물에 넣어 달인 다음 하루 4~5번으로 나누어 복용하면 된다. 이것은 오줌을 잘 나오게 하며 갈증을 멈춰준다.

● 복용실례

노근과 배합하여 열병으로 인한 답답함과 갈증, 폐가 열이 있어서 기침하는 증상, 위에 열이 있어 딸꾹질이나 구토하는 증상을 다스린다.

● 주의사항

비위가 약하고 소변이 많으면서 갈증이 없는 사람은 사용하지 말아야 한다.

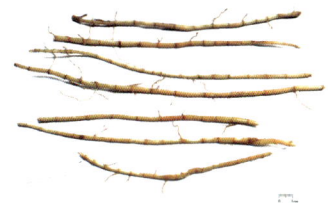

모근이라고도 하는데 띠의 뿌리를 한방에서 이르는 말로 성질이 차고 맛이 쓰며 열병으로 인한 황달과 번갈을 비롯해 혈열로 인한 출혈 등에 사용된다.

산마(산약)

다년생 덩굴성 초본 마의 뿌리

당뇨로 인한 허약체질을 개선하는

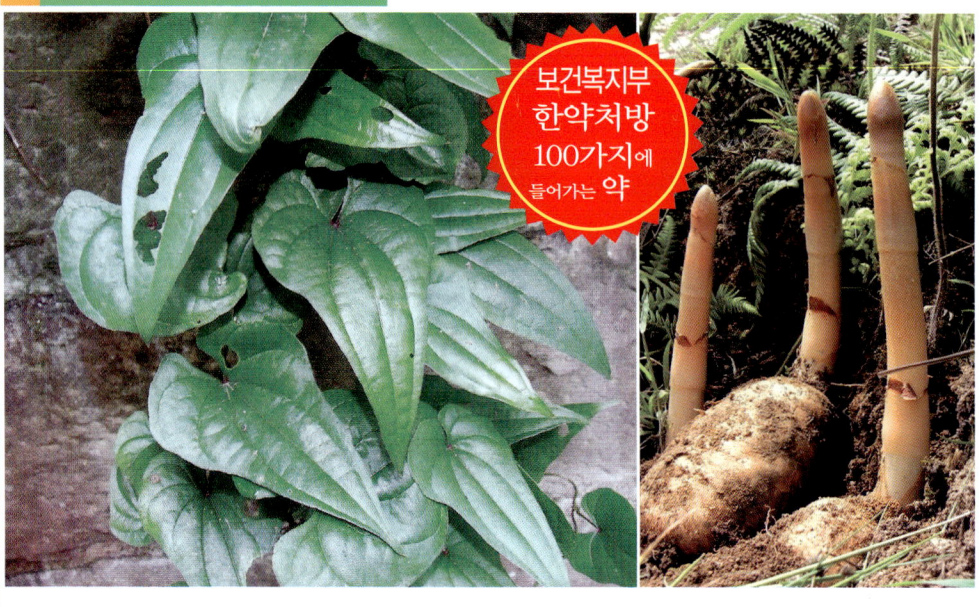

보건복지부 한약처방 100가지에 들어가는 약

■ ■ 전문가의 한마디!

맛은 달고 성질은 따뜻하다. 비장, 폐, 신장에 작용한다. 소화기의 기능이 약하거나 설사를 할 때, 천식과 기침이 있을 때, 유정과 대하가 있거나 소변을 자주 볼 때, 갈증이 있을 때에 주로 이용된다.

●식물의 형태

뿌리는 육질, 잎은 마주나고, 꽃은 6~7월에 피고, 열매는 삭과로 3개의 둥근 날개와 종자가 있다. 맛과의 여러해살이 덩굴풀로 높이가 1m정도이며, 잎은 마주나거나 어긋나고 달걀 모양의 긴 타원형이다.

●주요 함유 성분과 물질

saponin, 점액, cholin, 전분, glycoprotein, amino acid가 함유되어 있고, 또한 vitamin C, abscisin II 등이 함유되어 있다.

●약리 효과와 효능

면역력 강화, 혈중 콜레스테롤 감소, 천식, 가래를 삭이고, 소갈증, 신체허약과 빈혈, 사지마비동통 등에 사용한다.

약리실험 결과 : 인체의 저항력을 높여주고 혈중 콜레스테롤을 감소시켜주는 작용이 있는 것으로 알려져 있다.

● 채집가공과 사용법

11~12월에 뿌리를 채취하여 꼭지부분과 잡질을 제거하고 물에 잘 씻은 다음 겉껍질을 벗겨 햇볕에 말려서 이용한다.

● 효과적인 복용방법

하루에 8~24g을 복용한다.

만드는 방법은 생마를 푹 쪄서 식사 전에 100g씩 장기복용하면 당뇨병으로 약해진 몸을 튼튼히 하며, 남성인 경우 성생활도 가능하게 한다.

산약(마) 12g, 연자육 8g, 메주콩 20g, 현미 20g을 물에 넣어 큰 대접 1대접으로 죽을 끓여 식후 1시간 후 하루 2번 복용하기도 한다.

● 복용실례

인삼, 백출, 복령 등과 배합하여 비위가 허약하여 발생하는 설사 등을 다스린다.

● 주의사항

평소에 몸에 습기가 많아 속이 더부룩한 사람이나 체한 사람은 복용을 피해야 한다.

마에 함유된 '디아스타제'는 녹말성분이 포도당으로 전환하여 인슐린 분비를 하는 과정을 돕고 촉진시키기 때문에 당뇨병 환자에게 효과가 탁월하고 동맥경화를 예방해주고, 혈관 내의 콜레스테롤 수치를 낮춰주는 마 효능이 있다.

생지황

다년생 초본인 지황 또는 지황 또는 회경지황의 뿌리줄기

당뇨병의 혈당 강화에는

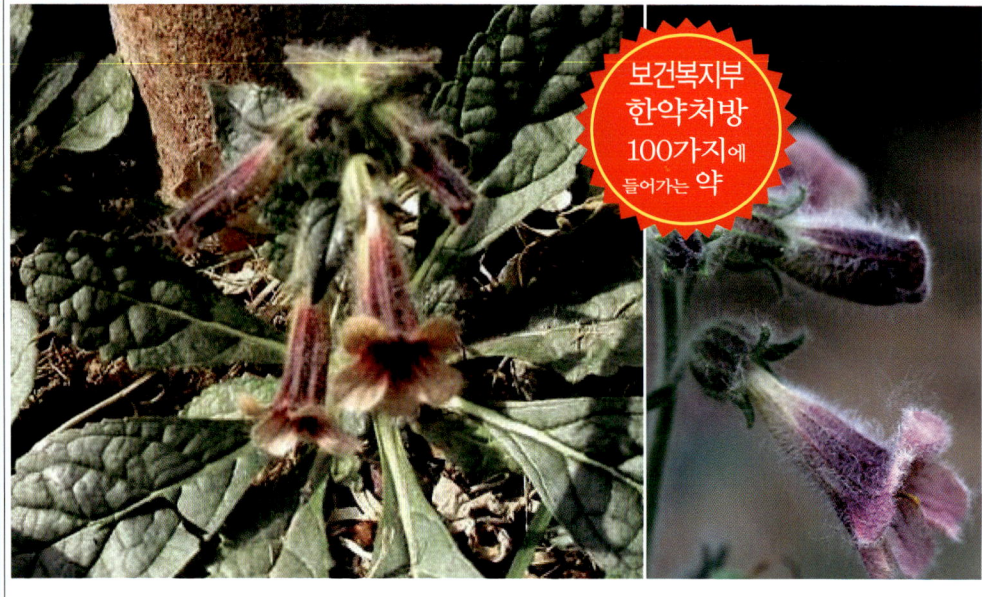

보건복지부 한약처방 100가지에 들어가는 약

● 전문가의 한마디!

맛은 달고 성질은 차갑다. 심장과 간, 신장에 작용한다. 신장을 보하고 혈액을 보충하여 주며, 열을 내려주는 작용이 있어 각종 발열성 질환, 토혈이나 코피, 목이 붓고 아플 때 등에 일정한 효과를 나타낸다.

● 식물의 형태

높이 20~30cm, 꽃은 6~7월에 연한 홍자색, 줄기 끝에 총상화서, 열매는 삭과로 타원상 구형이다.

● 주요 함유 성분과 물질

주요성분은 β-sitosterol 과 mannitol이며, 소량의 stigmasterol과 미량의 campesterol, rehmanin, alkaloid, 지방산 catalpol, glucose, vitamin A 등을 함유하고 있다.

● 약리 효과와 효능

자음, 청열, 양혈, 생진, 지혈, 강심, 이뇨, 혈당량 강하작용이 있고, 허약체질, 발열질환, 토혈, 코피, 자궁출혈, 생리불순, 변비에 사용한다.

약리실험 결과

지혈촉진작용, 강심작용, 이뇨작용, 혈당량 강하작용 등이 있다.

● 채집가공과 사용법

봄과 가을에 채취하여 잡질을 제거하고 잘 씻은 후 천천히 불에 쬐어 말려서 이용한다.

● 효과적인 복용방법

하루에 12~20g을 복용한다.

만드는 방법은 짓찧어서 즙을 내어 한 번에 한 숟가락씩 하루 3번 복용한다. 지황에 있는 테흐마닌, 당, 골라본은 혈당량을 낮추는 작용을 한다.

● 복용실례

현삼, 맥문동 등과 배합하여 열이 나면서 목이 마르고 헛소리를 하는 등의 증상을 다스린다.

● 주의사항

소화기가 약하고 뱃속이 그득하면서 변이 무른 사람은 복용을 피해야 한다.

생지황은 성질이 차고 수분이 많은 약재여서 혈액을 서늘하게 하고 열을 내리며 몸 안의 진액을 생성시킨다. 몸 안의 진액이 부족하여 허화가 뜨는 병증, 소갈, 허화로 인한 출혈증상, 구갈 등의 병증을 다스린다. 또한 생지황은 지황 날것을 그대로 사용하는데 피를 맑게 하고 조직 내에 침출된 어혈을 풀어주는 데 더할 수 없는 명약이다.

선학초(짚신나물)

다년생 초본인 짚신나물의 건조한 전초

혈당을 내려주는

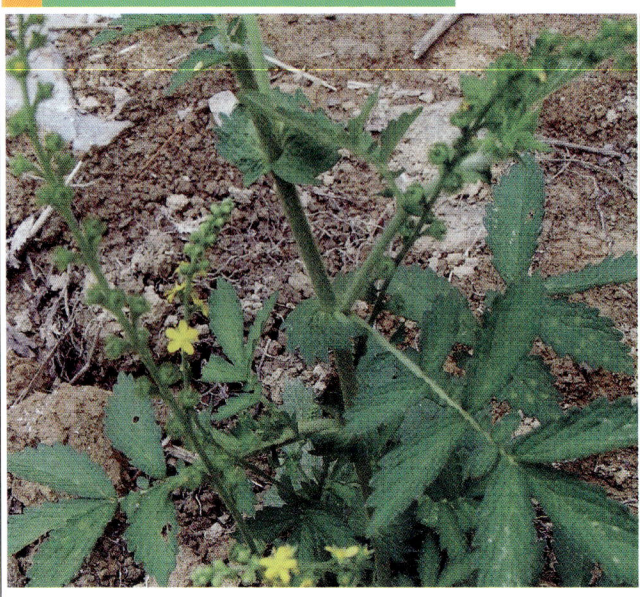
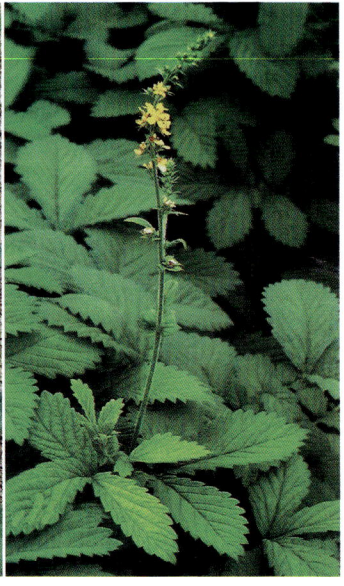

■■ 전문가의 한마디!

맛은 쓰고 떫으며 성질은 어느 한 쪽으로 치우치지 않고 평하다. 폐와 간, 비장에 작용한다. 수렴하는 작용과 지혈하는 작용을 가지고 있어 각종 출혈증에 널리 이용되고 있다.

● 식물의 형태

높이 30~100cm, 잎은 깃꼴겹잎, 꽃은 6~8월에 황색, 열매는 수과로 꽃받침에 싸임, 줄기의 기부는 목질화 된다.

● 주요 함유 성분과 물질

Agrimoniin, Agrimonolide, Luteolin-7-βglucoside, Tannin, Sterol, 유기산, 페놀성 성분, Saponin, Gallic acid 등이 함유되어 있다.

● 약리 효과와 효능

수렴, 지혈, 건위, 항암, 항염, 지사 등의 작용, 알코올추출물과 Agrimolid는 강심과 혈압상승 조충과 트리코모나스에 대한 살충작용이 있다.

● 채집가공과 사용법

여름과 가을에 채취하여 잡질을 제거한 뒤 물에 담그었다가 햇볕에 말려서 이용한다.

약리실험 결과

지혈작용, 항암작용, 항염작용, 지사작용을 가지고 있으며, 선학초의 알콜 추출물과 agrimolid는 강심작용과 혈압상승작용이 있고, 또한 agrimolid는 조충과 트리코모나스에 대한 살충작용이 있다.

● 효과적인 복용방법

하루에 8~16g을 복용한다.

짚신나물은 여러 가지 영양물질이 고루 들어 있으므로 산나물로 늘 먹어도 좋을 듯하다. 봄부터 초가을까지 새순을 따서 데쳐서 나물로 무치든지, 튀김을 만들거나 볶아서 먹으면 그런대로 먹을 만하다. 여름철에 나물로 늘 먹으면 설사나 배탈이 나지 않는다.

● 복용실례

생지황, 측백엽, 대계, 소계 등과 배합하여 발열을 동반한 각종 출혈증을 다스린다.

● 주의사항

감기로 인해 오한이 나면서 발열이 있는 사람은 복용을 피해야 한다.

쇠뜨기(문형)

속새과 식물인 문형(쇠뜨기)의 지상부분

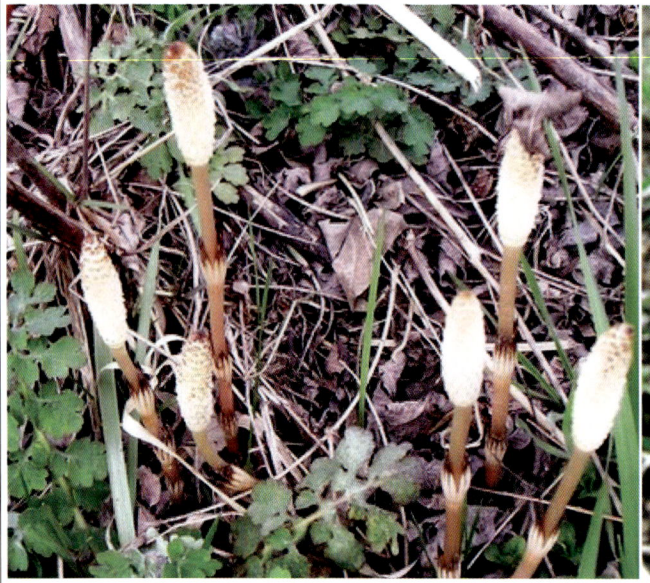
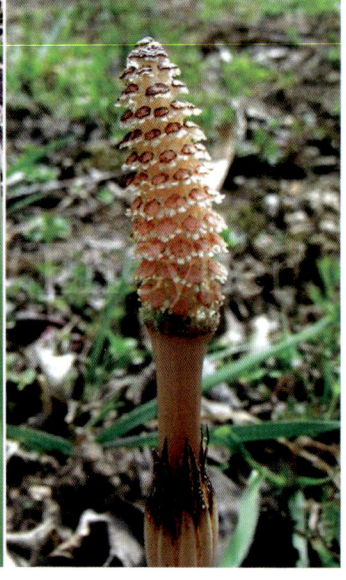

■■ 전문가의 한마디!

맛은 쓰다. 쇠뜨기는 열을 내려주고 소변을 잘 나오게 하는 성질이 있다. 그래서 몸에 열이 많은 사람과 코피, 토혈, 월경과다 등에 지혈약으로 써왔으며, 배설을 촉진하는 이뇨제로도 사용하였다.

● 식물의 형태

풀밭에서 자란다. 땅속줄기가 길게 뻗으면서 번식한다. 이른 봄에 자라는 것은 생식줄기인데, 그 끝에 포자낭수가 달린다. 가지가 없고 마디에 비늘 같은 연한 갈색 잎이 돌려난다.

● 주요 함유 성분과 물질

쇠뜨기 saponin, carotene이 함유되어 있다.

● 약리 효과와 효능

쇠뜨기는 성질이 서늘하기 때문에 몸에 열이 많은 사람에게는 잘 맞지만, 몸이 차거나 맥이 약한 사람은 맞지 않으므로 먹지 말아야 한다. 비(코) 계통에 활용되고, 월경과다, 장출혈, 객혈, 치창출혈에 사용된다.

● 채집가공과 사용법

여름, 가을철에 거두어 햇볕에 말린다.

● 효과적인 복용방법

6~9g을 사용한다.

식용으로 먹는 방법은 우선 쇠뜨기를 청결하게 말려 가끔씩 차로 마신다. 어린잎은 데쳐서 나물로 무친다. 푸른 잎이 퍼지기 전의 붓뚜껑 같은 갈색 순을 따다가 기름에 볶든지 데쳐 식초나 참기름, 고추장으로 가볍게 조리하여 먹으면 좋고 나물조림, 계란찜, 생무침으로 식용하면 담백하다. 이를 뱀밥이라고도 흔히 부른다.

부주 이 식물의 전초는 몽고족 의사가 사용한다.

쇠뜨기는 동물실험에서 이뇨작용, 지혈작용, 항염증작용이 있었다는 기록이 있다. 따라서 몸이 붓는 환자와 오줌이 잘 나오지 않는 증세에 효험을 나타내곤 한다. 피가 흐르는 상처에 생즙을 내어 바르면 피가 멎으며 상처도 빨리 아문다고 했다.

쇠무릎

우슬 및 첨우슬의 건조한 뿌리

당뇨병이 심하여 체력이 쇠약해 졌을 때 좋은

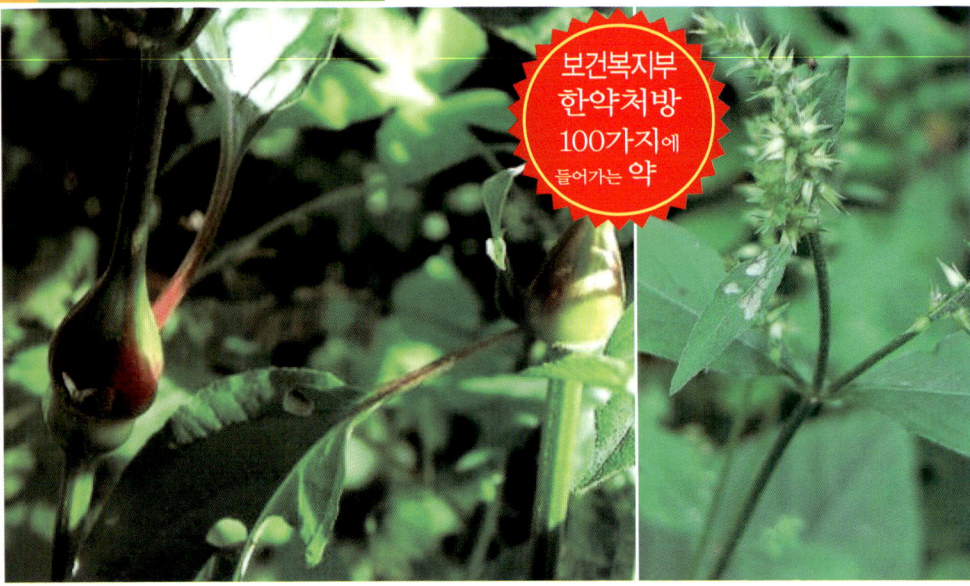

보건복지부 한약처방 100가지에 들어가는 약

■■ 전문가의 한마디!

맛은 쓰고 시며 성질은 어느 한 쪽으로 치우치지 않고 평하다. 간과 신장에 작용한다. 혈액의 순환을 원활하게 하고 어혈을 제거하는 작용을 가지고 있어 관절이 저리고 아픈 증상, 허리와 무릎이 시리고 아픈 증상, 근골이 힘이 없는 증상 등에 효과가 있다.

●식물의 형태

높이 50~100cm, 잎은 마주나며, 8~9월에 수상화서, 열매는 포과로 긴 타원형이며 1개의 종자가 들어 있다.

●주요 함유 성분과 물질

회우슬에는 triterpenoid, saponin이 함유되어 있으며 가수분해하면 oleanol 산이 생성되며, 다량의 칼슘도 함유되어 있다.

●약리 효과와 효능

혈액순환촉진, 허혈제거, 이뇨, 항알레르기, 항균 작용이 있고, 월경조절, 관절염과 관절통, 요통 등에 약용한다.

●채집가공과 사용법

겨울철에 줄기와 잎이 마른 후 뿌리를 채취하여 잡질과 진흙을 제거한 다음 잘 씻어서 햇볕에 말려서 이용한다.

● 효과적인 복용방법

하루에 6~12g을 복용한다.

우슬은 5~10g 정도를 끓여 드시면 되고 대추 2개와 감초 1조각을 넣으면 맛이 좋고, 허리도 아프고 눈도 침침하고 이명도 있다면 신음부족을 돕는 천문동, 숙지황 등을 넣어도 좋고, 기력이 달린다면 인삼이나 백하수오를 넣어도 되고, 미열증세 등 열이 있다면 구기자 등을 함께 끓여도 좋다.

● 복용실례

도인, 홍화, 당귀, 천궁, 목향 등과 배합하여 어혈로 인해 월경이 멈추거나 생리통이 있는 증상, 산후의 복통 등을 다스린다.

● 주의사항

임산부와 월경량이 많은 사람은 복용을 피해야 한다.

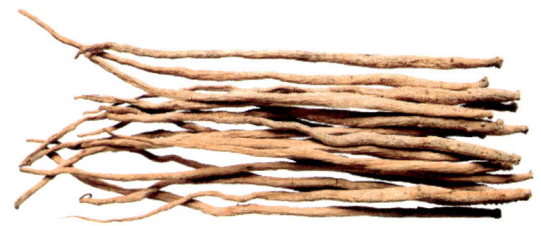

압척초(닭의장풀)

닭의장풀과의 한해살이풀 닭의장풀(달개비)의 지상부

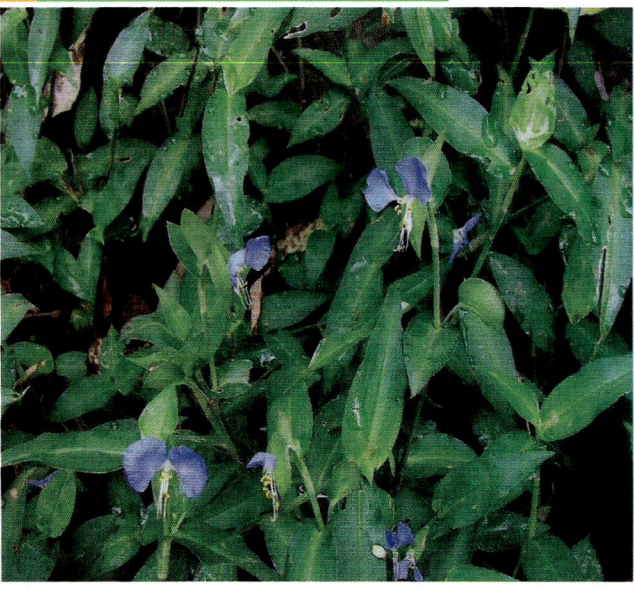
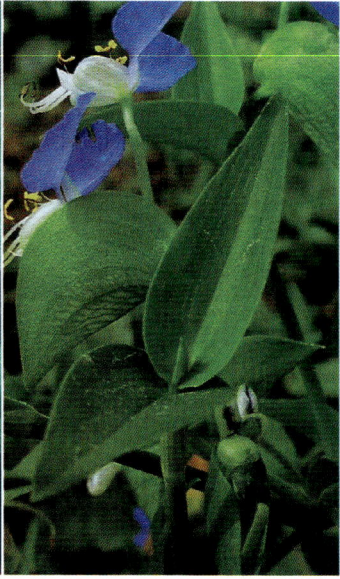

■ ■ 전문가의 한마디!

맛이 달고 담담하며, 약간 차갑다.
닭의장풀은 달개비와 압척초란 이름으로도 불리며 성질은 찬 편으로 이뇨작용이 강하고 신장염, 류머티스 등에 주로 쓰인다.

●식물의 형태

일년생 초본으로 높이는 30~60cm이다. 줄기는 육질이고 분지가 많으며 마디는 분명하고 하부는 포복상이다. 잎은 어긋나고 엽편은 피침형으로 길이는 4~9cm이며 잎가장자리에 섬세한 털이 있고 엽저는 아래로 늘어져 막질를 이룬다.

●주요 함유 성분과 물질

delphin, commelinin 등이 있다.

●약리 효과와 효능

달개비 전체를 잘 말려 압적초라는 약재로 사용하고 있다. 압적초는 열을 내리는 효과가 있고 당뇨병에도 도움을 주는 것으로 알려져 있다.

● 채집가공과 사용법

여름과 가을에 지상부만 채취해 신선한 채로 사용하거나 햇볕에 말린다.

● 복용실례

열독 병증을 열을 내리고 독을 없애는 방법으로 치료하는 것, 소변을 잘 나오게 해서 부기를 없애주는 효능이 있다.

● 효과적인 복용방법

30~60g. 외용시에는 적량의 선초를 찧어서 환부에 붙인다.

닭의장풀 20~30g을 물에 씻은 후 물 2 l 를 넣고 끓으면 약불로 줄인 후 20~30분 정도 물이 3분의2로 줄어들 때까지 은근히 다려준 다음 하루 3~4회 마시면 된다.

외용할 때는 적량으로 신선한 것을 찧어서 환부에 붙여준다.

● 주의사항

몸에 열이 있고 계속된 열이 있을 경우 마르고 차고 혈압이 낮은 자는 복용금지

당뇨, 고혈압, 동맥경화 등의 순환기 질환에 닭의장풀로 반찬을 해서 먹으면 좋고 즙을 내어 한 스푼씩 마시면 심장에도 도움이 된다.

연

다년생 수생초본인 연꽃의 성숙한 뿌리

당뇨병의 갈증과 심한 허기일 때

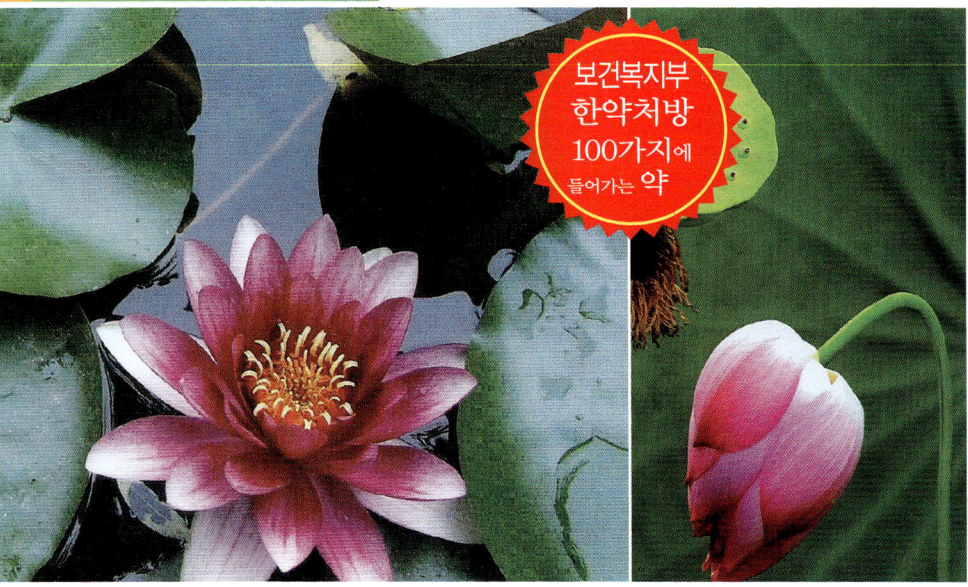

보건복지부 한약처방 100가지에 들어가는 약

● 식물의 형태

뿌리는 옆으로 길게 뻗는다. 꽃은 7~8월에 연한 붉은색, 꽃턱은 원추형, 열매는 견과이고, 종자는 타원상 구형이다.

■ ■ 전문가의 한마디!

맛은 달고 떫으며 성질은 어느 한 쪽으로 치우치지 않고 평하다. 비장과 신장, 심장에 작용한다. 가슴이 두근거리면서 잠을 이루지 못하는 증상과 신장이 약하여 나타나는 유정과 대하 등에 효과를 나타낸다.

● 주요 함유 성분과 물질

다량의 전분 및 raffinose, 단백질, 지방, 탄수화물, calcium, 철 등을 함유하고 있다.

● 약리 효과와 효능

가슴이 두근거리면서 잠을 이루지 못하는 증상과 신장이 약하여 나타나는 유정과 대하 등에 효과를 나타낸다.

● 채집가공과 사용법

가을에 과실이 성숙할 때 채취하여 씨를 제거한 후 말려서 이용한다.

● 효과적인 복용방법

하루에 8~20g을 복용한다.

 만드는 방법은 생 연뿌리를 짓찧어 즙을 낸 다음 꿀을 조금 타서 한번에 100㎖씩 하루 2~3번 복용하면 된다. 이것은 소갈로 목이 마르고 심하게 배가 고픈 데 쓴다.

● 복용실례

 용골, 익지인 등과 배합하여 소변이 뿌옇게 나오는 증상과 유정을 다스린다.

● 주의사항

가슴과 배가 그득하고 답답하면서 변비가 있는 사람은 복용을 피해야 한다.

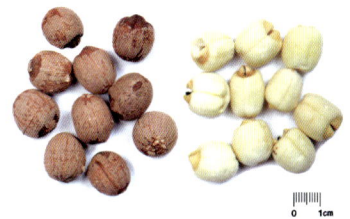

연자에는 콩팥기능 보강, 불면증, 정력증강에, 연잎에는 설사, 두통, 어지럼증, 코피, 야뇨증, 산후어혈치료에, 뿌리에는 각혈, 토혈, 치질 등의 지혈효과에, 암술에는 이질치료 등에 효과가 있다.

우엉

2년생 초본인 우엉의 성숙한 뿌리

당뇨병의 활발한 이뇨작용에는

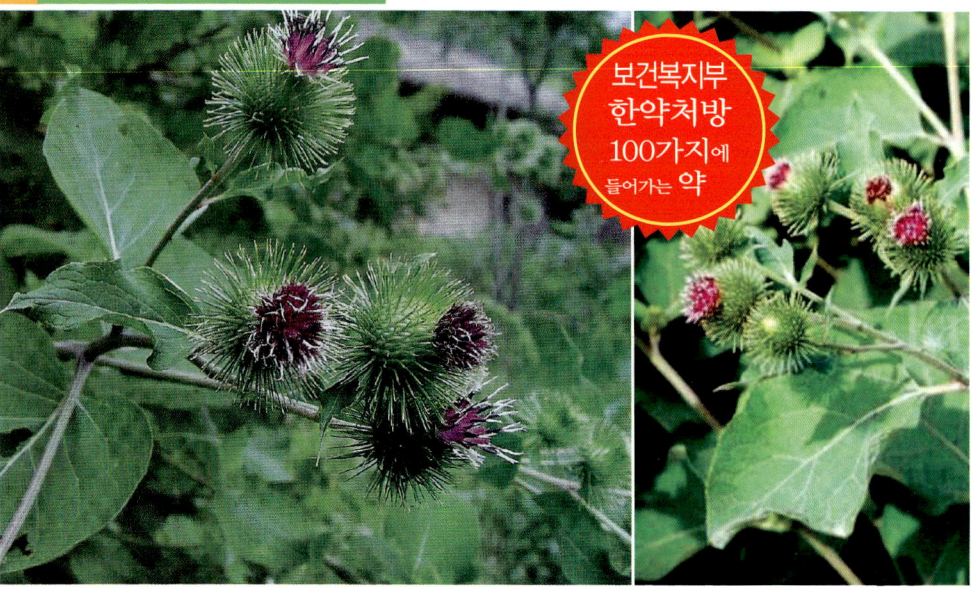

보건복지부 한약처방 100가지에 들어가는 약

■■ 전문가의 한마디!

맛은 맵고 쓰며 성질은 차갑다. 폐와 위에 작용한다. 체내의 풍열을 몰아내고 해열과 해독작용을 가지고 있어 유행성 감기로 인한 발열, 기침과 함께 가래가 많이 끓을 때, 두드러기와 종기 등의 피부 질환, 목이 붓고 아플 때 등에 효과가 있다.

●식물의 형태

높이 1.5m, 뿌리는 길고 굵음, 꽃은 7월에 두화가 산방상으로 핌, 열매는 둥근 삭과, 씨앗은 갈색 관모가 있다.

●주요 함유 성분과 물질

arctiin을 함유하고 있는데, 가수분해에 의해 arctigenin, glucose 를 생성하며, 지방유 25~30%가 함유되어 있다.

●약리 효과와 효능

항염, 이뇨, 항균, 강심, 거풍, 해열, 해독 작용 등이 있고, 인후통, 감기, 기침가래, 두드러기, 종기 등에 사용한다.

●채집가공과 사용법

8~9월에 과실이 성숙할 때 채취하여 잡질을 제거한 후 햇볕에 말려서 이용한다.

약리실험 결과 약리실험 결과 항염작용, 이뇨작용, 항균작용 등이 밝혀졌다. 또한 최근에는 강심작용이 있다는 보고도 있다.

● 효과적인 복용방법

하루에 4~12g을 복용한다.

 만드는 방법은 우엉뿌리 20g을 잘게 썰어 물에 달여서 하루 3번에 나누어 끼니 뒤에 복용한다. 뿌리에는 물질대사를 자극하며 오줌을 잘 나오게 하는 성분이 들어있다.

● 복용실례

 길경, 상엽, 절패모, 감초 등과 배합하여 감기로 인해 기침과 함께 가래가 끓으면서도 잘 뱉어지지 않는 증상을 다스린다.

● 주의사항 기가 허하여 두드러기가 희게 돋아나고 설사가 있거나 종기가 이미 화농된 사람, 변비가 있는 사람은 복용을 피해야 한다.

 우엉뿌리에는 이눌린과 약간의 팔미트산이 들어 있다. 유럽에서는 이뇨제와 발한제로 쓰고 종자는 부기가 있을 때 이뇨제로 사용하며, 인후통과 독충의 해독제로 쓴다. 조리법은 장아찌를 만들거나 조림을 하여 반찬으로 먹는다.

의이인(율무)

다년생 초본인 율무의 성숙한 종인

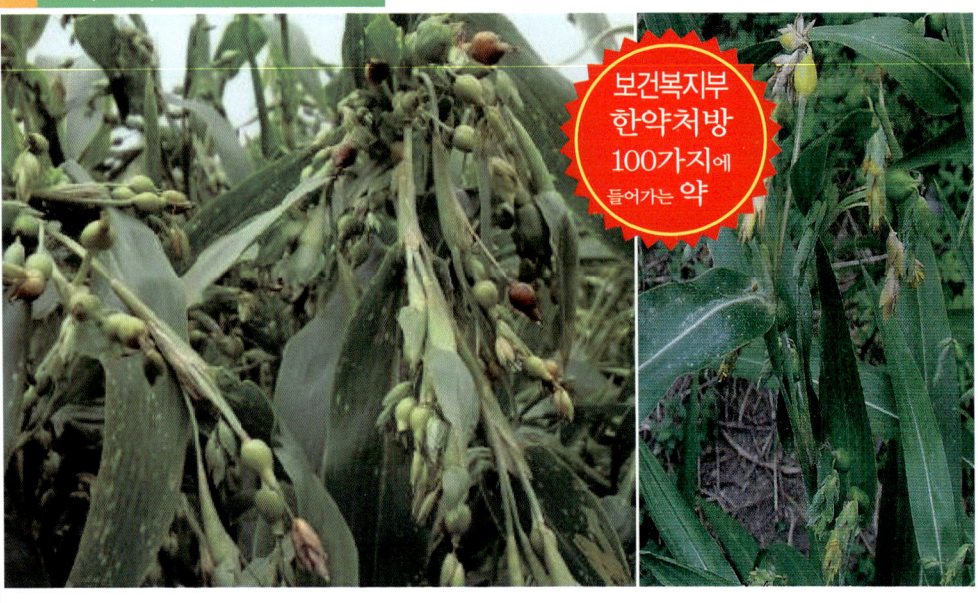

보건복지부 한약처방 100가지에 들어가는 약

당뇨병 환자의 냉증에 좋은

■ ■ **전문가의 한마디!**

맛은 달고 담담하며 성질은 서늘하다. 비장과 위와 폐에 작용한다. 부종, 소변이 잘 안나오는 증상, 설사, 부으면서 근육의 움직임이 둔해지는 증상, 폐나 장의 농양 등을 다스린다.

●식물의 형태

높이 1~1.5m, 꽃은 7월에 피고, 수꽃이삭은 암꽃이삭을 뚫고 위로 나와 3cm정도 자라며, 열매는 달걀 모양이다.

●주요 함유 성분과 물질

단백질, 지방, 탄수화물, 소량의 비타민 B 등이 함유되어 있다.

●약리 효과와 효능

항염, 콜레스테롤강하, 항암, 진통, 진정, 소염, 해열 작용이 있고, 부종 소변불리, 설사, 폐나 장의 농양 등이 있다.

●채집가공과 사용법

가을에 과실이 성숙하였을 때 채취하여 쪄서 말린 다음 껍질을 제거한다.

● 효과적인 복용방법

하루에 12~40g을 복용한다.

만드는 방법은 율무 30~60g을 쌀에 섞어서 율무죽을 만들어 1일 1회씩 복용하면 된다.

한방에서 의이인이라 일컫는 율무는 몸을 차게 하는 성질이 있기 때문에 극단적인 냉증을 가지고 있는 당뇨병 환자는 율무에다가 생강이나 잇꽃을 가미해서 사용하는 것이 좋다.

● 복용실례

복령, 저령, 목과 등을 배합하여 부종성 각기나 소변이 잘 안 나오는 것을 다스린다.

● 주의사항

대변이 딱딱한 사람이나 소변 량이 적은 사람, 수분이 부족한 사람, 임신부는 피해야 한다.

인진쑥

국화과 쑥의 잎을 건조한 것

당뇨의 황달에 효과가 있는

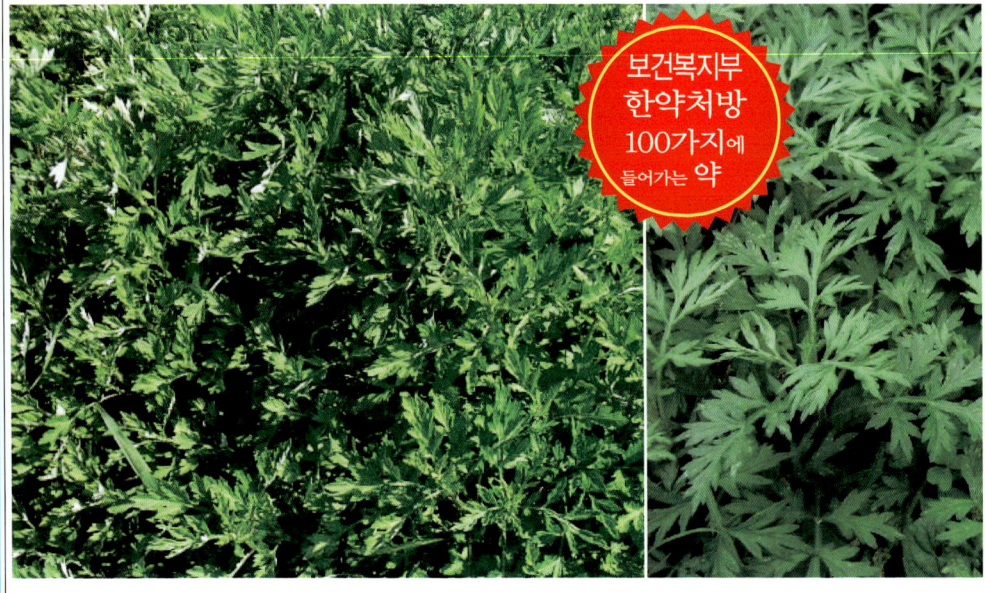

보건복지부 한약처방 100가지에 들어가는 약

■■ 전문가의 한마디!

맛은 맵고 쓰며 성질은 따뜻하고 약간의 독성을 가지고 있다. 간과 비장, 신장에 작용한다. 복부가 차면서 아프거나 월경부조, 자궁이 차서 임신이 안되는 증상 등에 효과가 있으며, 차가운 약재와 함께 쓰면 각종 열성 출혈증을 다스리는 효과도 있다.

● 식물의 형태

높이 60~120cm, 꽃은 7~9월에 원줄기 끝에 원추화서, 열매는 수과로 1.5×0.5mm이다. 약재는 지상부를 사용한다.

● 주요 함유 성분과 물질

정유를 함유하며 Cineol(Eucalyptol)이 가장 많고, 이외에 β Caryophyllene, Linalool, Artemisia alcohol, Camphor, Borneol 등이 함유되어 있다.

● 약리 효과와 효능

지혈 및 항균작용이 있고, 각종 냉증, 월경부조, 자궁이 차서 임신이 안 될 때 좋고, 각종 열성출혈증을 다스린다.

인진쑥은 간을 해독하는 기능이 있어 황달, 만성간염으로 인한 식욕부진과 피로회복에 효과가 있다.

● 채집가공과 사용법

 여름에 꽃이 아직 피지 않았을 때 채취하여 잡질을 제거한 후 햇볕에 말려서 이용한다.

● 효과적인 복용방법

하루에 4~12g을 복용한다.

 당뇨에는 인진쑥 60g과 백화사설초 60g, 감초 12g, 물 2,000㎖의 비율로 섞어 15분간 끓여서 마신다.

● 복용실례

아교, 당귀, 지황 등과 배합하여 붕루와 하혈을 다스린다.

● 주의사항

음액이 부족하여 열이 나는 사람과 진액이 부족한 사람 및 과다 출혈을 한 사람의 경우에는 복용을 피해야 한다.

 인진쑥은 사철쑥이나 더위지기라고도 부르는데, 예로부터 간을 이롭게 하며 특히 황달에 상당한 효과를 나타내는 약초로도 정평이 나 있습니다. 인진쑥의 주요성분은 쿠마린 글로로겐산과 카페인과 정유성분 등입니다. 쑥 종류 대부분에 항암성분이 들어있다고 알려져 있는데, 실제로 쑥을 지속적으로 복용한 결과 위암을 치료했다는 보고도 있다.

자소엽(차조기)

순형과의 일년초인 차조기나 주름차조기의 잎

혈액순환을 좋게 하고 땀을 잘 나게 하는

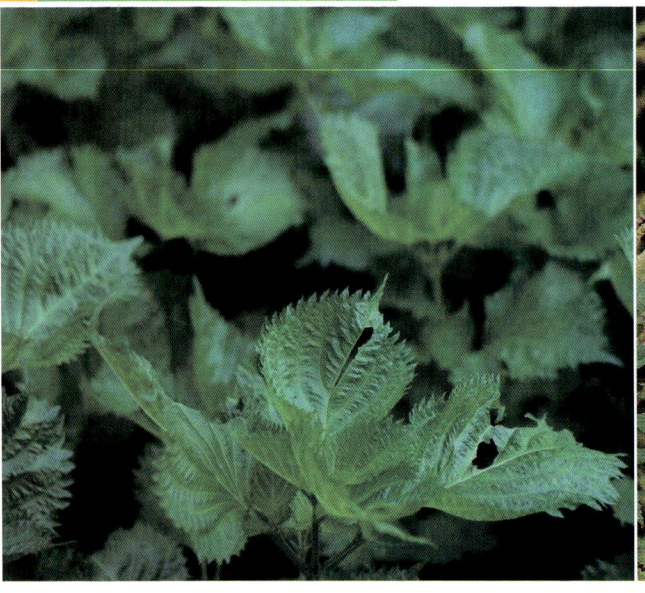
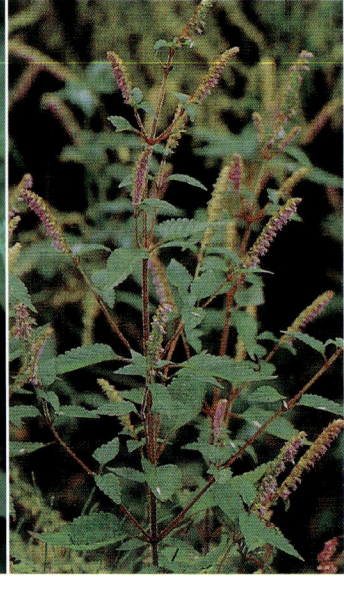

■■ 전문가의 한마디!

맛은 맵고 성질은 따스하다. 폐와 비장에 작용한다. 발한, 해열, 진통, 위장염, 소화촉진, 어육중독의 해독이나 아토피성 피부염 등 알레르기 반응 또는 태동불안에 사용한다.

● 식물의 형태

높이 50~80cm, 꽃은 8~9월에 연한 자줏빛으로 핀다.

● 주요 함유 성분과 물질

Iinolenic acid, 정유, Oil, Vit. B1, αPinene, αTerpineol, βPinene, Geraniol, Linalool, Perilla alcohol, Perillaldehyde 등이 함유되어 있다.

● 약리 효과와 효능

강기, 소담, 제한, 온중, 관장, 익오장, 윤심폐, 통이변, 활장, 지해평천, 해어해독, 신온산결, 윤폐 효능이 있다.

● 채집가공과 사용법

9월 상순에 채취하여 말린다.

약리실험 결과 : 해열작용, 건위작용, 억균작용, 방부작용이

밝혀졌다.

● 효과적인 복용방법

한번에 4~12g을 복용한다. 방향성이 있으므로 20분 이상 달이면 좋지 않다.

차조기의 독특한 향은 페릴알데히드라고 하는 성분으로 강한 방부작용과 살균작용을 하여 생선회에 쓰인다.

적당량의 차조기 잎을 물에 달여서 꾸준히 마셔주면 좋다. 차조기 잎과 잘게 썬 생강 조금을 물 3컵 정도에 달여서 마셔도 된다.

● 복용실례

행인, 길경, 전호 등과 배합하여 감기로 오한과 발열, 땀이 안 나고 기침하는 증상을 다스린다.

● 주의사항

열병이나 기운이 없는 사람이 땀을 많이 흘리는 경우에는 피한다.

차조기는 입맛을 돋우고 혈액순환을 좋게 하고 땀을 잘 나게 하며 염증을 없애고 기침을 멈추며 소화를 돕고 몸을 깨끗하게 한다. 소자는 신경안정제로 노이로제, 두통, 불면증에 쓰이고 가래를 삭인다. 소엽과 소두는 흥분, 발한제로 쓴다. 그러므로 신체가 허약하거나 땀이 많이 나는 사람은 반드시 조심해서 쓴다.

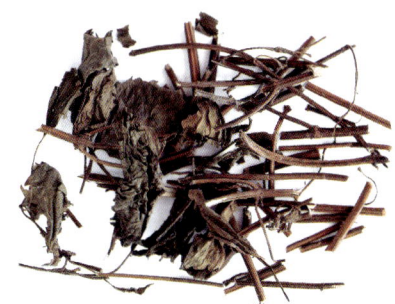

주목나무

주목과 주목나무의 가지와 잎

보건복지부 한약처방 100가지에 들어가는 약

40일에 완쾌되는 당뇨병의 명약

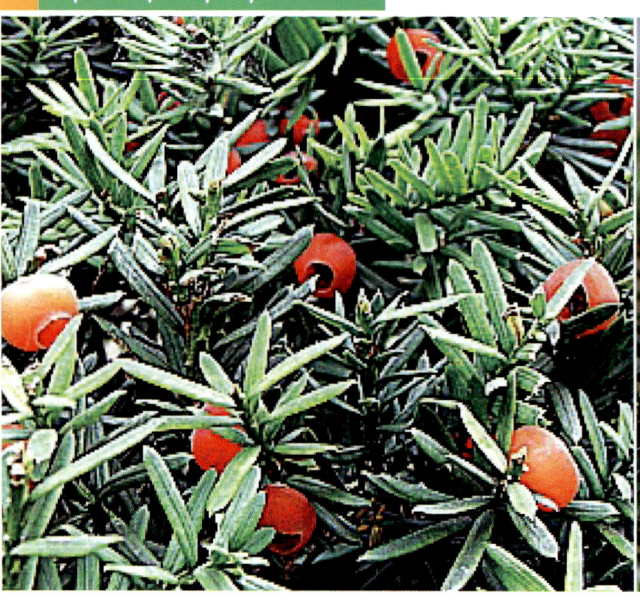
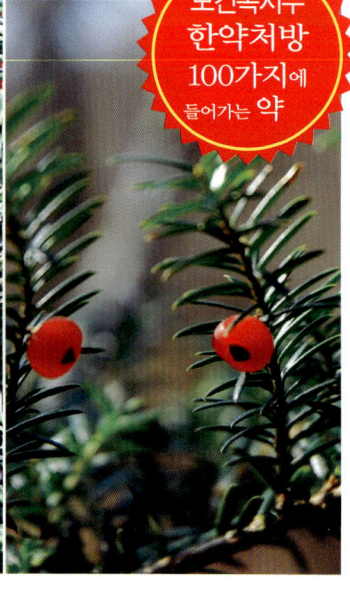

■■ 전문가의 한마디!

민간에서 신장염, 부종, 소갈병 등의 치료에 이용해 왔다. 최근 나무의 껍질에 들어 있는 '택솔(Taxsol)' 이라는 성분이 항암제로 효과가 뛰어나다는 사실이 알려지면서 기적의 항암제 로 인기를 더해가고 있다. 유행성 독감에도 특효약으로 알려져 있다.

●식물의 형태

크기는 20m, 줄기가 붉다. 꽃은 4~5월에 피고, 열매는 난원형 핵과로 적색이며 달고, 자갈색 종자가 있다.

주목과의 상록 침엽 교목으로서 높이 20m, 지름 2m. 늘푸른 바늘잎 큰키나무. 가지가 사방으로 퍼짐. 줄기와 가지가 붉은 빛을 띤 갈색이며 껍질이 얕게 갈라진다. 암꽃은 연녹색으로 10개의 비늘조각으로 싸여 있다. Taxsol은 주목나무의 잎, 줄기, 뿌리 및 종자 중에 존재하는 물질로 암세포에 항암특성이 있어서 의약품으로 개발되어 시판되고 있으면 1993년에는 난소암 치료용으로 FDA에서 허가되었다.

●주요 함유 성분과 물질

잎에는 Diterpene류 화합물을 함유되어 있다. 즉 택시닌(Taxine), 택시닌A, H 및 L, 등과 Ponasterone A, Ecdysterone, Sciadopitysin가 있다. 잔가지 함유 Taxine은 항백혈병 작용과

항종양작용이 있는 택솔(Taxol)을 함유한다.

●약리 효과와 효능

 이뇨, 혈압강하 작용이 있고, 신장병으로 얼굴이 부은데, 특히 당뇨병자 혈당, 난소암, 자궁암, 월경통에 좋고, 함유된 Taxol 성분은 자궁암, 유방암 등에 항암제로 사용되고 있다.

●채집가공과 사용법

 일본, 중국, 둥베이, 우수리, 러시아 동부에 분포하며 봄부터 가을사이에 채취하여 말려 약재로 사용한다.

●효과적인 복용방법

 물 3홉에 벗긴 주목껍질 3돈을 3홉의 물을 넣는다.

 물이 반이 되게 달여서 차대신 하루에 3~4번 나누어 복용하면 된다. 이때 식사는 채식위주(녹말이 많은 것은 피한다)로 하면서 과식을 피하고, 설탕을 멀리 하고, 소금도 줄여야 한다. 주목껍질을 먹기 시작한지 20일경이면 안색이 좋아지고 40일이 지나면 완쾌된다. 이처럼 나무껍질도 좋지만 가지와 잎은 더더욱 좋다. 잎은 10g을 하루 분으로 정해 달여서 복용하면 된다.

영실(찔레꽃)

장미과의 갈잎떨기나무 찔레나무의 열매

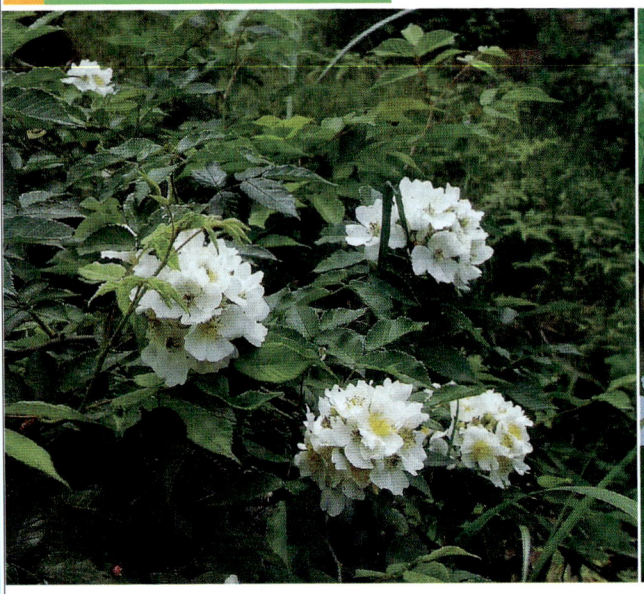
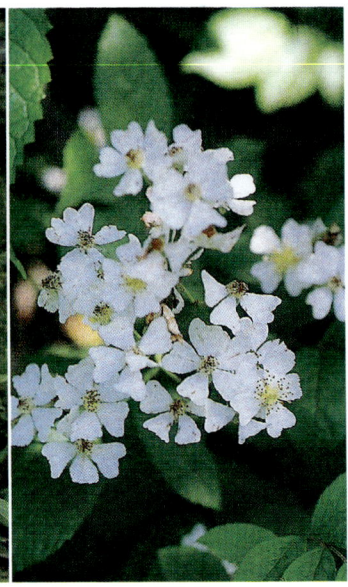

■■ **전문가의 한마디!**

맛이 쓰고 떫으며, 성질이 서늘하다. 외상출혈과 화상치료에는 가루로 만들어 기름에 개어서 환부에 바른다.

●식물의 형태

높이는 2m까지 곧추서서 자라고 가시가 있다. 가지 끝이 밑으로 처지고 어린 가지에 털이 없거나 있는 것도 있다.

●주요 함유 성분과 물질

시아닌, 물티플로린, 헤네이코산, 디코산, 코리코산 헥산코산, 펠라프곤알데히드 등.

●약리 효과와 효능

폐옹, 이질, 풍습관절통, 안면신경탄탄, 반신불수, 토혈, 코피, 변혈, 월경부조, 대하, 유조, 소변빈삭, 질타손상, 창정, 구창개선에 효능이 있다.

분포

양지바른 곳이나 물가에 자생하는데, 우리나라 전국 각지, 일본 등에 분포한다.

● 채집가공과 사용법

8~9월경에 반쯤 익은 열매를 채취해 깨끗이 씻은 다음 응달에서 말려 사용한다.

● 효과적인 복용방법

하루에 4~12g을 복용한다.

찔레나무의 열매가 발갛게 익어갈 무렵 9~10월 중순경 열매를 채취하여 그늘에 말린다. 찔레 열매 말린 것을 10배 정도의 물에 넣고 센 불로 달이다가 물이 끓기 시작하면 불을 줄여 약한 불로 물의 양이 4~5분의1 정도로 줄어 질 때까지 달인 후 그 물을 아침, 저녁, 하루 두 차례 복용하면 되는데 그 양은 작은 컵으로 한 컵 정도가 적당하다.

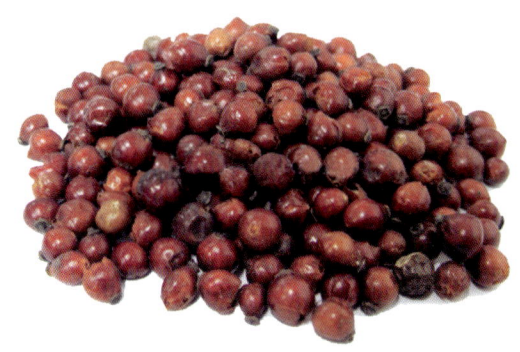

칡뿌리(갈근)

콩과에 속하는 다년생등본인 칡의 뿌리

혈당을 낮춰주는

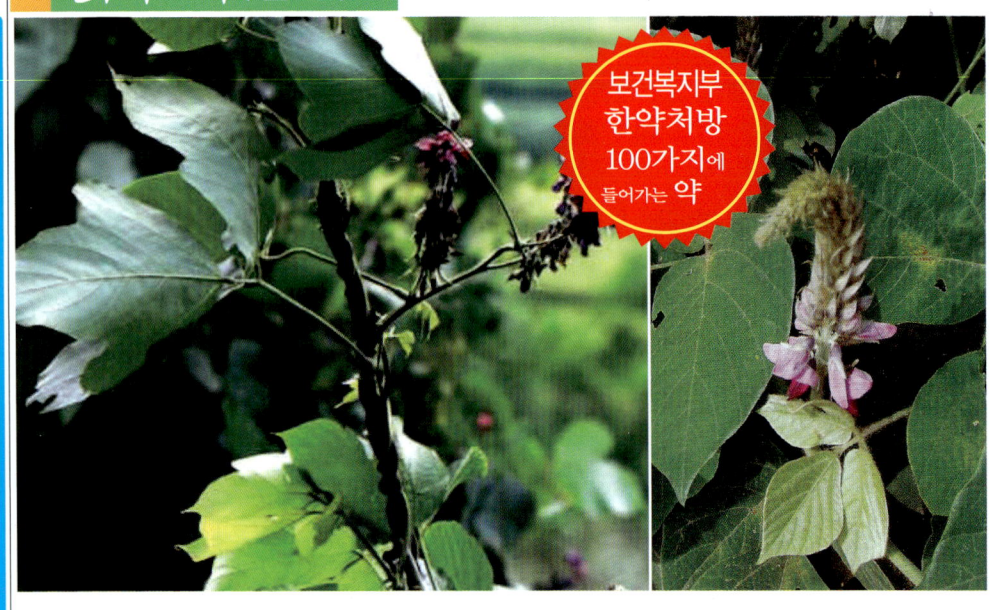

보건복지부 한약처방 100가지에 들어가는 약

■■■ 전문가의 한마디!

칡은 오래전부터 구황 작물로 식용되었고 자양강장제 등 건강식품으로 이용되기도 하였다. 한방에서는 뿌리를 갈근이라는 약재로 쓰는데, 발한, 해열 등의 효과가 있다. 뿌리의 녹말은 갈분이라 하며 녹두가루와 섞어서 갈분국수를 만들어 식용하였고, 줄기의 껍질은 갈포의 원료로 쓰었다.

●식물의 형태

들이나 산에 자생하며 덩굴을 뻗으면서 자라는데 여름부터 가을에 걸쳐 적갈색의 꽃을 피운다. 흔히 굵은 칡뿌리를 이용하는데 보통 12월에서 1월 사이의 초겨울에 캔 것이 알이 배어 있어 실하며 뿌리는 생즙용으로 이용된다. 칡뿌리를 적당히 썰어 햇볕에 말린 것을 '갈근' 이라 한다.

●주요 함유 성분과 물질

Flavonoid, 전분 및 소량의 정유 성분이 들어 있다.

●약리 효과와 효능

달고 매우며 성질은 평하며 비장과 위에 작용한다. 살과 근육에 작용하여 근육이 뭉친 것을 풀어주니 특히 머리 아프면서 목덜미가 당기는 데 좋고 피부병에 쓰며 진액을 보충해 주는 효능이 있어 구갈과 소갈에 좋다. 과음했을 때 마시면 주독을 풀어주고 복통, 설사, 구토, 식욕부진 해소에 효과가 있으며 고혈압, 두통, 불면증, 위장장애를 해소시켜 주는 효과가 있다.

약리실험 결과 약리실험 결과 뿌리추출물은 뚜렷한 해열작용을 나타내고 성분 중 다이드제인은 파파베린과 비슷한 진경작용을 나타내며 총플라보노이드는 뇌와 관상혈관의 혈류량을 늘린다는 것이 밝혀졌다.

● 채집가공과 사용법

봄과 가을에 뿌리를 파내서 썬 후 햇볕에 말려 굽거나 생것을 약으로 쓴다.

● 효과적인 복용방법

칡뿌리에는 녹말, 다이드진, 다이제인 등이 들어 있는데 이것들은 혈당량을 낮추는 작용을 한다.

달여 마시는 방법 말린 칡뿌리(갈근)20g을 넣고 달인 후 꿀이나 흑설탕을 조금 넣어 마신다. 갈근 40-50g에 생강 10g정도의 비율로 넣어 달이면 감기예방과 치료에 아주 좋은 약이 된다.

가루를 내어 차처럼 마시는 방법 칡뿌리를 말려 가루 낸 뒤 1 작은 술에 끓인 물 1컵 정도의 비유로 타서 먹거나 꿀이나 흑설탕, 생강즙 등을 넣어 먹기도 한다.

뿌리를 즙내어 먹는 방법 생 칡뿌리를 즙내어 마시면 알코올 해독과 구토증에 좋은 효과를 나타내므로 술 마신 다음날 칡즙을 마시면 숙취로 고생하는 일이 없게 된다. 적당한 양은 칡 400g에 물 2컵 정도를 넣고 갈아 즙내어 마시는 것인데 사과즙과 반씩 섞어 마시거나 갈근 200g, 당근이나 시금치 150g, 사과 150g을 즙내어 마셔도 좋다.

● 복용실례

시호 황금 석고와 배합하여 감기에 열나고 땀은 나지 않고 두통에 목이 당기는 증상을 치유한다.

● 주의사항

소화기가 안 좋으면서 구토하거나 땀이 많은 자는 복용하지 말아야 된다.

콩(담두시)

콩의 성숙한 종자를 발효 가공하여 건조한 것

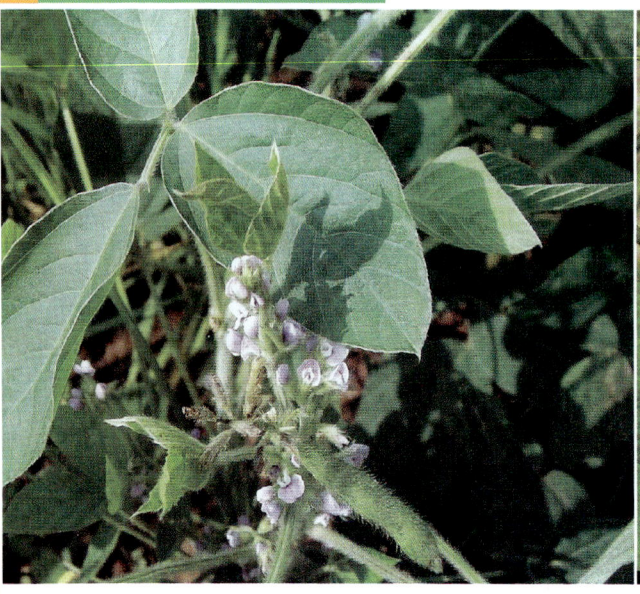
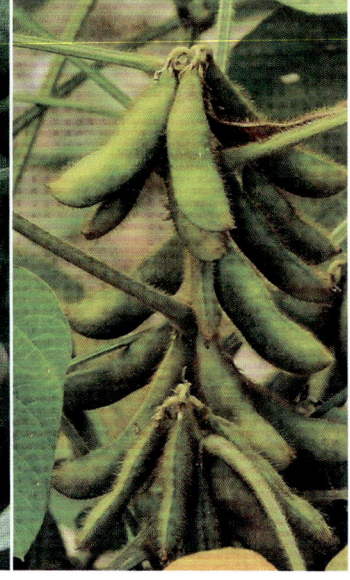

■■ 전문가의 한마디!

쓰고 매우며 성질은 차며 폐와 위에 작용한다. 가볍게 땀을 내는 약으로 감기가 걸렸거나 가슴이 답답하거나 잠을 잘 못 자는 증상을 다스린다.

●식물의 형태

흰콩이나 검은콩을 삶아 발효, 콩을 쪄서 소금, 조피나무열매를 섞고, 3일간 발효 후 생강을 잘게 썰어 넣고 항아리에 넣어 뚜껑을 닫고 30~37℃, 7~14일간 두었다가 햇볕에 말려 조피열매는 버린다.

●주요 함유 성분과 물질

Acetaldehyde, β-Amyrin, Choline, Daidzin, 7-Dehydroavenasterol 등이 함유되어 있다.

●약리 효과와 효능

가볍게 땀을 내는 약으로 복용, 감기에 걸렸거나 가슴이 답답할 때, 불면증 등에 사용한다.

● 채집가공과 사용법

콩을 가공하며 발효시켜 건조하여 사용, 분말 등으로 만들어 사용한다.

● 효과적인 복용방법

8~16g을 내복한다.

만드는 방법은 비지를 만들어 항상 먹으면 좋다.

● 복용실례

박하, 금은화, 연교 등을 배합하여 감기나 열병 초기를 다스린다.

● 주의사항

열이 안 나고 오한기가 있는 사람은 피해야 한다.

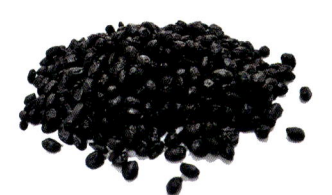

콩의 주요 건강 효과에는 체중 감량, 골밀도 증강, 유방암 발병률 감소 등을 들 수 있다. 또한 콩의 풍부한 식이섬유가 급격한 혈당 상승을 억제하여 당뇨병 예방에 도움이 된다.

향등골나물(패란)

향등골나물의 전초를 말린 것

당뇨병에 잘 듣는

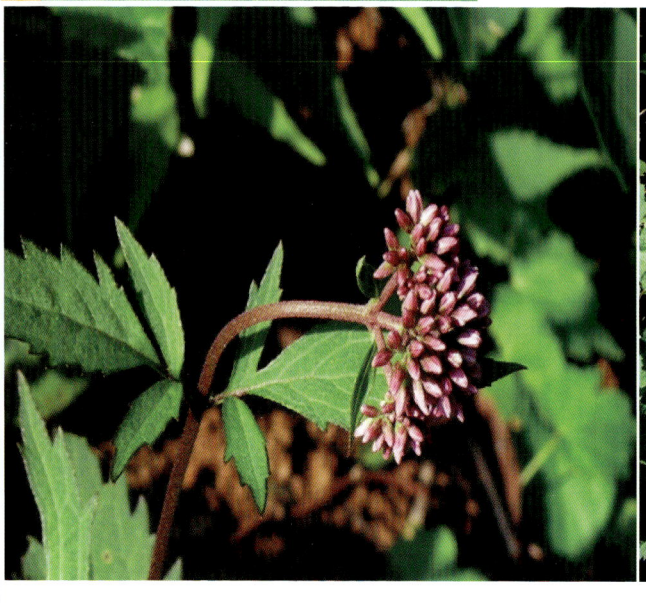
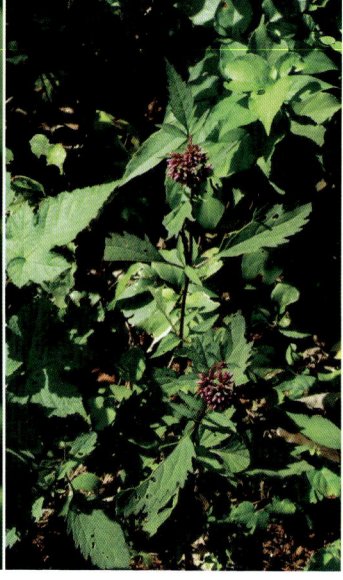

■■ 전문가의 한마디!

맛은 맵고 성질은 평하다. 비장과 위, 폐에 작용한다. 여름에 발열, 두통, 혈압강하작용과 생리를 고르게 하고 부종, 황달에도 사용한다.

●식물의 형태

줄기는 원주형, 표면은 황갈색~황록색으로 마디와 세로로 능선이 있고, 맛은 맵고 성질은 평하다.

●주요 함유 성분과 물질

p-cymene, nerylacetate, 5-methyl thymol ether 등이 함유되어 있다.

●약리 효과와 효능

혈압강하, 생리조정하며 부종, 황달에 약용하고, 설태와 구취, 오심, 구토 증상에 좋다.

●채집가공과 사용법

여름철 꽃이 필 때 전초를 베어 햇볕이나 그늘에서 말린다.

● 효과적인 복용방법

하루 4.5~9g, 신선한 것은 9~15g을 달여 먹는다.

향등골나물을 달여서 복용해도 효과가 있다. 만드는 방법은 물 2홉에 향등골나물의 잎 3돈을 넣어 물 반이 되게 달여서 차대신 복용하면 된다.

● 복용실례

곽향, 박하, 후박 등과 배합하여 여름철 감기로 오한 발열이 있고 가슴과 머리가 답답한 증상을 다스린다.

● 주의사항

진액이 부족한 사람이나 기가 허하고 약한 사람은 복용을 피해야 한다.

이 식물의 근경은 생리통을 완화시키고 생식기관을 활성화시키며 통풍, 류머티즘, 신장, 방광 질환에 효과적이다. 달인 액은 발한을 일으켜 발열에 대한 치유 효과가 있어서, 감기나 카타르 치료에 뛰어난 효과가 있다. 냉기나 습기가 원인이 되어 생긴 근육 류머티즘 치료에도 사용된다. 신경성 위장 장애에도 효과가 있다. 이 식물의 친키 성분은 약한 항염증 효과가 있는 것으로 입증되었다.

헛개나무

갈매나무과 헛개나무의 과병을 가진 열매 또는 씨

당뇨의 이 증상에 좋은

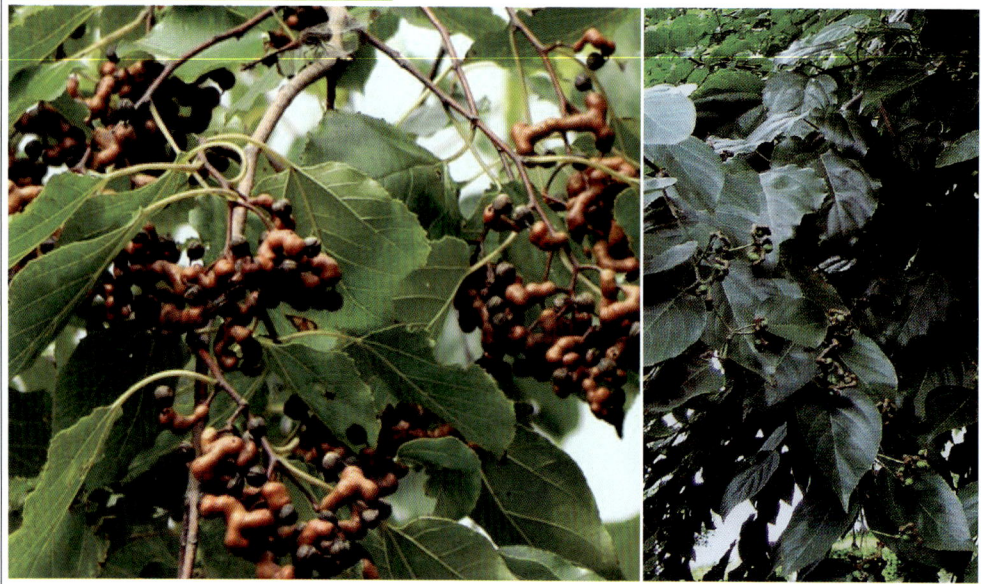

■■ 전문가의 한마디!

맛은 달고 시며 성질은 평하고 독이 없다. 심, 비경에 작용한다. 알코올 중독, 아랫배 경련, 갈증 해소, 오장을 촉촉하게 하며 대소변을 잘 나오게 함, 모든 반신불수, 풍습으로 인한 사지마비, 기생충 구제, 비장을 자양함, 구토, 번열, 구갈, 대소변이 잘 나오지 않는 증상을 치료한다.

●식물의 형태

낙엽교목, 잎은 호생하며 넓은 난형, 꽃은 흰색 취산화서, 열매는 둥근 갈색으로 꼭지는 울퉁불퉁한 육질이다.

●주요 함유 성분과 물질

열매에 다량의 Glucose, Calcium malate 함유되어 있고, 주요성분은 Hoduloside I-V, Hovenolactone, Hovenoside D, G, I, Saponin C2, E, H, Rhamanose, Mannose, Galactose 등이 함유되어 있다.

열매꼭지에 자당, 포도당, 과당, 카탈라아제, 페록시다아제가 있다. 총당은 약 13%이고 포도당과 자당은 거의 같은 양 들어있다. 당은 겉껍질 아래와 물관속 주위에 있다.

목부에는 트리테르페노이드인 호베니산 $C_{30}H_{46}O_3$이 있다. 잎에는 루틴이 있다.

● 약리 효과와 효능

헛개나무 효능으로는 알콜성 간염, 간경화, 지방간, 황달, 당뇨, 혈압, 갈증해소, 대, 소변 기능(방광염, 변비) 등에 좋은 작용을 하며 특히 숙취해소, 술독을 푸는데 효력이 있다.

● 채집가공과 사용법

가을에 열매와 과병을 채취하여 말려 건조한다.

헛개나무의 열매는 10~11월에 열매가 성숙되었을 때 열매 꼭지와 열매를 함께 따서 햇볕에 말리거나 열매 껍질을 벗기고 씨앗을 털어 내어 햇볕에 말린다.

● 효과적인 복용방법

하루 11~19g을 물로 달이거나 술에 담그거나 환을 지어 먹는다.

헛개나무는 다른 재료를 넣지 말고 헛개나무로만 끓여먹는 것이 효과적이다. 열매가 가장 좋고 그 다음이 어린가지다. 열매 속 씨앗을 제거하고 아주 작은 불에서 8시간 이상 끓여주고 이때 뚜껑을 열고 끓이는데 이는 유해성분이 빠져나가도록 하기 위해서다. 끓인 후 냉장 보관하여 1일 3~4회 복용하면 된다.

● 주의사항

〈득배본초〉에서는 '비위가 허한사람은 복용을 금한다' 고 기록하고 있다.

화살나무

노박덩굴과 낙엽관목인 화살나무의 가지

인슐린 분비를 늘여주는

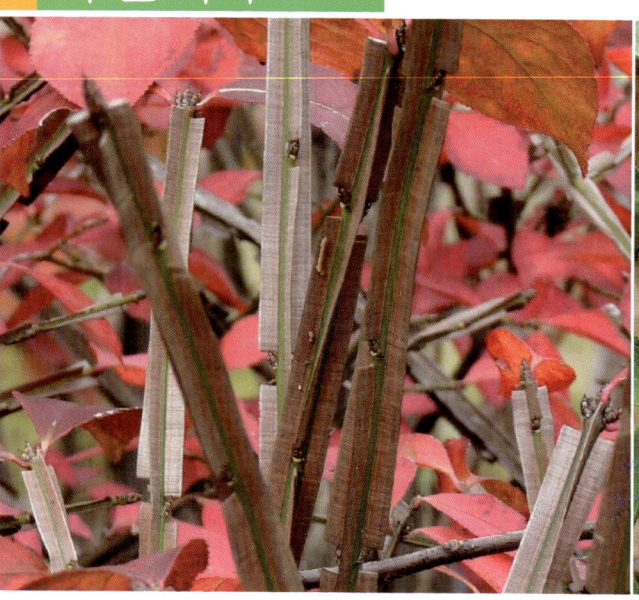
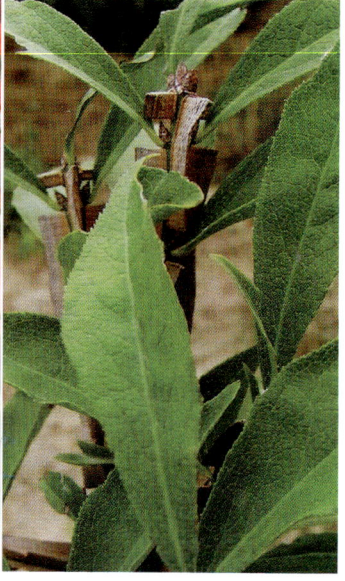

■■ 전문가의 한마디!

위암에 대한 높은 효능이 있는 화살나무는 오랜 시간 장복을 할 시 위암에 있어서는 좋은 효능이 있다가 오랜 세월 민간에서 전해지고 있다. 불면증이나 우울증, 정신질환 등에 좋고 차가운 성질로 음식의 어혈을 풀어주고, 염증이 악화되는 것도 막아준다.

●식물의 형태

높이 3m, 잔가지는 녹색, 오래된 줄기는 2~4줄의 코르크질 날개가 생김, 잎은 마주나고, 꽃은 황록색으로 5~6월에 피며 열매는 삭과로 10월에 붉게 익는다.

●주요 함유 성분과 물질

βSitosterol, βSitosterone, Dulcitol, Friedelin, Nicotinamide, Stigmast-4-en-3,6-dione(3,6-Diketone) 등이 있다.

●약리 효과와 효능

어혈제거, 혈액순환 촉진, 무월경과 산후복통, 손발 저리고 아픈 증상, 타박손상, 류머티스성 관절염 등에 사용한다.

●채집가공과 사용법

우리나라 전국의 고산지대에 자생하며 어린가지와 잎을 제거하고 햇볕에 말린다.

● 효과적인 복용방법

만드는 방법은 잎이 돋기 전 4월 중순에 채취한 화살나무의 햇가지를 하루 30~40g씩 물에 달여서 2~3번에 나누어 식후에 복용하면 좋은 효과를 볼 수 있다. 즉 혈당을 낮추는 작용과 인슐린의 분비를 늘리는 작용이 있으며 당뇨병, 무월경, 해산 후 복통이 있을 때도 사용된다. 이와 같은 방법으로 당뇨병 환자 18명이 40~45일 동안 치료한 결과 자각증상이 16명이 없어졌고 혈당도 뚜렷하게 내렸으며, 유효율이 86.1%였다는 임상보고가 있다.

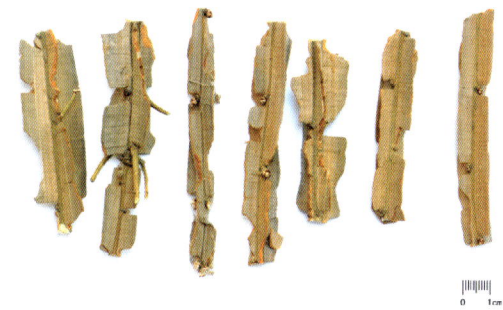

당뇨병을 고치는 운동방법

당뇨인들에게 추천되는 운동 종목들

속보, 조깅, 수영, 수중걷기, 자전거 타기, 에어로빅 등과 같이 전신을 움직이게 하는 유산소 운동들 : 혈당을 떨어뜨리고 심폐기능을 향상시키며 적절히 에너지를 소모할 수 있는 운동들이다.

근력운동

가벼운 중량을 들어 올리는 운동

약해지는 근육을 유지하고 향상시켜서 인슐린 감수성을 증가시킨다.

방법 : 0.5~3kg 아령 등으로 시작하여 8~16회 정도 시행하고, 2번 반복한다. 주 2~3회 정도 유산소 운동과 병행해서 실시한다.

당뇨인들이 피해야 하는 운동 종목들

1. 달리기, 뜀뛰기, 줄넘기, 계단오르내리기, 고지대의 등산, 무리한 운동
2. 만성 당뇨병성 합병증(심장, 혈관, 망막, 신경)이 있는 경우에 하는 무리한 근력운동

운동 횟수와 운동시간

1. 제1형 당뇨인

운동시간은 20~30분의 운동을 매일 시행하는 것이 바람직하다.

2. 제2형 당뇨인

운동시간은 대개 40~60분 정도로 일주일에 5회 이상 시행 하는 것이 좋고, 하루에 두 차례 20분씩 나누어 실시하거나 45분 운동을 15분씩 3차례 나누어 중간에 5분 정도 휴식을 취하면서 하는 방법도 적당하다.